浙江省医疗护理员职业技能培训教程

医疗护理员培训教程

（上册：基础知识）

浙江省卫生健康综合保障中心　组织编写

主　编　陈雪萍　胡斌春

副主编　刘彩霞

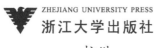

ZHEJIANG UNIVERSITY PRESS

浙江大学出版社

·杭州·

图书在版编目（CIP）数据

医疗护理员培训教程. 上册，基础知识 / 胡斌春，
陈雪萍总主编；陈雪萍，胡斌春主编. —杭州：浙江
大学出版社，2022.9（2025.3 重印）
ISBN 978-7-308-22858-9

Ⅰ.①医… Ⅱ.①胡… ②陈… Ⅲ.①护理学—技术
培训—教材 Ⅳ.①R47

中国版本图书馆 CIP 数据核字（2022）第 132777 号

医疗护理员培训教程
（上、下册）

编委会名单

编委会主任　　陈　瑾

编委会副主任　郭明皎

总　主　编　　胡斌春　陈雪萍

编　　　委　　胡斌春　陈雪萍　王花玲　范亚峰

　　　　　　　刘彩霞　王撬撬

编写秘书　　　温玉莲　杨美华

医疗护理员培训教程
（上册：基础知识）

编写人员名单

主　编　陈雪萍　胡斌春

副主编　刘彩霞

编　委　（按姓氏笔画排序）

王　宁	王撬撬	占素妹	叶　红
叶富英	过湘钗	邬维娜	刘彩霞
江碧艳	杜　娟	李红炎	杨莉莉
吴　亮	沈　新	宋剑平	张玲芝
陈春英	陈凌燕	陈雪萍	陈紫君
邵荣雅	范亚峰	林莉莉	项巧玲
胡斌春	倪斐琳	徐雪芬	徐超楠
凌　云	高　娇	傅晓炜	

前　言

医疗护理员,是指在护士指导下,由患者或相关机构聘用为患者提供陪护、日常生活护理等非医疗护理技术性工作的医疗辅助服务人员。

医疗护理员是人民健康守护者的重要组成部分。2013 年,国务院出台《关于促进健康服务业发展的若干意见》,指出要加大健康服务业人才培养和职业培训力度。2019 年,国家卫生健康委员会等五部门印发《关于加强医疗护理员培训和规范管理有关工作的通知》及《医疗护理员培训大纲(试行)》,首次建立医疗护理员培训的国家标准。

浙江省积极响应国家号召,浙江省卫生系统培训中心(现浙江省卫生健康综合保障中心)在浙江省卫生计生委的领导下,专门成立了浙江省卫生计生行业职业技能鉴定护理员专业委员会,编写出版了《护理员基础知识》和《护理员操作技能》培训教材。从 2014 年至今,中心始终致力于护理员队伍的标准化、规范化、同质化培训,为浙江全省护理员队伍技能提升做了大量卓有成效的工作。

为了更好地服务于医疗护理员队伍建设,2021 年浙江省卫生健康综合保障中心再次组织相关高等院校、各大医院、有关医疗机构及健康服务机构的专家和专业人员,遵照国家与浙江省最新要求,根据行业发展的现状,对 2014 版护理员培训教材进行全面修订,增删相关内容,厘定了数据信息,优化了技术操作,强化了逻辑关系,修订后的护理员培训教材更具权威性、科学性、实践性、服务性,能够更好地为高质量的护理员队伍建设提供智力支撑。本教材适用于护理员职业培训和日常学习、医院护理员管理考核和竞赛、家庭照护者和一般人群自学参考,也可作为高等院校护理、老年服务与管理等专业学生的教学用书。

在护理员培训教材的修订过程中,浙江省医学质量评价中心主任胡斌春,杭州师范大学钱江学院护理分院原院长、教授陈雪萍两位专家做了大量卓有成效

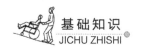

的工作，三十余位临床护理专家认真参与编撰工作，浙江大学出版社给予了积极支持，中心技能管理科做了大量细致的工作，因为有他们的支持和付出，修订教材才得以付梓，在此一并表示感谢。

"诗无达诂""金无足赤"，由于编者知识水平和业务能力有限，修订后的教材仍可能存在不足之处，敬请专业人士以及广大读者不吝指正。

浙江省卫生健康综合保障中心

2022 年 2 月 21 日

目 录
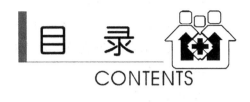
CONTENTS

第二篇　以孕产妇和新生儿为主要服务对象的医疗护理员基础知识

第三篇　以老年患者为主要服务对象的医疗护理员基础知识

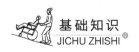

第一篇 以患者为主要服务对象的医疗护理员基础知识

第一章 医疗护理员职业基础知识

【重要知识点】
1. 基本概念：职业、道德、职业道德、职业守则、服务礼仪、法律、法规、规章制度、章程、公约、传染病等。
2. 道德功能、职业特征和要素、医疗护理员从业资格、职业基本要求、岗位职责、职业礼仪。
3. 病房环境要求、患者权利与义务、医疗护理员工作任务、人文关怀内容。
4. 相关法律与法规知识。

第一节 医疗护理员职业与职业道德

随着人类社会和医学科技的发展，以及疾病谱、老龄化和家庭结构小型化的改变，照护患者的责任主体也随之发生着改变，医疗护理员作为新兴的职业，更多地承担起辅助护理患者的责任。近年来，医疗护理员职业越来越得到政府和社会的重视。

本节主要内容包括医疗护理员职业与职业道德、从业资格和职业规范。各级医疗护理员需掌握职业道德的基本概念、基本原则、医疗护理员从业资格和职业道德基本规范；医疗护理员中级需掌握职业道德的特点、作用；医疗护理员高级需掌握职业功能、特征、要素。

一、职业与医疗护理员职业

（一）职业

1. 职业的概念

职业是指从业人员为获取主要生活来源所从事的社会工作类别。职业也是指人们

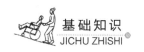
利用专业的知识和技能,参与社会分工,为社会创造物质财富和精神财富,同时获取合理的工资报酬,满足自身物质生活和精神需求的工作。

2.职业的功能

职业具有三大功能:谋生的手段、为社会做贡献的岗位和实现人生价值的舞台。"谋生"是基础,"贡献"是灵魂,"价值"是结果,实现"谋生""贡献""价值"三方面的交互融合,是职业成功的根本标志。

(1)职业是播种劳动果实的土壤 人类从事职业劳动,获得工资报酬,满足生存所必需的衣、食、住、行的物质需要,同时也获得精神需要的满足。

(2)职业是贡献社会的岗位 人类通过职业劳动的途径,回报父母养育之恩和承担社会责任。为社会做贡献是职业选择的基石和灯塔。

(3)职业是创造人生价值的舞台 人生的价值有自我价值和社会价值两个方面,都得通过职业劳动来实现的。只有在职业劳动中,人类的聪明才智才得以发挥,能力才得以发展,人生的价值才得以实现。

3.职业特征与职业要素

(1)职业特征 职业的特征主要包括以下九个方面。①目的性:也称经济性,职业以获取现金或实物等报酬为目的;②社会性:职业是从业人员在特定社会生活环境中所从事的一种与其他社会成员相互关联、相互服务的社会活动,因此有人把职业界定为"人们与社会进行交往的渠道";③稳定性:职业在一定的历史时期内形成,并具有较长的生命周期;④规范性:职业必须符合国家法律法规和社会道德规范;⑤群体性:一个职业必须具有一定的从业人数,并形成一定的群体和规模,这是职业的重要衡量指标;⑥技术性:每一个职业都有一定的技术含量或技术规范要求;⑦专业性:从事某种职业的人员,必须具备专业的知识、能力和特定的职业道德品质;⑧多样性:随着社会的发展和分工的细化,职业的种类呈现出多样性、差异性的特点;⑨时代性:随着时代的发展,新的职业不断产生,原有的职业也获得新的时代特征,某些职业则会消失。

(2)职业要素 职业要素主要包括以下五个方面:①具有职业名称;②具有工作的对象、内容、工作方式和场所;③具有从事职业所需要的资格和能力;④具有工作取得的各种报酬;⑤有与职业相关的人际关系。

4.职业分类

职业分类指以工作性质的同一性或相似性为基本原则,对社会职业进行系统划分与归类。1999 年 5 月,劳动和社会保障部、国家质量技术监督局和国家统计局共同颁布了《中华人民共和国职业分类大典》(简称《大典》),参照国际标准职业分类,从我国实际出发,在充分考虑经济发展、科技进步和产业结构变化的基础上,按照工作性质同一性的基本原则,对我国社会职业进行了科学划分和归类,包括大类、中类、小类和细类四个层次,社会职业具体划分为 8 个大类、66 个中类、413 个小类、1838 个细类,依次体现由粗到细的职业类别，细类作为我国职业分类结构中最基本的类别，即职业。

2010年12月，国家职业分类大典修订工作委员会充分考虑我国社会转型期社会分工的特点，启动《大典》修订工作，按照"工作性质相似性为主、技能水平相似性为辅"的分类原则，历时5年，七易其稿，形成并出版了2015年版《大典》，将我国职业分类体系调整为8个大类、75个中类、434个小类、1481个职业。8个大类分别是：①党的机关、国家机关、群众团体和社会组织、企事业单位负责人；②专业技术人员；③办事人员和有关人员；④社会生产服务和生活服务人员；⑤农、林、牧、渔业生产及辅助人员；⑥生产制造及有关人员；⑦军人；⑧不便分类的其他人员。

医疗护理员职业在第4大类"社会生产服务和生活服务人员"、第14中类"健康服务人员"、第1小类"医疗临床辅助服务人员"中，定义为"在医疗机构中，从事辅助护理住院患者的医疗辅助服务工作的人员"（职业分类代码为GBM 4-14-01-00）。

（二）医疗护理员职业

1.医疗护理员职业

医疗护理员是医疗临床辅助服务人员之一，在注册护士的指导下从事辅助护理工作。医疗护理员在医院、社区卫生服务中心、养老机构、临终关怀机构等工作场所，为患者（也包括老年人、孕产妇、新生儿等）提供基本的护理照护服务，协助受照护者保持、恢复和促进健康，维持生命，减轻痛苦，提高生活质量。医疗护理员不属于医疗机构卫生专业技术人员。

2.医疗护理员从业资格

从事医疗护理员职业工作应具备以下基本条件：①初中及以上文化程度；②身心健康，沟通正常，动作协调；③能胜任照护患者的工作；④经过正规的医疗护理员职业培训和考核，并取得相应的职业技能等级证书。

3.医疗护理员职业基本要求

医疗护理员需要为患者提供长期性、连续性的照护服务，尊重受照护者的生活方式与价值观，强调对受照护者的人性尊严与自主决定权的尊重，因此需要结合受照护者的活动能力与自我照护能力给予个性化、人性化的服务。无论失智者或失能者其身心状态如何衰退，仍然要尊重患者，善用其残存能力，让其有自我决定、自我照护的机会。这是医疗护理员职业的基本要求。

二、职业道德与医疗护理员职业道德

（一）道德

1.道德的概念

道德是由一定社会经济基础决定的社会意识形态，是人们共同生活的行为准则和

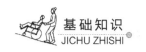
规范。道德通过社会的或一定阶级的舆论对社会行为起约束作用。

道德从根本上起源于欲望和理性的统一,其产生和发展与人类社会及个人的生存发展密切相关,它以善恶为评价标准,依靠传统习俗、社会舆论、个人信念来维护,譬如社会主义社会要求人们在处理公共道德关系时,应文明礼貌、助人为乐、爱护公物、遵纪守法、保护环境;在处理家庭关系时,应尊老爱幼、男女平等、夫妻和睦、勤俭持家、邻里团结等。从某种意义上说,道德就是讲人的行为"应该"怎样做和"不应该"怎样做的概念范畴。

2. 道德的特点

道德具有社会性和传统性的特点。道德融于各种社会关系中,依靠社会舆论和个人信念发挥作用,不像法律靠强制措施来维系相应的准则。道德随社会发展而发展,是经济基础的反映,但先进的道德理念会在不同的时代传承,如"孝敬父母"这一道德规范起源于奴隶社会,至今仍是为人的基本道德,所以道德具有传统性。

3. 道德的功能

道德具有规范和评价言行两方面的功能,一方面规范人们的言行准则,要求人们应该做什么、不应该做什么,另一方面是评价人们言行善恶的标准。

(二)职业道德

1. 职业道德的概念和作用

职业道德是指从事一定职业的人们,在特定工作中以其内心信念和特殊社会手段来维系的行为规范的总和,是人们在从事职业的过程中形成的一种内在的、非强制性的约束机制。职业道德是一般的社会道德在某一特定职业中的具体体现,它反映了某一职业范围的特殊道德,是道德体系的重要部分,是社会分工发展到一定阶段的产物。

职业道德有三个基本特征:一是范围上的有限性,任何职业道德的适用范围都不是普遍的,而是特定的、有限的。特定行业的职业道德只适用于专门从事该职业的人。二是内容上的稳定性和连续性,由于职业分工有其相对的稳定性,与其相适应的职业道德也就有较强的稳定性和连续性。三是形式上的多样性,职业道德的形式因行业而异,一般来说,有多少种不同的行业,就有多少种不同的职业道德。

职业道德有三大作用:①营造良好的社会风尚,推动社会发展。职业道德以规范和守则的形式指导人们的职业活动。良好的职业道德还可以推进职业的发展,同时也推进良好的社会风气的形成,促进精神文明建设,反过来也影响人们的工作效率和质量,以及影响社会经济、科学技术的发展。②促进良好人际关系的形成。职工遵守职业道德,认真履行自己的职责,保质保量完成各项任务,积极出谋划策,帮助单位排忧解难;领导遵守职业道德,注意改善职工的工作条件,提高职工的福利待遇,创造和提供职工受教育、培训以及晋升的机会等。职工与领导相处和谐、融洽、默契,可以提高各自对工作的满意度和工作的效率。职业道德有利于协调同事之间关系,尊重隐私、关心他人、相互协作、合理竞争的职业道德有利于同事间保持和谐、默契的关系。③有利于职工自身的发展,是事业成功的保证。当职业道德具体体现在一个人的职业生活中时,它就具体内化并表现为职业理想、进取心、责任感、意志力、创新精神等职业品格。这些品格不只对一个人的职业有着重要的作用,而且对其生活、学习、家庭同样具有重要的作用。

2.职业道德的特点和基本原则

(1)职业道德的特点 职业道德具有以下特点。①示范性:职业道德是社会公认、人们期望的、对社会具有示范效应的职业行为准则。②时代特征:随着社会分工而出现各种职业,不同时代的职业有着不同的特点,其职业道德也随之打上明显的时代印记。③实践性和可操作性:为便于职工在职业活动中遵守和执行,职业道德常以公约、守则的形式成为具体实践的规范和要求,具有较强的实践性和可操作性。

(2)职业道德的基本原则 "热爱职业、忠于职守"是职业道德的基本原则。尽管人们的职业各不相同,但古今中外都毫不例外地把"热爱职业、忠于职守"作为各种职业道德的基本原则。社会主义职业道德应遵循国家利益、集体利益、个人利益相一致的原则。当个人利益与国家、集体利益发生矛盾时,个人利益应当服从国家、集体利益,这样才能从根本上有利于个人利益的实现。

(三)医疗护理员职业道德

医疗护理员职业道德是指在一般职业道德基础上,根据医疗护理员职业的性质、任务以及医疗护理员岗位对患者所承担的社会义务和责任,对其提出的职业道德标准和行为规范,是医疗护理员用于指导自己言行,调整与患者及其他社会关系的行为准则,也是判断自己和他人在工作过程中的是非、善恶、荣辱的标准。

医疗护理员在医疗卫生机构从事辅助医疗护理工作,既是医疗工作的重要组成部分,又有其自身的相对独立性和特殊性。医疗护理员的职业道德水平直接影响着护理质量,与患者的健康、生命息息相关,所以医疗护理员必须具备崇高的职业道德品质,自觉承担其职业道德的责任和义务。医疗护理员职业道德规范主要体现在以下几个方面。

1.遵纪守法

遵守国家法律、法规、法令;遵守社会公德;履行医疗机构的各项规章制度;遵守医疗护理员的工作职责、服务规范。

2.爱岗敬业

热爱护理工作,有职业自豪感和乐于为患者服务的奉献精神,具有爱岗敬业、忠于职守、认真负责的道德品质。

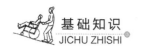
3.慎独

在没有监督的情况下独立工作时,医疗护理员应自觉遵守职业道德规范,严格按照操作规程照护患者,杜绝任何影响服务质量、损害患者身心康复的不良行为,尤其在照护意识不清者、新生儿、幼儿、老年患者时,必须严格遵守"慎独"这一道德标准。

4.尊重和爱护患者

患者不仅需要生活照护,而且需要精神心理上的抚慰。因此,尊重和爱护患者是医疗护理员最基本的职业道德。医疗护理员应热情主动地为患者提供周到的照护服务,满足患者的生理、心理及安全需要。杜绝任何冷漠、不耐心、厌烦、冷言冷语等使患者自尊和心理受到伤害,甚至加重病情的行为。

5.保护患者隐私,严守医疗秘密

患者的生理、心理、社会等隐私信息以及医疗机构的医疗信息应严格保密,在未经允许的情况下,不得随意泄露。

6.科学照护和专业进取

医疗护理员应具有不断提升专业能力的进取心,学习专业知识,提升自己的职业技能和素养,为患者提供科学且与时俱进的照护服务。杜绝一切没有科学依据或迷信的、可能伤害患者的行为。

第二节　医疗护理员岗位职责与职业礼仪

医疗护理员作为一个特殊的职业,需要有明确的医疗护理员岗位职责及职业礼仪要求,才能更好地为"患病"这一特殊时期的人们提供周到的照护服务。本节主要内容介绍医疗护理员岗位职责和职业礼仪。各级医疗护理员都要求掌握各自的岗位职责和职业礼仪要求。

一、医疗护理员岗位职责

岗位职责是指一个岗位需要完成的工作内容以及应当承担的责任范围,是对岗位工作的具体描述。医疗护理员的岗位职责是指对其所从事的患者照护工作的职责和任务进行规定,明确工作内容和范围并有序完成,确保照护对象得到全面、周到、满意的服务。

医疗护理员的工作是在注册护士的指导下为患者提供生活照护。不同的医疗机构、不同的照护对象,医疗护理员的岗位职责会有所不同,基本包括但不限于以下内容:

(1)经过正规的医疗护理员职业资格培训和考核,取得合格证书,并持有健康证,持证上岗。

（2）遵守国家相关法律法规及医院各项规章制度。

（3）仪容、仪表、礼仪符合医疗机构职业礼仪要求。

（4）给予患者生活照护，包括穿衣、进食、排泄、面部清洁、头部清洁、身体清洁、剪指（趾）甲、协助床上及床旁活动等。

（5）协助护士做好大小便标本的采集、各种检查和术前的准备工作。

（6）整理床单位及周围环境，保持整洁。

（7）与患者保持良好的沟通交流，了解患者的生活习惯，努力满足正常的需求。

（8）熟悉患者基本生命体征和常见症状的识别，如发热、咳嗽、呕吐等。

（9）患者发生意外及突发事件，及时向医护人员汇报，不隐瞒，不谎报。

（10）尊重患者，爱护患者，保护患者隐私。

二、医疗护理员职业礼仪

职业礼仪是提升职业形象，对职业人员素质和能力的综合要求，是职业人员在职业工作中必须遵循的具有职业特征的行为规范和准则。

医疗护理员礼仪是一种职业的行为，具有较为丰富的专业和文化内涵，它要求医疗护理员将职业礼仪融入内心，并加以约束，用道德的力量来规范自身的职业行为。医疗护理员良好的职业礼仪能让患者感受到专业和温暖的照护，增加对医疗护理员的信任，提高满意度。

1.医疗护理员卫生要求

（1）日常卫生　医疗护理员要养成良好的卫生习惯，保持口腔、身体清洁、无异味。

（2）头发卫生　医疗护理员头发要保持清洁无异味，发型整洁、庄重，刘海不过眉，长发盘起，避免长发影响操作。

（3）面部卫生　医疗护理员要保持面容洁净，可以略施淡妆，以保持良好的精神状态，禁浓妆艳抹。男士不蓄胡须。

（4）双手卫生　保持双手清洁，不留长指甲，不涂指甲油。掌握正确的七步洗手法，接触清洁物品及患者皮肤黏膜前要洗手，如备餐、喂食、服药、口腔护理、鼻饲等操作前要洗手；护理患者及接触污染物品后要洗手，如协助患者排便、灌肠、更换尿布等操作后要洗手。

2.医疗护理员着装要求

（1）工作服整洁、得体　医疗机构要提供统一、方便照护患者的医疗护理员工作服，以上衣加裤装为宜，整体色彩淡雅、柔和，忌大红、大黄、大紫等刺眼的颜色，也忌黑色。工作服要求干净平整、朴素大方，领口、袖口简单利落，裤脚在鞋跟以上。此外，工作服大小要合体，不能过小、过紧，也不能过大、过松。女士着装忌短、露、透，禁止工作时穿内衣、睡衣和短裤。

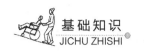

(2)鞋子轻便　医疗护理员鞋子要求软底、轻便,配上和肤色相近的袜子。不宜穿凉鞋或靴子,更不宜光脚、穿拖鞋。

(3)饰物点缀适当　医疗护理员可佩戴不影响工作的小饰品,如非悬挂式的耳钉、短的项链等;工作服胸前可挂设计精巧的工作牌,避免别胸针等。忌戴戒指、手镯,忌佩戴夸张首饰。

(4)正确戴口罩　口罩戴在面部应端正,松紧适度,遮住口鼻,鼻孔不外露。不用时取下,内折放置干净的小口袋中,不宜挂在胸前。一次性口罩不宜反复使用。

3.医疗护理员服务态度与语言礼仪

(1)医疗护理员服务态度　服务态度要求:①主动热情:遇到患者或家属来访,要主动打招呼,微笑问好。②耐心周到:想患者所想,急患者所急,耐心地为患者解释,细心地观察患者的需求,及时周到地为患者解决照护问题。③文明礼貌:有微笑的面容、真诚的眼神、得体的肢体语言,要讲普通话,使用礼貌用语,如"您好""谢谢""对不起""没关系""再见"等,不讲粗话,不大声喧哗。④尊重患者和家属:换位思考,关心和体贴患者和家属,熟悉患者的健康状况,用微笑和轻柔的服务照护患者。

(2)医疗护理员语言礼仪　医疗护理员与患者和家属交谈时应态度诚恳,音调平和,语速适中,谦虚亲切,回避隐私,不言人恶。遇到矛盾,要做到不急不躁,不温不火,不推卸责任,保持冷静,婉转解释。称呼患者忌叫"×床",年长者避免直呼其名,可结合当地习惯和患者职业来称呼,如"张阿姨""李爷爷""唐经理"等。

4.医疗护理员举止礼仪

(1)站姿　站立时,挺胸、收腹,双肩向后舒展,双脚并拢或略呈"丁"字状,双臂自然下垂或在体前交叉,眼睛平视,面带微笑。忌双臂抱胸、斜倚或靠桌椅、倚墙壁站立,避免歪脖、扭腰、屈腿等不良姿势。

(2)坐姿　医疗护理员坐立时,腰背挺直,肩部舒展,两膝并拢、弯曲大致成直角,双足平放在地面上;双肘自然弯曲,双手手心向下,互相重叠,自然放在大腿一侧。与患者谈话时,入座要轻柔和缓,起座要稳重、端庄。不能随便坐或斜倚在患者床上,不能翘"二郎腿"或抖腿。

(3)走姿　医疗护理员行走要轻、稳,挺胸、抬头、肩放松,两眼平视,面带微笑,自然摆臂。遇到紧急情况,可以小步快走,但要保持镇定,不要大步快跑,避免制造紧张气氛。

(4)一般工作举止　①起立迎客,交流中使用良好肢体语言,如微笑、鞠躬、握手、招手、右行礼让等,主动询问,耐心解答。②工作时忌挖耳朵、抠鼻子、上下抓挠、左右摇摆。③咳嗽、打喷嚏不对着人,用纸巾或手帕遮挡。④工作期间多与患者交流,不宜自顾看书看报。⑤送餐、端水宜上臂自然下垂,肘部弯曲,平端于腰部以上;地上拾物宜下蹲,避免弯腰拾物。⑥就餐、治疗期间不宜做室内清洁卫生和更换床单被套等操作,避免尘土飞扬。⑦护理工作细心,遵守操作规程。

第三节 医疗护理员工作任务与人文关怀

医疗护理员是指医疗机构中在注册护士指导下为患者提供日常生活照护的人员，医疗护理员不能代替护士从事专业的医疗护理技术操作。本节主要内容介绍病房工作环境和医疗护理员工作任务、患者的权利与义务以及人文关怀的要求，各级医疗护理员都需要掌握这些基本要求。

一、病房工作环境要求

1.安静

病室环境宜安静，利于患者休息和疾病康复。医疗护理员应向患者及家属宣传，共同营造病室安静的环境。病区内避免大声喧哗，患者听广播、看电视时要用耳机或降低音量，不互相干扰。日常工作做到"四轻"：说话轻、走路轻、操作轻、关门轻。病室的门、窗、椅脚应有橡皮垫，各种车辆的轮轴应定期上润滑油，操作轻柔。

2.整洁

病室物品的摆放要统一、规范。物品摆放在取用方便、安全的前提下，尽量整齐、美观。每天清洁病室和床单位，勤换衣被，保证衣被清洁无异味，营造舒适的休养环境。

3.舒适

(1)保持适宜的温度和湿度 病室温度以 18～22℃ 为宜，新生儿、产房、老年科室及手术室以 22～24℃ 为宜，夏季适当高些。相对湿度以 50%～60% 为宜。

(2)保持空气清新 病室定时开窗换气，特别在餐前餐后、便后及各类治疗后宜通风 30 分钟左右，保持室内空气新鲜。通风时避免对流，冬季注意做好患者的保暖工作。

(3)光线柔和 光线充足有利于观察患者及进行诊疗和护理工作，但不宜用强光，午间休息时应用窗帘遮挡光线；夜间睡眠时，应使用光线较暗的夜灯，为患者创造良好的睡眠环境。

4.安全

保证设施设备处于完好状态，注意床、床栏、床旁桌椅、窗户限位器、扶手、呼叫器、安全警示标志等无损坏，注意助行辅具如拐杖、轮椅、助行器等功能完好，发现异常情况或损坏时要及时汇报，及时维修。医疗护理员在医护人员指导下，在职责范围内妥善清洁、管理和使用医疗设施、设备，熟练掌握火警疏散和其他应急处理措施，按操作规范照护各类患者，预防坠床、跌倒、压力性损伤和其他损伤。

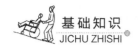

二、患者权利与义务

医疗护理员的服务对象是患者。医疗护理员应知晓患者的权利和义务,才能更科学、更合理地为患者提供照护服务,从而有效促进康复,提高其生活质量。

(一)患者权利

患者的权利是指患者在接受医疗服务过程中应享有的权利。目前,我国已经基本形成了比较完整的患者权利体系。患者的权利主要包括:

(1)患者有权获得医疗服务,不因性别、年龄、国籍、宗教或社会地位而受歧视。

(2)患者有权得到尊重和关怀。

(3)患者有权询问并知道有关自己的医疗情况,如病情、诊断、治疗和预后,但应当避免对患者产生不利后果。基于医学考虑,认为患者不宜知道的,医疗机构及其医务人员应当如实告知患者的授权人或直系亲属。

(4)患者有权查阅和复制自己的病历资料。

(5)患者有权选择医疗方案或者医疗措施,有权做出是否同意医疗方案的决定。

(6)患者有权要求医疗损害赔偿或者补偿。

(7)患者有权在法律允许范围内拒绝治疗。

(8)患者有权拒绝参加临床试验。

(9)患者有权获得隐私方面的保护。

(10)患者有权核实医疗收费。

(11)患者有权投诉。

(12)患者有权参与医疗损害争议的处理。

(二)患者义务

患者义务是指患者在接受医疗服务过程中应当履行的义务。通常,权利与义务是相对应的,有什么样的权利就要履行什么样的义务。但由于医疗服务的特殊性,患者的权利与义务并不完全对称。在医疗法规中,患者权利远多于义务,对患者义务的规定往往是为了实现患者的权利,即患者义务是另一种形式的患者权利。患者的义务主要包括:

(1)患者应当尊重医务人员。

(2)患者应当如实陈述病情。

(3)患者应当负责任地表达意见。

(4)患者应当积极配合治疗。

(5)患者应当遵守医疗机构的规章制度。

(6)患者应当及时支付应自行负担的费用。

（7）患者不应当扰乱医疗秩序或者干扰医疗活动正常进行。

（8）患者不应要求医师提供不实的资料或诊断证明。

三、医疗护理员工作任务

1.医疗护理员的工作目标

（1）满足患者的生理需要　医疗护理员应用护理的基本知识和操作技能，协助生活自理能力下降或不能自理的患者进行饮食、排泄、清洁、活动、休息等生活照护，满足患者基本的生理需要。

（2）满足患者的心理需要　患者处于"患病"的特殊时期，由于疾病对身体的影响及生活环境和生活方式的改变，可能产生一些不良的心理反应，医疗护理员在和患者接触的过程中要了解其心理变化，对患者进行心理安慰，并及时与医护人员沟通，在医护人员的指导下为患者进行心理疏导，满足患者的心理需要。

（3）满足患者社会交往的需要　医疗护理员需要协助患者接待探视人员，在病情允许的情况下，协助患者会客和必要的工作联系。使用微信等社交平台，通过语音和视频方式，建立患者与家属或亲友的沟通渠道，使患者安心住院治疗的同时，满足其社会交往的需要。

2.医疗护理员的工作任务

（1）做好患者的清洁卫生，协助患者洗脸、洗脚、擦浴、洗头及口腔护理等，定时为患者更衣及更换床单，做到"六洁"，即面部洁、口腔洁、皮肤洁、手洁、足洁、会阴洁；"四无"，即床上无臭味、褥垫无潮湿、床单位无皱褶、皮肤无压力性损伤。

（2）协助患者进食、饮水、大小便，特别是协助卧床患者床上大小便。

（3）在护士指导下协助患者定时翻身、叩背、变换体位，定期为患者进行肢体按摩，使患者感觉舒适，预防压力性损伤。

（4）协助患者保持肢体功能位，在护士指导下协助患者做好功能锻炼，促进康复。

（5）在护士指导下，采集检验标本（大、小便及痰标本等）。

（6）了解患者的心理变化，对患者进行适当的心理安慰。

（7）患者有不适主诉时，及时与医护人员联系，不得延误，防止发生意外。

四、人文关怀

人文关怀又称人性关怀，以维护人的生存权利、道德尊严、价值观念、情感沟通等方式实现尊重患者的生命价值、人格尊严。随着社会的进步，患者不仅需要高超的医疗护理技术，更需要"以人为本"的人文关怀。医疗护理员应尊重患者因疾病、教育、社会家庭等背景不同而表现出来的不同价值观、人生观和行为，提供其所需要的尊重、关怀、协助

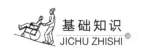

和支持。尊重患者及其家属,在照护的过程中与患者及其家属之间保持良好沟通,使护患关系处于和谐、信任的氛围中,提升患者对医疗护理员工作的满意度,促进患者身心愉悦,加快患者康复。

(一)人文关怀的特点

(1)道德 医疗护理员要照顾的对象是弱势群体,双方维系责任相当的道德准则,是一种超然的人文关怀精神。

(2)尊重 患者是一个特殊的群体,内心承受着巨大的疾病痛苦和心理压力,更渴望得到尊重和关爱。对患者人格和生命的尊重与关爱是医疗护理员工作的基本前提。

(3)自愿 自愿为照护对象提供周到的服务,关爱患者,服务患者。

(4)专业 医疗护理员要具备职业技能和专业素养,具有一定的人文知识素养、沟通协调能力等,用专业的、人性化的照护技能去护理患者的起居生活。

(5)协调 从人的整体护理角度出发,医疗护理员注重协调并营造和谐的与之相关的各种关系,如社会关系、家庭关系和医患关系等,使患者身心康复,达到满意的健康水平。

(二)人文关怀的内容

(1)营造舒适的人文氛围 为患者营造一种以尊重、关心、满足需求为中心的人文气氛,让患者感受到身心愉悦,维持、改善、促进其健康。

(2)保持温馨的病区环境 维持病区环境的安静、整洁,避免嘈杂的声音、光亮等影响患者的休养。可摆放患者喜爱的字画、照片,收听舒缓的音乐等。

(3)培养良好的专业素养 医疗护理员仪表端庄、语言行为得体、照护技术精湛等良好的专业素养,可让患者感受到舒适、安心和信任。使用患者最乐于接受的称呼,得体的问候能让人感到舒适,消除陌生感。

(4)细致入微的生活照顾 重视生活照护的细节,如保护患者的隐私、细心地洗脸擦身、患者行走时紧随身后适时帮扶、温热合适的开水服药等,都会让患者感受到人文的关爱。

(5)积极乐观的心理沟通 耐心倾听、合理解释、心理疏导、鼓励患者,能给患者良好的心理支持,增强其战胜疾病的信心。同时,要积极与家属保持密切联系,共同做好患者的心理抚慰,让患者以足够的精神和良好的心态积极配合治疗。

(6)科学规范的健康指导 在护士指导下,根据患者病情,给予健康生活方式和康复的指导,如肢体功能位摆放、肢体良肢位摆放、翻身叩背、呼吸功能锻炼、体能训练、饮食指导、保健食品选择等,杜绝推销保健品和迷信行为。

(7)个性化服务 患者因生活背景不同、疾病状况不同,有不同的身心需求,了解患者个性化特点和需求,尊重其意愿,想其所想,提供个性化服务满足患者需求。

要营造人文关怀的良好氛围,就应该秉承"无论在什么场合,无论在什么时间,都应该尊重患者、关爱生命"这一全世界护理界固有的理念,并落实到每一个护理行为的细节中,为患者提供及时、便捷、安全、有效的服务,真正体现护理的人文关怀。

附

××省××护理服务有限公司的"医疗护理员职业守则和职业行为规范"

一、职业守则

服务患者要周到,陪护守则须记牢;

廿四小时负责制,未经批准不离岗;

病室整洁很重要,床柜用物整理好;

认真陪护细观察,病情变化早报告;

换衣擦身不可忘,头发指甲经常剪;

睡眠饮食要关心,两便护理照顾好;

经常翻身须做到,预防压疮最重要;

工作职责要分明,护患关系处理好;

违反制度要处罚,自觉遵守效果好。

二、职业行为规范

(一)仪容仪表规范

(1)统一着装,佩戴工号牌,服装整洁、合体,不得佩戴夸张性首饰。

(2)口袋内不宜装过多的物品;工作牌应端正地戴在左胸处,禁止披衣、敞怀、挽袖、卷裤腿、戴墨镜、穿拖鞋或光脚;非当班时间不允许穿工作服。

(3)男士发型以短发为准,不得留长胡须;女子头发必须挽起,头发应保持整洁,不允许染除黑色以外的其他颜色,不得戴夸张性耳环(以佩戴一枚耳钉为佳)。

(4)保持双手干净,勤剪指甲,不得留长指甲;指甲上不得涂有色图案;常洗澡、勤换衣服;每天上班前应注意检查自己的仪容、仪表。

(5)上班时不得在患者面前或公共场合整理仪容仪表,不得浓妆艳抹;举止文明大方、得体,精神振奋,姿态良好,抬头挺胸,不准弯腰驼背、东倒西歪、前倾后靠、伸懒腰,不背手、不叉腰或将手插进口袋里,不勾肩搭背。

(6)工作时不准吹口哨,不准听抖音,不准看手机、玩游戏,不准接打私人电话。

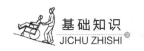
(7)禁止随地吐痰,乱丢杂物;在公共场合不挖耳朵、抠鼻孔、伸懒腰、挠痒、脱鞋及大声喧哗。

(二)行为举止规范

(1)做到"微笑服务",对患者或家属友善、热忱,无论何时都应先打招呼,保持面带微笑,热情主动,落落大方。

(2)遇到对我们的照护不尽满意时,要积极主动做好沟通安抚工作,谦虚和悦地接受批评和建议;对患者、家属或同事的投诉、建议,应耐心倾听,并做好记录,及时向领导汇报并跟踪回访。

(3)与患者、家属同走时,不允许随意抢道穿行,在特殊情况下,应向对方示意后方可越行。

(4)当班时不准吸烟、吃零食、嚼口香糖、吃有异味的东西或做与工作无关的事。

(5)在遇到需要帮忙的患者时,应积极主动打招呼并提供帮助。

(三)礼貌用语规范

(1)问候语:您好、早上好、下午好、晚上好等。

(2)告别语:再见、明天见。

(3)道歉语:对不起、请原谅、打扰您了、给您添麻烦了。

(4)道谢语:谢谢、非常感谢。

(5)应答语:是的、好的、我明白了,不要客气、没关系、这是我应该做的。

(6)征询语:请问您有什么事? 需要我帮忙吗?

(7)请求语:请您协助我们……请您……好吗?

(8)解释语:很抱歉,对不起,这种情况是……

(9)基本礼貌用语10字:您好、请、谢谢、对不起、再见。

三、医疗护理员管理条例

(一)医疗护理员上岗"十必须"

(1)必须经过正规培训,考核合格后持证上岗。

(2)必须持有健康证,每年定期进行体检。

(3)必须遵守院方的各项规章制度,不得拿、要患者及家属的任何物品。

(4)必须统一着装,工作服清洁整齐,不允许穿拖鞋、背心上班,不允许披头散发,不允许穿工作服外出院门。

(5)必须工作认真负责,服务到位,不准扎堆聊天,不准带同乡或家属留宿。

(6)必须服从科主任、护士长、护士的管理。

(7)为保证患者安全,离开患者时必须向护士或家属打招呼,要给患者加床档,防止患者坠床。

(8)护理患者前后必须洗手消毒,防止交叉感染。

(9)暂时没有工作时,必须在指定区域休息,登记待岗,不得进入病房自己找工作,不得留宿病房,私人物品不得放置在病区。

(10)24小时工作的医疗护理员,必须在8:00前为患者做好各项生活护理工作。

(二)医疗护理员上岗"十五不准"

(1)不准在病房内洗澡、洗衣服、吸烟,违反者给予相应扣罚。

(2)爱护院内各项设施设备,不准偷、拿、外卖医院的任何物品。

(3)不准私自向患者解释病情。

(4)不准为患者调节氧气开关,更换或加减氧气湿化瓶用水。

(5)不准私自摘取或连接输液管,调节输液速度及拔除输液管路。

(6)不准私自为患者灌热水袋、冷袋,进行热敷、冷敷,以免烫伤、冻伤患者。

(7)不准擅自替患者更换、拔除各种引流管,引流液要在护士观察后经允许方可协助倾倒。

(8)对术后、骨科及危重病患者,未经医生、护士同意,不准擅自改变体位,不允许下床着地。

(9)患者下床活动、如厕、洗漱等活动时,要注意安全,防止患者发生滑倒、摔伤等意外事件。

(10)禁食患者,未经医护人员同意,不准给患者喂水、喂食,不准给鼻饲患者灌注食物或药物。

(11)不允许抱婴儿离开病房,儿科患儿做检查必须由护士接送完成。

(12)不准擅自为患者吸痰、做雾化吸入等一切治疗活动。

(13)不准擅自为危重病患者更换床单。

(14)监护仪器、呼吸机出现报警不得擅自处理。

(15)不准擅自离开患者,若需离开,应征得患者或家属同意后方可离开。

(浙江大学医学院附属第二医院　宋剑平)

第四节　相关法律、法规知识

了解和掌握与自己生活、工作密切相关的法律基本知识,增强法律意识,树立法治观念,提高辨别是非的能力,不仅做到自觉守法,严格依法办事,而且还能积极运用法律武器,维护自身合法权益,成为具有较高法律素质的公民。本节主要介绍与医疗护理员

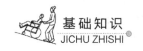
工作相关的基本法律知识。

一、基本概念

(一)法律

法律是一种社会规则,通常是指由社会认可、国家确认、立法部门制定的规范的行为规则,并由国家强制力(即军队、警察、法庭、监狱等)保证实施的,以规定当事人权利和义务为内容的,对全体社会成员具有普遍约束力的一种特殊行为规范。

法律的特征主要体现在三个方面:首先,法律是由国家制定或认可并具有普遍约束力的规范;其次,法律是由国家强制力保证其实施的规范;最后,法律是规定人们的权利、义务的规范。

(二)法规

法规指国家机关制定的规范性文件,是法令、条例、规则、章程等法定文件的总称。如我国国务院制定和颁布的行政法规,省、自治区、直辖市人大及其常委会制定和公布的地方性法规。省、自治区、直辖市人民政府所在地的市,经国务院批准的较大市的人大及其常委会,也可以制定地方性法规,报省、自治区、直辖市的人大及其常委会批准后施行。法规具有法律效力。

(三)规章制度

规章制度是一个较为笼统的概念,主要包括行政法规、制度、章程、公约四大类。不同的类别,反映不同的需要,适用于不同的范围,起着不同的作用。

1.行政法规类

(1)条例 条例是具有法律性质的文件,是对有关法律、法令作辅助性、阐释性的说明和规定;是对国家或某一地区政治、经济、科技等领域的某些重大事项的管理和处置作出比较全面、系统的规定;是对某机关、组织的机构设置、组织办法、人员配备、任务职权、工作原则、工作秩序和法律责任作出规定或对某类专门人员的任务、职责、义务权利、奖惩作出系统的规定。如《浙江省实行九年制义务教育条例》。

(2)规定 规定是为实施贯彻有关法律、法令和条例,根据其规定和授权,对有关工作或事项作出局部的具体的规定,是法律、政策、方针的具体化形式,是处理问题的法则。主要用于明确提出对国家或某一地区的政治、经济和社会发展的某一方面或某些重大事故的管理或限制。规定重在强制约束性。如《上海市政府信息公开规定》。

(3)办法 办法是对有关法令、条例、规章提出具体可行的实施措施;是对国家或某一地区政治、经济和社会发展的有关工作、有关事项的具体办理、实施提出切实可行的措施。办法重在可操作性。如《特别纳税调整实施办法》。

(4)细则 细则是为实施"条例""规定""办法"作详细、具体或补充的规定,对贯彻方针、政策起具体说明和指导的作用。如《社会保险法实施细则》。

2.制度类

(1)制度　制度是有关单位和部门针对某项具体工作、具体事项制定的要求所属人员必须遵守的行为规范。如《安全生产制度》。

(2)规则　规则是机关单位为维护劳动纪律和公共利益而制定的要求大家遵守的关于工作原则、方法和手续等的条规。如《人事争议处理办案规则》。

(3)规程　规程是生产单位或科研机构,为了保证质量,使工作、试验、生产按程序进行而制定的一些具体规定。如《某厂六号车间工作规程》。

(4)守则　守则是机关团体、企事业单位要求其成员遵守的行为准则,它倡导有关人员遵守一定的行为、品德规范。如《值班人员守则》。

(5)须知　须知是有关单位、部门为了维护正常秩序,搞好某项具体活动,完成某项工作而制定的具有指导性、规定性的守则。如《参会须知》。

3.章程类

章程是政府或社会团体用以说明该组织的宗旨、性质、组织原则、机构设置、职责范围等的纲领性文件,具有准则性与约束性的作用。如《中国共产党章程》。

4.公约类

公约是人民群众或社会团体经协商决议而制定的共同遵守的准则,是人们为了维护公共秩序,经集体讨论,把约定要做到的事情或不应做的事情,应该宣传的事情或必须反对的事情明确写成条文,作为共同遵守的事项。如《某街道居民爱国卫生公约》。

二、《中华人民共和国传染病防治法》相关知识

为了预防、控制和消除传染病的发生与流行,保障人体健康和公共卫生,第七届全国人民代表大会常务委员会第六次会议于1989年2月21日通过《中华人民共和国传染病防治法》,自1989年9月1日起施行,2004年8月28日第十届全国人民代表大会常务委员会第十一次会议修订,2013年6月29日第十二届全国人民代表大会常务委员会第三次会议修正。

(一)传染病分类

传染病是由各种病原体引起的能在人与人、动物与动物或人与动物之间相互传播的一类疾病。

法定传染病分为甲类、乙类和丙类。

甲类传染病(2种):鼠疫、霍乱。

乙类传染病(26种):传染性非典型肺炎、艾滋病、病毒性肝炎、脊髓灰质炎、人感染高致病性禽流感、麻疹、流行性出血热、狂犬病、流行性乙型脑炎、登革热、炭疽、细菌性和

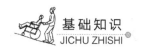

阿米巴性痢疾、肺结核、伤寒和副伤寒、流行性脑脊髓膜炎、百日咳、白喉、新生儿破伤风、猩红热、布鲁氏菌病、淋病、梅毒、钩端螺旋体病、血吸虫病、疟疾。其中，传染性非典型肺炎、人感染高致病性禽流感按甲类传染病管理。

丙类传染病(11种)：流行性感冒、流行性腮腺炎、风疹、急性出血性结膜炎、麻风病、流行性和地方性斑疹伤寒、黑热病、包虫病、丝虫病，除霍乱、细菌性和阿米巴性痢疾、伤寒和副伤寒以外的感染性腹泻病。

国务院卫生行政部门根据传染病暴发、流行情况和危害程度，可以决定增加、减少或者调整乙类、丙类传染病病种并予以公布。

(二)传染病的预防与控制

(1)国家对传染病防治实行预防为主的方针，防治结合、分类管理、依靠科学、依靠群众。

(2)各级疾病预防控制机构承担传染病监测、预测、流行病学调查、疫情报告以及其他预防、控制工作。医疗机构承担与医疗救治有关的传染病防治工作和责任区域内的传染病预防工作。城市社区和农村基层医疗机构在疾病预防控制机构的指导下，承担城市社区、农村基层相应的传染病防治工作。

(3)在中华人民共和国领域内的一切单位和个人，必须接受疾病预防控制机构、医疗机构有关传染病的调查、检验、采集样本、隔离治疗等预防、控制措施，如实提供有关情况。疾病预防控制机构、医疗机构不得泄露涉及个人隐私的有关信息、资料。卫生行政部门以及其他有关部门、疾病预防控制机构和医疗机构因违法实施行政管理或者预防、控制措施，侵犯单位和个人合法权益的，有关单位和个人可以依法申请行政复议或者提起诉讼。

(4)国家和社会应当关心、帮助传染病患者、病原携带者和疑似传染病患者，使其得到及时救治。任何单位和个人不得歧视传染病患者、病原携带者和疑似传染病患者。传染病患者、病原携带者和疑似传染病患者，在治愈前或者在排除传染病嫌疑前，不得从事法律、行政法规和国务院卫生行政部门规定禁止从事的易使该传染病扩散的工作。

(三)疫情报告和通报

(1)疾病预防控制机构、医疗机构和采供血机构及其执行职务的人员发现本法规定的传染病疫情或者发现其他传染病暴发、流行以及突发原因不明的传染病时，应当遵循疫情报告属地管理原则，按照国务院规定的或者国务院卫生行政部门规定的内容、程序、方式和时限报告。

(2)任何单位和个人发现传染病患者或者疑似传染病患者时，应当及时向附近的疾病预防控制机构或者医疗机构报告。

(3)县级以上地方人民政府卫生行政部门应当及时向本行政区域内的疾病预防控

制机构和医疗机构通报传染病疫情以及监测、预警的相关信息。接到通报的疾病预防控制机构和医疗机构应当及时告知本单位有关人员。

(四)医疗机构在传染病防治中的职责

(1)医疗机构的基本标准、建筑设计和服务流程,应当符合预防传染病医院感染的要求。

(2)医疗机构必须严格执行国务院卫生行政部门规定的管理制度、操作规范,防止传染病的医源性感染和医院感染。医疗机构应当确定专门的部门或者人员,承担传染病疫情报告、本单位的传染病预防、控制以及责任区域内的传染病预防工作;承担医疗活动中与医院感染有关的危险因素监测、安全防护、消毒、隔离和医疗废物处置工作。疾病预防控制机构应当指定专门人员负责对医疗机构内传染病预防工作进行指导、考核,开展流行病学调查。

(3)医疗机构应当对传染病患者或者疑似传染病患者提供医疗救护、现场救援和接诊治疗,书写病历记录以及其他有关资料,并妥善保管。

(4)医疗机构应当实行传染病预检、分诊制度;对传染病患者、疑似传染病患者,应当引导至相对隔离的分诊点进行初诊。医疗机构不具备相应救治能力的,应当将患者及其病历记录复印件一并转至具备相应救治能力的医疗机构。

(5)医疗机构发现甲类传染病时,应当及时采取下列措施:

1)对患者、病原携带者,予以隔离治疗,隔离期限根据医学检查结果确定。

2)对疑似患者,确诊前在指定场所单独隔离治疗。

3)对医疗机构内的患者、病原携带者、疑似患者的密切接触者,在指定场所进行医学观察和采取其他必要的预防措施。拒绝隔离治疗或者隔离期未满擅自脱离隔离治疗的,可以由公安机关协助医疗机构采取强制隔离治疗措施。医疗机构发现乙类或者丙类传染病患者,应当根据病情采取必要的治疗和控制传播措施。医疗机构对本单位内被传染病病原体污染的场所、物品以及医疗废物,必须依照法律、法规的规定实施消毒和无害化处置。

2020年10月2日,国家卫健委发布《中华人民共和国传染病防治法》修订征求意见稿,明确提出甲、乙、丙三类传染病的特征。乙类传染病新增人感染H7N9禽流感和新型冠状病毒肺炎两种。此次草案提出,任何单位和个人发现传染病患者或者疑似传染病患者时,应当及时向附近的疾病预防控制机构或者医疗机构报告,可按照国家有关规定予以奖励;对经确认排除传染病疫情的,不予追究相关单位和个人责任。

三、《中华人民共和国劳动合同法》相关知识

《中华人民共和国劳动合同法》自2008年1月1日起施行,修订案于2012年12月

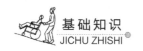
28日通过,自2013年7月1日起施行。为了完善劳动合同制度,明确劳动合同双方当事人的权利和义务,保护劳动者的合法权益,构建和发展和谐稳定的劳动关系而制定本法。

(一)就业与劳动合同

(1)订立劳动合同,应当遵循合法、公平、平等自愿、协商一致、诚实信用的原则。依法订立的劳动合同具有约束力,用人单位与劳动者应当履行劳动合同约定的义务。

(2)用人单位自用工之日起即与劳动者建立劳动关系。

(3)用人单位招用劳动者时,应当如实告知劳动者工作内容、工作条件、工作地点、职业危害、安全生产状况、劳动报酬,以及劳动者要求了解的其他情况;用人单位有权了解劳动者与劳动合同直接相关的基本情况,劳动者应当如实说明。

(4)用人单位应当依法建立和完善劳动规章制度,保障劳动者享有劳动权利、履行劳动义务。

(二)合同的订立、变更、解除与终止

(1)建立劳动关系,应当订立书面劳动合同。已建立劳动关系,未同时订立书面劳动合同的,应当自用工之日起一个月内订立书面劳动合同。用人单位与劳动者在用工前订立劳动合同的,劳动关系自用工之日起建立。

(2)劳动合同应当具备以下条款:

1)用人单位的名称、住所和法定代表人或者主要负责人。

2)劳动者的姓名、住址和居民身份证或者其他有效身份证件号码。

3)劳动合同期限。

4)工作内容和工作地点。

5)工作时间和休息休假。

6)劳动报酬。

7)社会保险。

8)劳动保护、劳动条件和职业危害防护。

9)法律、法规规定应当纳入劳动合同的其他事项。

(3)用人单位变更名称、法定代表人、主要负责人或者投资人等事项,不影响劳动合同的履行。

(4)用人单位发生合并或者分立等情况,原劳动合同继续有效,劳动合同由承继其权利和义务的用人单位继续履行。

(5)用人单位与劳动者协商一致,可以变更劳动合同约定的内容。变更劳动合同,应当采用书面形式。变更后的劳动合同文本由用人单位和劳动者各执一份。

(6)用人单位与劳动者协商一致,可以解除劳动合同。劳动者提前三十日以书面形式通知用人单位,可以解除劳动合同。劳动者在试用期内提前三日通知用人单位,可以解除劳动合同。

（7）用人单位有下列情形之一的,劳动者可以解除劳动合同：

1）未按照劳动合同约定提供劳动保护或者劳动条件的。

2）未及时足额支付劳动报酬的。

3）未依法为劳动者缴纳社会保险费的。

4）用人单位的规章制度违反法律、法规的规定,损害劳动者权益的。

5）因本法第二十六条第一款规定的情形（以欺诈、胁迫的手段或者乘人之危,使对方在违背真实意思的情况下订立或者变更劳动合同的）致使劳动合同无效的。

6）法律、行政法规规定劳动者可以解除劳动合同的其他情形。用人单位以暴力、威胁或者非法限制人身自由的手段强迫劳动者劳动的,或者用人单位违章指挥、强令冒险作业危及劳动者人身安全的,劳动者可以立即解除劳动合同,不需事先告知用人单位。

（8）劳动者有下列情形之一的,用人单位可以解除劳动合同：

1）在试用期间被证明不符合录用条件的。

2）严重违反用人单位的规章制度的。

3）严重失职,徇私舞弊,给用人单位造成重大损害的。

4）劳动者同时与其他用人单位建立劳动关系,对完成本单位的工作任务造成严重影响,或者经用人单位提出,拒不改正的。

5）以欺诈、胁迫的手段或者乘人之危,使对方在违背真实意思的情况下订立或者变更劳动合同致使劳动合同无效的。

6）被依法追究刑事责任的。

(三)工资与责任

（1）用工单位应当履行下列义务：

1）执行国家劳动标准,提供相应的劳动条件和劳动保护。

2）告知被派遣劳动者的工作要求和劳动报酬。

3）支付加班费、绩效奖金,提供与工作岗位相关的福利待遇。

4）对在岗被派遣劳动者进行工作岗位所必需的培训。

5）连续用工的,实行正常的工资调整机制。

6）用工单位不得将被派遣劳动者再派遣到其他用人单位。

（2）被派遣劳动者享有与用工单位的劳动者同工同酬的权利。用工单位应当按照同工同酬原则,对被派遣劳动者与本单位同类岗位的劳动者实行相同的劳动报酬分配办法。用工单位无同类岗位劳动者的,参照用工单位所在地相同或者相近岗位劳动者的劳动报酬确定。劳务派遣单位与被派遣劳动者订立的劳动合同和与用工单位订立的劳务派遣协议,载明或者约定的向被派遣劳动者支付的劳动报酬应当符合

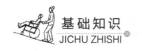

前款规定。

（3）用人单位有下列情形之一的，由劳动行政部门责令限期支付劳动报酬、加班费或者经济补偿；劳动报酬低于当地最低工资标准的，应当支付其差额部分；逾期不支付的，责令用人单位按应付金额百分之五十以上百分之一百以下的标准向劳动者加付赔偿金：

1）未按照劳动合同的约定或者国家规定及时足额支付劳动者劳动报酬的。

2）低于当地最低工资标准支付劳动者工资的。

3）安排加班不支付加班费的。

4）解除或者终止劳动合同，未依照本法规定向劳动者支付经济补偿的。

（4）用人单位有下列情形之一的，依法给予行政处罚；构成犯罪的，依法追究刑事责任；给劳动者造成损害的，应当承担赔偿责任：

1）以暴力、威胁或者非法限制人身自由的手段强迫劳动的；

2）违章指挥或者强令冒险作业危及劳动者人身安全的；

3）侮辱、体罚、殴打、非法搜查或者拘禁劳动者的；

4）劳动条件恶劣、环境污染严重，给劳动者身心健康造成严重损害的。

四、《医疗事故处理条例》相关知识

《医疗事故处理条例》经 2002 年 2 月 20 日国务院第 55 次常务会议通过，自 2002 年 9 月 1 日起施行。

《医疗事故处理条例》中所称医疗事故，是指医疗机构及其医务人员在医疗活动中，违反医疗卫生管理法律、行政法规、部门规章和诊疗护理规范、常规，过失造成患者人身损害的事故。

（一）医疗事故的分级

根据对患者人身造成的损害程度，医疗事故分为四级。

一级：造成患者死亡、重度残疾的；

二级：造成患者中度残疾、器官组织损伤导致严重功能障碍的；

三级：造成患者轻度残疾、器官组织损伤导致一般功能障碍的；

四级：造成患者明显人身损害的其他后果的。

（二）医疗事故的预防

（1）医疗机构及其医务人员在医疗活动中，必须严格遵守医疗卫生管理法律、行政法规、部门规章和诊疗护理规范、常规，恪守医疗服务职业道德。

（2）医疗机构应当对其医务人员进行医疗卫生管理法律、行政法规、部门规章和诊疗护理规范、常规的培训和医疗服务职业道德教育。

（3）医疗机构应当设置医疗服务质量监控部门或者配备专（兼）职人员，具体负责监督本医疗机构的医务人员的医疗服务工作，检查医务人员执业情况，接受患者对医疗服务的投诉，向其提供咨询服务。

（4）医疗机构应当按照国务院卫生行政部门规定的要求，书写并妥善保管病历资料。因抢救急危重症患者，未能及时书写病历的，有关医务人员应当在抢救结束后6小时内据实补记，并加以注明。严禁涂改、伪造、隐匿、销毁或者抢夺病历资料。

（5）在医疗活动中，医疗机构及其医务人员应当将患者的病情、医疗措施、医疗风险等如实告知患者，及时解答其咨询；但是，应当避免对患者产生不利后果。

（6）医疗机构应当制定防范、处理医疗事故的预案，预防医疗事故的发生，减轻医疗事故的损害。

（三）医疗事故的处置

（1）医务人员在医疗活动中发生或者发现医疗事故、可能引起医疗事故的医疗过失行为或者发生医疗事故争议的，应当立即向所在科室负责人报告，科室负责人应当及时向本医疗机构负责医疗服务质量监控的部门或者专（兼）职人员报告；负责医疗服务质量监控的部门或者专（兼）职人员接到报告后，应当立即进行调查、核实，将有关情况如实向本医疗机构的负责人报告，并向患者通报、解释。

（2）发生或者发现医疗过失行为，医疗机构及其医务人员应当立即采取有效措施，避免或者减轻对患者身体健康的损害，防止损害扩大。

（3）发生医疗事故争议时，死亡病例讨论记录、疑难病例讨论记录、上级医师查房记录、会诊意见、病程记录应当在医患双方在场的情况下封存和启封。封存的病历资料可以是复印件，由医疗机构保管。

（4）疑似输液、输血、注射、药物等引起不良后果的，医患双方应当共同对现场实物进行封存和启封，封存的现场实物由医疗机构保管；需要检验的，应当由双方共同指定的、依法具有检验资格的检验机构进行检验；双方无法共同指定时，由卫生行政部门指定。疑似输血引起不良后果，需要对血液进行封存保留的，医疗机构应当通知提供该血液的采供血机构派人员到场。

（四）技术鉴定

（1）卫生行政部门接到医疗机构关于重大医疗过失行为的报告或者医疗事故争议当事人要求处理医疗事故争议的申请后，对需要进行医疗事故技术鉴定的，应当交由负责医疗事故技术鉴定工作的医学会组织鉴定；医患双方协商解决医疗事故争议，需要进行医疗事故技术鉴定的，由双方当事人共同委托负责医疗事故技术鉴定工作的医学会组织鉴定。

（2）设区的市级地方医学会和省、自治区、直辖市直接管辖的县（市）地方医学会负责

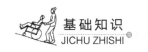
组织首次医疗事故技术鉴定工作。省、自治区、直辖市地方医学会负责组织再次鉴定工作。必要时,中华医学会可以组织疑难、复杂并在全国有重大影响的医疗事故争议的技术鉴定工作。

(3)专家鉴定组依照医疗卫生管理法律、行政法规、部门规章和诊疗护理规范、常规,运用医学科学原理和专业知识,独立进行医疗事故技术鉴定,对医疗事故进行鉴别和判定,为处理医疗事故争议提供医学依据。

任何单位或者个人不得干扰医疗事故技术鉴定工作,不得威胁、利诱、辱骂、殴打专家鉴定组成员。

专家鉴定组成员不得接受双方当事人的财物或者其他利益。

五、《医疗卫生机构医疗废物管理办法》相关知识

2003年6月16日中华人民共和国国务院令第380号公布《医疗卫生机构医疗废物管理办法》。2011年1月8日《国务院关于废止和修改部分行政法规的决定》进行了修订。

本条例所称医疗废物是指医疗卫生机构在医疗、预防、保健以及其他相关活动中产生的具有直接或间接感染性、毒性以及其他危害性的废物。

本条例适用于医疗废物的收集、运送、贮存、处置以及监督管理等活动。医疗卫生机构收治的传染病患者或者疑似传染病患者产生的生活垃圾,按照医疗废物进行管理和处置。任何单位和个人有权对医疗卫生机构、医疗废物集中处置单位和监督管理部门及其工作人员的违法行为进行举报、投诉、检举和控告。

(一)医疗废物管理的一般规定

(1)医疗卫生机构和医疗废物集中处置单位,应当对本单位从事医疗废物收集、运送、贮存、处置等工作的人员和管理人员,进行相关法律和专业技术、安全防护以及紧急处理等知识的培训。

(2)医疗卫生机构和医疗废物集中处置单位,应当采取有效的职业卫生防护措施,为从事医疗废物收集、运送、贮存、处置等工作的人员和管理人员,配备必要的防护用品,定期进行健康检查;必要时,对有关人员进行免疫接种,防止其受到健康损害。

(3)医疗卫生机构和医疗废物集中处置单位,应当依照《中华人民共和国固体废物污染环境防治法》的规定,执行危险废物转移联单管理制度。

(4)医疗卫生机构和医疗废物集中处置单位,应当对医疗废物进行登记,登记内容应当包括医疗废物的来源、种类、重量或者数量、交接时间、处置方法、最终去向以及经办人签名等项目。登记资料至少保存3年。

(5)医疗卫生机构和医疗废物集中处置单位,应当采取有效措施,防止医疗废物流

失、泄漏、扩散。发生医疗废物流失、泄漏、扩散时,医疗卫生机构和医疗废物集中处置单位应当采取减少危害的紧急处理措施,并向受害者提供医疗救护和现场救援;同时向所在地县级人民政府卫生行政主管部门、环境保护行政主管部门报告,并向可能受到危害的单位和居民通报。

(6)禁止任何单位和个人转让、买卖医疗废物。禁止在运送过程中丢弃医疗废物;禁止在非贮存地点倾倒、堆放医疗废物或者将医疗废物混入其他废物和生活垃圾。

(7)禁止邮寄医疗废物。禁止通过铁路、航空运输医疗废物。有陆路通道的,禁止通过水路运输医疗废物;没有陆路通道必须经水路运输医疗废物的,应当经设区的市级以上人民政府环境保护行政主管部门批准,并采取严格的环境保护措施后,方可通过水路运输。禁止将医疗废物与旅客在同一运输工具上载运。禁止在饮用水源保护区的水体上运输医疗废物。

(二)医疗卫生机构对医疗废物的管理

(1)医疗卫生机构应当及时收集本单位产生的医疗废物,并按照类别分置于防渗漏、防锐器穿透的专用包装物或者密闭的容器内。医疗废物专用包装物、容器,应当有明显的警示标识和警示说明。医疗废物专用包装物、容器的标准和警示标识的规定,由国务院卫生行政主管部门和环境保护行政主管部门共同制定。

(2)医疗卫生机构应当建立医疗废物的暂时贮存设施、设备,不得露天存放医疗废物;医疗废物暂时贮存的时间不得超过2天。医疗废物的暂时贮存设施、设备,应当远离医疗区、食品加工区和人员活动区以及生活垃圾存放场所,并设置明显的警示标识和防渗漏、防鼠、防蚊蝇、防蟑螂、防盗以及预防儿童接触等安全措施。医疗废物的暂时贮存设施、设备应当定期消毒和清洁。

(3)医疗卫生机构应当使用防渗漏、防遗撒的专用运送工具,按照本单位确定的内部医疗废物运送时间、路线,将医疗废物收集、运送至暂时贮存地点。运送工具使用后应当在医疗卫生机构内指定的地点及时消毒和清洁。

(4)医疗卫生机构应当根据就近集中处置的原则,及时将医疗废物交由医疗废物集中处置单位处置。医疗废物中病原体的培养基、标本和菌种、毒种保存液等高危险废物,在交医疗废物集中处置单位处置前应当就地消毒。

(5)医疗卫生机构产生的污水、传染病患者或者疑似传染病患者的排泄物,应当按照国家规定严格消毒;达到国家规定的排放标准后,方可排入污水处理系统。

(三)法律责任

(1)医疗卫生机构、医疗废物集中处置单位有下列情形之一的,由县级以上地方人民政府卫生行政主管部门或者环境保护行政主管部门按照各自的职责责令限期改正,给予警告,并处5000元以上1万元以下的罚款;逾期不改正的,处1万元以上3万元以下

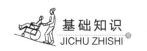

的罚款;造成传染病传播或者环境污染事故的,由原发证部门暂扣或者吊销执业许可证件或者经营许可证件;构成犯罪的,依法追究刑事责任:

1)在运送过程中丢弃医疗废物,在非贮存地点倾倒、堆放医疗废物或者将医疗废物混入其他废物和生活垃圾的;

2)未执行危险废物转移联单管理制度的;

3)将医疗废物交给未取得经营许可证的单位或者个人收集、运送、贮存、处置的;

4)对医疗废物的处置不符合国家规定的环境保护、卫生标准、规范的;

5)未按照本条例的规定对污水、传染病患者或者疑似传染病患者的排泄物,进行严格消毒,或者未达到国家规定的排放标准,排入污水处理系统的;

6)对收治的传染病患者或者疑似传染病患者产生的生活垃圾,未按照医疗废物进行管理和处置的。

(2)医疗卫生机构违反本条例规定,将未达到国家规定标准的污水、传染病患者或者疑似传染病患者的排泄物排入城市排水管网的,由县级以上地方人民政府建设行政主管部门责令限期改正,给予警告,并处 5000 元以上 1 万元以下的罚款;逾期不改正的,处 1 万元以上 3 万元以下的罚款;造成传染病传播或者环境污染事故的,由原发证部门暂扣或者吊销执业许可证件;构成犯罪的,依法追究刑事责任。

(3)医疗卫生机构、医疗废物集中处置单位发生医疗废物流失、泄漏、扩散时,未采取紧急处理措施,或者未及时向卫生行政主管部门和环境保护行政主管部门报告的,由县级以上地方人民政府卫生行政主管部门或者环境保护行政主管部门按照各自的职责责令改正,给予警告,并处 1 万元以上 3 万元以下的罚款;造成传染病传播或者环境污染事故的,由原发证部门暂扣或者吊销执业许可证件或者经营许可证件;构成犯罪的,依法追究刑事责任。

(4)转让、买卖医疗废物,邮寄或者通过铁路、航空运输医疗废物,或者违反本条例规定通过水路运输医疗废物的,由县级以上地方人民政府环境保护行政主管部门责令转让、买卖双方、邮寄人、托运人立即停止违法行为,给予警告,没收违法所得;违法所得 5000 元以上的,并处违法所得 2 倍以上 5 倍以下的罚款;没有违法所得或者违法所得不足 5000 元的,并处 5000 元以上 2 万元以下的罚款。承运人明知托运人违反本条例的规定运输医疗废物,仍予以运输的,或者承运人将医疗废物与旅客在同一工具上载运的,按照前款的规定予以处罚。

(5)医疗卫生机构、医疗废物集中处置单位违反本条例规定,导致传染病传播或者发生环境污染事故,给他人造成损害的,依法承担民事赔偿责任。

(四)附则

(1)计划生育技术服务、医学科研、教学、尸体检查和其他相关活动中产生的具有直接或者间接感染性、毒性以及其他危害性废物的管理,依照本条例执行。

（2）军队医疗卫生机构医疗废物的管理由中国人民解放军卫生主管部门参照本条例制定管理办法。

六、《中华人民共和国消防法》相关知识

1998年4月29日第九届全国人民代表大会常务委员会第二次会议通过；2008年10月28日第十一届全国人民代表大会常务委员会第五次会议修订；2019年4月23日第十三届全国人民代表大会常务委员会第十次会议第一次修正，2021年4月29日第十三届全国人民代表大会常务委员会第二十八次会议第二次修正。

为了预防火灾和减少火灾危害，加强应急救援工作，保护人身、财产安全，维护公共安全，制定本法。

任何单位和个人都有维护消防安全、保护消防设施、预防火灾、报告火警的义务。任何单位和成年人都有参加有组织的灭火工作的义务。

（一）火灾预防

（1）禁止在具有火灾、爆炸危险的场所吸烟、使用明火。因施工等特殊情况需要使用明火作业的，应当按照规定事先办理审批手续，采取相应的消防安全措施；作业人员应当遵守消防安全规定。

（2）任何单位、个人不得损坏、挪用或者擅自拆除、停用消防设施、器材，不得埋压、圈占、遮挡消火栓或者占用防火间距，不得占用、堵塞、封闭疏散通道、安全出口、消防车通道。人员密集场所的门窗不得设置影响逃生和灭火救援的障碍物。

（二）灭火救援

（1）任何人发现火灾都应当立即报警。任何单位、个人都应当无偿为报警提供便利，不得阻拦报警。严禁谎报火警。人员密集场所发生火灾，该场所的现场工作人员应当立即组织、引导在场人员疏散。任何单位发生火灾，必须立即组织力量扑救。邻近单位应当给予支援。消防队接到火警，必须立即赶赴火灾现场，救助遇险人员，排除险情，扑灭火灾。

（2）消防救援机构统一组织和指挥火灾现场扑救，应当优先保障遇险人员的生命安全。火灾现场总指挥根据扑救火灾的需要，有权决定下列事项：

1）使用各种水源；

2）截断电力、可燃气体和可燃液体的输送，限制用火用电；

3）划定警戒区，实行局部交通管制；

4）利用邻近建筑物和有关设施；

5）为了抢救人员和重要物资，防止火势蔓延，拆除或者破损毗邻火灾现场的建筑物、构筑物或者设施等；

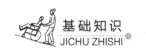

6)调动供水、供电、供气、通信、医疗救护、交通运输、环境保护等有关单位协助灭火救援。根据扑救火灾的紧急需要,有关地方人民政府应当组织人员、调集所需物资支援灭火。

(3)对因参加扑救火灾或者应急救援受伤、致残或者死亡的人员,按照国家有关规定给予医疗、抚恤。

(4)消防救援机构有权根据需要封闭火灾现场,负责调查火灾原因,统计火灾损失。火灾扑灭后,发生火灾的单位和相关人员应当按照消防救援机构的要求保护现场,接受事故调查,如实提供与火灾有关的情况。消防救援机构根据火灾现场勘验、调查情况和有关的检验、鉴定意见,及时制作火灾事故认定书,作为处理火灾事故的证据。

(三)法律责任

(1)单位违反本法规定,有下列行为之一的,责令改正,处五千元以上五万元以下罚款:

1)消防设施、器材或者消防安全标志的配置、设置不符合国家标准、行业标准,或者未保持完好有效的;

2)损坏、挪用或者擅自拆除、停用消防设施、器材的;

3)占用、堵塞、封闭疏散通道、安全出口或者有其他妨碍安全疏散行为的;

4)埋压、圈占、遮挡消火栓或者占用防火间距的;

5)占用、堵塞、封闭消防车通道,妨碍消防车通行的;

6)人员密集场所在门窗上设置影响逃生和灭火救援的障碍物的;

7)对火灾隐患经消防救援机构通知后不及时采取措施消除的。

个人有前款第二项、第三项、第四项、第五项行为之一的,处警告或者五百元以下罚款。

有本条第一款第三项、第四项、第五项、第六项行为,经责令改正拒不改正的,强制执行,所需费用由违法行为人承担。

(2)生产、储存、经营易燃易爆危险品的场所与居住场所设置在同一建筑物内,或者未与居住场所保持安全距离的,责令停产停业,并处五千元以上五万元以下罚款。生产、储存、经营其他物品的场所与居住场所设置在同一建筑物内,不符合消防技术标准的,依照前款规定处罚。

(3)有下列行为之一的,依照《中华人民共和国治安管理处罚法》的规定处罚:

1)违反有关消防技术标准和管理规定生产、储存、运输、销售、使用、销毁易燃易爆危险品的;

2)非法携带易燃易爆危险品进入公共场所或者乘坐公共交通工具的;

3)谎报火警的;

4)阻碍消防车、消防艇执行任务的;

5)阻碍消防救援机构的工作人员依法执行职务的。

（4）违反本法规定,有下列行为之一的,处警告或者五百元以下罚款;情节严重的,处五日以下拘留:

1）违反消防安全规定进入生产、储存易燃易爆危险品场所的;

2）违反规定使用明火作业或者在具有火灾、爆炸危险的场所吸烟、使用明火的。

（5）违反本法规定,有下列行为之一,尚不构成犯罪的,处十日以上十五日以下拘留,可以并处五百元以下罚款;情节较轻的,处警告或者五百元以下罚款:

1）指使或者强令他人违反消防安全规定,冒险作业的;

2）过失引起火灾的;

3）在火灾发生后阻拦报警,或者负有报告职责的人员不及时报警的;

4）扰乱火灾现场秩序,或者拒不执行火灾现场指挥员指挥,影响灭火救援的;

5）故意破坏或者伪造火灾现场的;

6）擅自拆封或者使用被消防救援机构查封的场所、部位的。

（6）电器产品、燃气用具的安装、使用及其线路、管路的设计、敷设、维护保养、检测不符合消防技术标准和管理规定的,责令限期改正;逾期不改正的,责令停止使用,可以并处一千元以上五千元以下罚款。

（7）人员密集场所发生火灾,该场所的现场工作人员不履行组织、引导在场人员疏散的义务,情节严重,尚不构成犯罪的,处五日以上十日以下拘留。

（8）违反本法规定,构成犯罪的,依法追究刑事责任。

（四）附则

本法下列用语的含义:

（1）消防设施,是指火灾自动报警系统、自动灭火系统、消火栓系统、防烟排烟系统以及应急广播和应急照明、安全疏散设施等。

（2）消防产品,是指专门用于火灾预防、灭火救援和火灾防护、避难、逃生的产品。

（3）公众聚集场所,是指宾馆、饭店、商场、集贸市场、客运车站候车室、客运码头候船厅、民用机场航站楼、体育场馆、会堂以及公共娱乐场所等。

（4）人员密集场所,是指公众聚集场所,医院的门诊楼、病房楼,学校的教学楼、图书馆、食堂和集体宿舍,养老院、福利院,托儿所、幼儿园,公共图书馆的阅览室,公共展览馆、博物馆的展示厅,劳动密集型企业的生产加工车间和员工集体宿舍,旅游、宗教活动场所等。

（浙江省护理学会 胡斌春）

第二章　人体基本结构与功能

【重要知识点】

1.人体的外观、重要内脏位置及主要功能。

2.人体重要部位的日常照护要求。

3.各系统的器官组成及主要功能。

第一节　人体外观与主要内脏

了解人体的基本结构和功能,为患者的日常照护打下良好的专业基础。本节主要介绍人体外观的基本结构、主要脏器位置与功能及身体重要部位的日常照护要求。

一、人体外观

从外观上看,人体由头部、颈部、躯干(包括胸部、腹部、背部、腰部、脊柱)及四肢构成。

1.头部

头部由颅部和面部两部分组成。颅部有颅骨和颅内组织。颅骨外由毛发、皮肤及皮下组织包裹,颅内有脑及被膜,是人体重要的神经中枢。面部有眼、耳、鼻、口等特殊的感觉器官,口、鼻分别是消化道、呼吸道的入口。

2.颈部

颈部上承头部,下接躯干,前方正中有气管和食管,两侧有大血管、淋巴管和神经,后方以脊柱颈段为支柱。颈部肌肉可使头部灵活运动,并参与呼吸、吞咽和发音等活动。在颈部前方的皮下还有甲状腺,是维持人体基础代谢的内分泌腺体。

3.胸部

胸部以胸廓为支架,胸腔内有心、肺、大动脉、大静脉、食管及气管。胸廓后面由脊柱的胸段构成,两侧各有 12 根肋骨,前面由胸骨连接,呈桶状,是参与呼吸的重要器官,同时保护心和肺。胸部前方体表有乳房。

4.腹部

腹部中央有脐,腹腔内有肝、胆、胰、胃、肠,是重要的消化器官;有肾、输尿管,参与尿的生成和排泄;盆腔及会阴部,女性有膀胱、子宫、输卵管、尿道,男性有膀胱、睾丸、输精管、尿道等泌尿生殖器官。

5.背部和腰部

背部、腰部位于躯干背面,背部以肩胛骨、肋骨和脊柱胸段为骨性支架,构成胸腔的背面,保护胸腔内脏器;腰部以脊柱腰段为骨性支架,有较为丰厚的肌肉组织,是腹部的背面,保护腹腔内脏器,也使腰部有较好的活动度。

6.脊柱

脊柱位于躯干后部中央,构成人体的中轴,起着支撑体重,承托头颅,容纳和保护脊髓、神经根的作用。

7.四肢

四肢分上肢、下肢,左右对称,上肢是人工作和生活最主要的器官,自上而下依次为肩胛、肩、上臂、肘、前臂、腕及手(包括掌、指)。下肢自上而下依次为髋部、大腿、膝、小腿、踝及足,是人体承重和行走的器官。

二、内脏位置及功能

1.脑

(1)脑的位置　人体脑位于颅腔内,由大脑、小脑、脑干等组成(图 1-2-1)。成人脑重量约 1400 克,分为左右两个半球。

(2)脑的功能　脑是人体最高级的神经中枢,具有复杂的功能,主要有:①控制运动;②产生感觉;③实现高级脑功能,如记忆、思维、语言、情感等。如大脑损伤、出血或血管内血栓形成等原因而引起某部分脑组织坏死,就会出现相应的功能丧失,如偏瘫、失语、昏迷等。

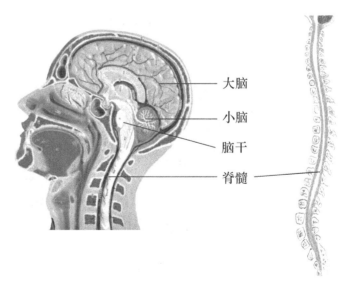

大脑

小脑

脑干

脊髓

图 1-2-1　脑和脊髓

31

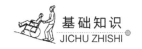

2.脊髓

(1)脊髓的位置　脊髓位于椎管内,上端在枕骨大孔处与脑干相连(图1-2-1)。成人脊髓全长约45厘米,分为脊髓颈段、脊髓胸段、脊髓腰段、脊髓骶段和脊髓尾段,分别有8对颈神经、12对胸神经、5对腰神经、5对骶神经和1对尾神经从脊髓两侧的椎间孔穿出,分布于相应区域的皮肤、肌肉、关节和内脏。

(2)脊髓的功能　脊髓功能主要有:①传导功能。脊髓是感觉和运动神经冲动传导的通路,大脑发出神经冲动,经运动神经通过脊髓,传导到躯干、四肢骨骼肌和部分内脏,以控制这些器官的活动;另外,全身感受器接受外来刺激,由感觉神经传导到脊髓,再传导到大脑一定的区域而产生各种感觉。②反射功能。除传导功能以外,脊髓可执行一些简单的反射活动,如躯体反射、内脏反射。在正常情况下,这些反射也受大脑皮层的控制,当大脑受到损伤时,如脑溢血,这些反射活动失常,可出现肌痉挛、尿失禁等。脊柱骨折导致相应脊髓损伤,可引起截瘫。

3.心

(1)心的位置　心主要由心肌细胞构成,分为左、右心房和左、右心室四个腔,心的房室口和动脉口均有类似阀门的瓣膜,保证血液定向流动;心传导系统控制心的节律性活动,窦房结是心节律性收缩与舒张的控制者;心血液供应来自左、右冠状动脉。心形似倒置的圆锥体,由心包包裹斜位于胸腔中纵隔内,前后稍扁,约2/3位于正中线左侧,1/3位于正中线右侧。前方平对胸骨体及第2~6肋软骨,后方平对第5~8胸椎,两侧邻胸膜腔及肺,上连出入心的大血管,下邻膈肌(图1-2-2)。

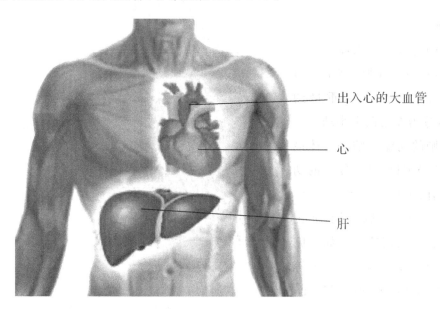

图1-2-2　心的位置

（2）心脏的功能　　心脏的功能主要有：①连接动脉、静脉，心房接受静脉回流，心室收缩发出动脉血，构成循环系统。②由心脏窦房结发出节律性冲动，通过心脏传导系统使心脏有节律地收缩、舒张，为血液在心血管系统内循环流动提供动力。③内分泌功能，心脏的组织细胞能合成、分泌数十种生物活性物质，以调节循环系统功能保持稳态。心脏功能与身体其他系统功能密切相关，心瓣膜、心脏传导系统或冠状动脉发生病变会引起心脏供血功能的改变，从而影响其他系统功能，呼吸、消化、泌尿、内分泌等系统功能紊乱也直接影响心脏功能。

4.肺

（1）肺的位置　　正常肺呈浅红色，质软呈海绵状，有弹性。肺位于胸腔内、膈肌上方、纵隔两侧，表面覆盖胸膜。肺尖经胸廓上口至颈根部，肺底向上凹陷，与膈相贴，又称膈面。左肺狭长，被斜裂分为左肺上叶和下叶；右肺宽短，被斜裂和水平裂分为右肺上叶、中叶和下叶（图 1-2-3）。

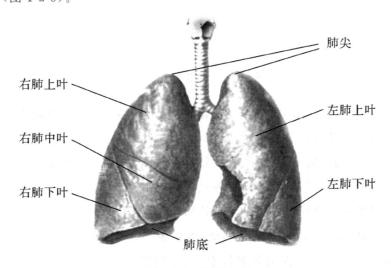

图 1-2-3　肺的结构

（2）肺的功能　　肺的主要功能有：①通气与换气。通过胸廓的节律性呼吸运动形成肺泡与外界气体间的压力差，完成气体进出肺的过程，是通气功能；气体在肺泡和肺泡毛细血管间由高压向低压方向扩散，使氧气进入毛细血管，二氧化碳进入肺泡内，是肺的换气功能。通气和换气是肺最主要的功能。②调节酸碱平衡。通过呼出二氧化碳来调节体内碳酸含量，进而维持人体体液的酸碱平衡。此外，肺巨噬细胞、气道黏膜的分泌性免疫球蛋白及一些生物活性物质，有重要的抵抗外来微生物侵入的防御作用，气道上皮的纤毛及咳嗽反射有排出气道分泌物而保持气道通畅的功能。

5.肝

（1）肝的位置　　活体中肝呈红褐色，质软而脆，呈不规则楔形，分上、下两面，前、后、左、右四缘。肝借韧带连于膈下面和腹前壁，上界与膈穹隆一致，可随呼吸运动上下移动；

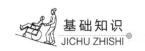

肝下界右侧与右肋弓一致,中部超出剑突下约 3 厘米,左侧被肋弓覆盖(图 1-2-4)。肝临膈,膈上方有右侧胸膜腔、右肺及心等;肝右叶下面前部与结肠右曲相邻,中部邻十二指肠上曲,后部邻右肾上腺和右肾;肝左叶下方邻胃前壁。

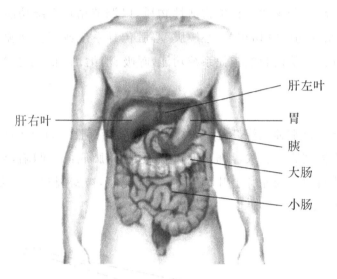

图 1-2-4　肝及腹腔器官

(2)肝的功能　肝的主要功能有:①分泌功能:肝分泌胆汁,帮助脂肪消化及脂溶性维生素 A、D、E、K 的吸收。②代谢功能:肝为糖异生的主要器官,能将非糖物质转化为糖原储存于肝内,当血糖降低时又将糖原分解释放入血以稳定血糖水平。肝在蛋白质代谢中起合成、脱氨和转氨作用,当肝细胞受损时血中氨及转氨酶升高。肝能维持体内脂质的恒定。肝能储存维生素 A、B、C、D、E 和 K,能将胡萝卜素转化为维生素 A。肝还对多种激素有灭活作用。③生物转化功能:红细胞破坏释放的游离胆红素在肝细胞内与葡萄糖醛酸结合形成水溶性结合胆红素,后者经肠道细菌作用变成尿胆原和粪胆原排出体外。④凝血功能:肝能合成或帮助合成凝血因子或凝血原料。⑤解毒功能:肝通过分解、氧化和结合等方式使内生或外来的有毒物质失去毒性或排出体外。⑥吞噬或免疫功能:肝中的库普弗(Kupffer)细胞具有吞噬作用。肝是产生免疫球蛋白和补体的主要器官,是处理抗原、抗体的重要场所,对机体免疫起调节作用。⑦储备和再生功能:肝储存大量血液,急性失血时有一定的调节血液循环的作用。此外,肝有强大的再生能力。

6. 胰

(1)胰的位置　胰位于左上腹胃的后下方,贴近腹后壁,呈条带状,是仅次于肝的第二大腺体,呈灰红色,质地柔软,分为头、颈、体、尾四部分。胰头膨大,由十二指肠包绕;胰体位于胰颈与胰尾之间,后方紧贴腰椎体;胰尾行向左上方抵达脾门。胰上缘约平脐上 10 厘米,下缘相对于脐上 5 厘米,胰位置较深,前方有胃、横结肠和大网膜等覆盖,故胰病变早期腹部体征多不明显。胰位置见图 1-2-4 所示。

(2)胰的功能 胰的功能主要有:①外分泌功能:胰能产生以水、碳酸氢钠和消化酶为主要成分的胰液。碳酸氢钠可中和进入十二指肠的胃酸,使肠黏膜免受侵蚀,也为消化酶活动提供适宜环境。胰产生的消化酶主要成分为胰淀粉酶、胰蛋白酶、胰脂肪酶和糜蛋白酶,可水解淀粉、脂肪和蛋白质。胰液分泌不足会使脂肪和蛋白质的消化吸收受到影响,胰液分泌受阻或胰组织破坏可致消化酶溢出,发生组织自身消化。②内分泌功能:胰腺 α 细胞分泌胰高血糖素,促进糖原分解和糖异生,升高血糖;β 细胞分泌胰岛素,促进组织摄取、储存和利用葡萄糖,促进糖原合成,降低血糖。胰岛素分泌不足,血糖浓度超过肾的吸收能力时出现尿糖阳性。

7. 食管

(1)食管的位置 食管位于咽和胃之间,长 25～30 厘米。食管入口处距门齿约 15 厘米,平第 6 颈椎体下缘与咽相接,下端约平第 11 胸椎体与胃的贲门连接。食管有三个生理性狭窄:第一个狭窄为食管的起始处;第二个狭窄为食管与左支气管的交叉处,相当于第 4、5 胸椎之间水平,距门齿约 25 厘米;第三个狭窄为膈的食管裂孔处,相当于第 10 胸椎水平,距门齿约 40 厘米。这三处狭窄为肿瘤、憩室、瘢痕性狭窄等病变的好发部位,也是食管异物易滞留的部位。

(2)食管的功能 食管的主要功能为输送食物。

8. 胃

(1)胃的位置 胃为消化管各部中最膨大的部分,上连食管,下连十二指肠,成人胃容量约为 1500 毫升。胃的位置因体型、体位、充盈程度不同有较大变化。胃中等程度充盈时,大部分位于左季肋区,小部分位于腹上区。胃前壁的中间部分直接与腹前壁相贴,位于剑突下方。胃后壁与胰、横结肠、左肾上部和左肾上腺相邻,胃底与膈和脾相邻。胃的入口贲门位于第 11 胸椎体左侧,胃的出口幽门位于第 1 腰椎体右侧,位置较固定(图 1-2-4)。

(2)胃的功能 胃的主要功能有:①容纳食物:当咀嚼和吞咽时,食物对口、食管处感受器的刺激,可反射性地引起胃平滑肌的紧张性降低和舒张,称为胃的容受性舒张。胃容受性舒张使胃腔容量由空腹时的 50 毫升,增加到进食后的 1.5 升,它使人体摄入大量食物后而胃内压力不发生大的变化,使其更好地完成容纳和储存食物的功能。②运动功能:胃的运动形式有容受性舒张、紧张性收缩和蠕动。容受性舒张起到容纳和储存食物的作用,此外,胃壁平滑肌缓慢而持续的收缩,称为紧张性收缩,起到维持胃的正常形态和位置的作用。蠕动功能使食物混合、搅拌及有规律地排空,一般从进食到完全排空需 4～6 小时。③分泌功能:胃腺每日分泌 1500～2500 毫升胃液,主要成分为胃酸、胃酶、电解质、黏液和水分,食物是胃液分泌的自然刺激物。此外,胃还分泌内因子等物质,内因子是人体吸收维生素 B_{12} 的必备条件,萎缩性胃炎、胃切除者可导致维生素 B_{12} 吸收

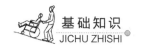

不良而引起贫血。

9. 肠

(1) 肠的位置 肠分为小肠和大肠(图 1-2-4)。小肠上接胃幽门,下接盲肠,成人长5~7米,包括十二指肠、空肠和回肠。十二指肠呈 C 形包绕胰头,除始端、末端较为活动外,其余部分被腹膜覆盖固定于腹后壁,而空肠和回肠一起被肠系膜悬系于腹后壁。大肠为消化管的下段,全长约 1.5 米,全程围绕空、回肠周围,分为盲肠、结肠、直肠和肛管,阑尾连于盲肠,位于右下腹。

(2) 肠的功能 ①小肠功能:小肠是消化和吸收食物的重要部位,可分泌多种胃肠激素,调节消化液的分泌及排出,还发挥着重要的免疫功能。小肠每天分泌液体可达 8 升左右,若发生小肠疾病,短时间内可丧失大量液体,可引起严重水、电解质、酸碱平衡失调。②大肠功能:阑尾为淋巴器官,参与淋巴细胞的产生和成熟,是机体免疫器官。结肠为食物暂时储存和转运的场所,上段结肠具有吸收水分、电解质和葡萄糖的作用。直肠主要功能为排便,还可吸收少量的水、电解质、葡萄糖和一部分药物,直肠下段是排便反射的主要发生部位,若切除会导致大便失禁。肛管的主要功能为排便。大肠各段均能分泌黏液以协助排便。

10. 肾

(1) 肾的位置 肾位于腹膜后间隙内,脊柱两侧,贴近腹后壁上部。左肾在第 11 胸椎体下缘至第 2~3 腰椎椎间盘之间,右肾在第 12 胸椎体上缘至第 3 腰椎体上缘之间。一般女性略低于男性,儿童略低于成人,新生儿更低。肾门处与输尿管相连(图 1-2-5)。

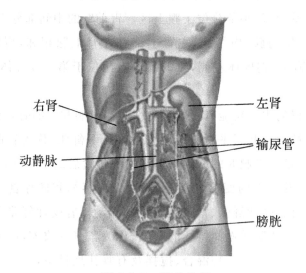

图 1-2-5 肾的位置

(2) 肾的功能 肾是人体重要的排泄器官,主要功能有:①生成尿液、排泄代谢产物,维持内环境稳定。生成尿液是肾的基本功能,借以清除体内代谢产物及某些废物、毒物,同时经重吸收功能保留水分及其他有用物质,如葡萄糖、蛋白质、氨基酸、钠离子、钾离子、碳酸氢钠等,以调节水、电解质及酸碱平衡。②内分泌功能:肾可生成肾素、促红细胞生成素、活性维生素 D_3、前列腺素、激肽等,调节机体内环境稳定。

11.膀胱

(1)膀胱的位置　膀胱为储存尿液的囊状肌性器官,其大小、形状和位置随充盈程度、年龄和性别而异,正常成人膀胱容量为 300～500 毫升,最大容量可达 800 毫升,过度充盈时会有胀痛。膀胱位于盆腔前部,耻骨联合上方。随年龄的增长和盆腔的发育,膀胱位置逐渐下降,老年人因盆腔肌肉松弛,膀胱位置更低。男性膀胱上部为腹膜,后方有**精囊**、输精管壶腹和直肠,膀胱颈下方为前列腺;女性膀胱上方、后方与子宫相邻,下方通过尿生殖膈连接尿道(图 1-2-6)。

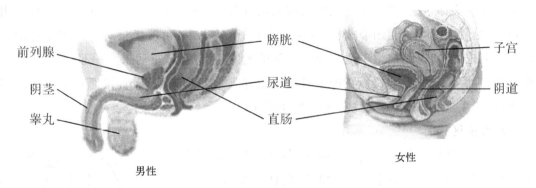

前列腺　　膀胱　　子宫
阴茎　　尿道　　阴道
睾丸　　直肠
男性　　女性

图 1-2-6　膀胱及邻近器官

(2)膀胱的功能　膀胱是排尿器官,储存和排出尿液。

三、身体重要部位的日常照护要求

1.眼部

(1)相关知识　眼睛是面部最需要重点保护的器官,用脏手或脏的毛巾擦眼可引起眼部感染,灰尘沙粒易引起眼内异物而损伤角膜,眼部受外力撞击可致视网膜剥离而引起失明。此外,用眼习惯不良,可导致近视、散光等屈光不正现象,紫外线照射或强烈阳光下可引起日光性眼炎等。

(2)日常照护要求　洗脸毛巾及盆具专用,洗脸时先洗眼部,洗眼部时不可过于用力。平时护理时注意保护眼部,避免碰撞眼部。看书看报光线合适,上网、看电视时间不过长。当用紫外线消毒病室时人离开病室,眼睛不可暴露于紫外线灯下;晴天水上活动或雪地行走,要戴上墨镜保护眼睛,新生儿、婴幼儿不可暴露于浴霸之类强烈的光源下,以免损伤眼睛。

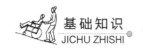
2.颈项部

(1)相关知识 后项部是生命中枢脑干对应的部位,受暴力可致命,冰袋等冷刺激可反射性地引起呼吸、心血管功能失常。颈椎是人体脊柱活动范围最大的部位,受伤的机会也较多。长期高枕卧位或姿势不良,可引起颈部的肌肉、韧带与关节的劳损。颈椎生理性曲度改变,颈椎失稳及颈椎间盘、椎体、椎间小关节等的退行性改变,导致颈椎病。另外,3月龄以内小儿颈部肌肉未发育好,无法支撑头部,不能抬头和控制头部的活动,易受伤。老年人骨质疏松及骨退行性变,活动过度易导致意外。此外,颈部皮下组织松弛,出血易形成血肿压迫气道而致窒息。颈动脉内有压力感受器,有些人对外力受压敏感,可反射性地引起心搏骤停。

(2)日常照护要求 晚间睡眠提供合适的软枕,患者半坐卧位、坐位背靠椅背时颈部以软枕支撑,顺应颈部的生理性曲度,避免头部后仰或颈部过于前曲而引起不适。抱小婴儿宜托起头部,日常照护中避免使头部活动度过大,防颈部受伤。颈部按摩不宜太用力,特别是骨突部位不能用力按压,颈椎病患者、落枕患者,由医生进行局部按摩等治疗时不能强拉强转,以免加重不适甚至引起颈椎脱位、骨折等严重后果。颈部牵引、颈椎骨折患者的翻身等由护士执行,在护士指导下做好日常照护。此外,日常照护中避免颈部施压,颈部手术、穿刺术后要注意观察呼吸情况。

3.心前区

(1)相关知识 如图1-2-7所示,心前区是指心脏在体表的投影部位,心前区冷刺激可导致反射性心率减慢甚至出现其他严重的心律失常。外力撞击、锐器刺伤可致严重后果,甚至致死。

(2)日常照护要求 平时注意心前区的保暖,心前区忌用冷敷或置冰袋,温水、酒精擦浴时忌擦心前区,胸部物理疗法时忌叩击心前区。

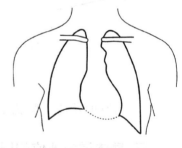

图1-2-7 心前区

4.肝区与脾区

(1)相关知识 肝大部分位于右季肋区和腹上区,小部分位于左季肋区,大部分为肋弓所覆盖,脾位于左上腹胃的后方,于第1、第2腰椎水平横贴于腹后壁。肝和脾组织较脆,受外力撞击易发生肝、脾破裂而引发大出血。

(2)日常照护要求 外伤,特别是受钝性力量撞击的患者,要注意观察有无内出血征象,如患者出现腹痛、肢端凉、脉搏加快、血压下降等症状体征,及时向医护人员报告。平时照护工作细心,避免碰撞。

5.腹部

(1)相关知识 腹部通常以脐为中点,分为左上腹、右上腹、左下腹和右下腹4个区,胃、胰位于左上腹部,阑尾、盲肠位于右下腹,不同部位器官的疾病常有相应部位不适表现。胃肠道对冷热等物理刺激较敏感,腹部受寒或饮食不当均可引起腹痛、腹泻。

(2)日常照护要求 日常照护避免腹部受寒,腹部忌用冷敷或置冰袋,温水、酒精擦浴时忌擦腹部。患者饮食要避免冷饮、产气及刺激性食物。出现腹部不适要及时报告医护人员。

6.会阴部

(1)相关知识 生殖道、尿道开口于会阴部,特别是女性,尿道口、阴道口与肛门邻近,男性外生殖器阴茎包皮易纳污垢,如不注意清洁,容易导致逆行性感染。男性的性腺睾丸位于阴囊内,易受冷热等物理性因素影响,高热和冷敷都会影响其功能。

(2)日常照护要求 每天至少一次清洁会阴部,并更换内裤。平时照护时注意保护隐私,患者能自行清洁的,尽量协助患者自行清洁。会阴部禁忌冷敷和热敷,高热者及时降温。会阴部手术、孕期、月经期、产后忌盆浴。

7.足底

(1)相关知识 中医认为人的足底存在着与各脏腑器官相对应的反射区和经络分布,当用温水泡脚、行足底按摩时,可以刺激这些反射区,促进人体血液循环,调理内分泌,增强人体器官功能。同时,足底是个敏感的部位,如高热患者足底用冷会导致反射性末梢血管收缩,影响降温效果,足底用冷也可引起冠状动脉收缩。

(2)日常照护要求 协助患者每天睡前热水泡脚,促进睡眠,可配合足底按摩,消除疲劳,促进疾病恢复。给高热病人物理降温时,足底禁止用冷。

第二节 人体各系统组成及主要功能

细胞是人体最基本的结构和功能单位;许多形态和功能相同的细胞与细胞间质共同构成组织;由几种组织相互结合,构成具有一定形态和功能的器官,如心、肝、脾、肺、肾等器官;结构和功能相关的一系列器官联合,共同执行某种生理活动,便构成一个系统。运动、心血管、呼吸、泌尿、内分泌、神经等各系统功能协调进行,构成人体不可分割的有机整体。

一、运动系统

1.运动系统的组成

运动系统由骨、骨连结和骨骼肌组成。骨与骨之间的连结装置称为骨连结。关节是骨连结的一种方式,是人体运动的基本结构。全身骨骼通过骨连结构成骨架,成为人体的基本支架。骨骼肌附于骨骼上,收缩时牵动骨移动,产生运动。

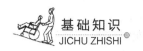

人体全身共有大小骨头 206 块,可分为颅骨、躯干骨、上肢骨和下肢骨,骨的重量在成人约占体重的 1/5。全身骨骼见图 1-2-8 所示。

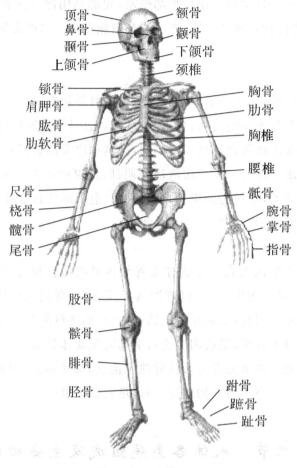

图 1-2-8 人体骨骼

人体肌肉可分为骨骼肌、平滑肌和心肌 3 种,骨骼肌通常附着于骨,在神经系统的支配下,骨骼肌收缩牵拉骨骼产生运动,受意识控制,故又称随意肌。平滑肌分布于内脏和血管壁,心肌构成心壁,平滑肌和心肌不随人的意志而收缩,故又称为不随意肌。

人体骨骼肌有 600 块之多,约占体重的 40%。骨骼肌按形态可分为长肌、短肌、阔肌和轮匝肌,长肌多见于四肢,短肌多分布于躯干的深层,阔肌多分布于胸、腹壁,轮匝肌多呈环形,位于腔道开口处。人体主要骨骼肌见图 1-2-9 所示。

2.运动系统的功能

(1)支撑和保护作用 骨骼与骨骼肌共同形成人体的基本外形,构成体腔壁(颅腔、胸腔、腹腔和盆腔),支撑体重,保护内脏。

(2)运动作用 在神经系统的支配下,骨骼肌收缩,牵引骨移动位置,产生运动。运动中,骨起杠杆作用,关节是运动的枢纽,骨骼肌是动力组织。

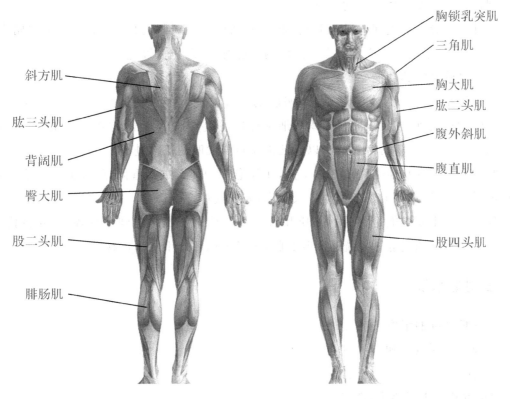

斜方肌

肱三头肌

背阔肌

臀大肌

股二头肌

腓肠肌

胸锁乳突肌

三角肌

胸大肌

肱二头肌

腹外斜肌

腹直肌

股四头肌

图 1-2-9　人体骨骼肌

（3）造血功能　各种类型骨的骨松质内及婴幼儿时期的长骨骨髓腔的红骨髓具有造血功能。成人长骨骨髓腔是黄骨髓,不具造血功能,当大量失血和贫血时,黄骨髓可转化为红骨髓,恢复造血功能。

二、心血管系统

1.心血管系统的组成

心血管系统由心脏、动脉、毛细血管和静脉组成,内有血液周而复始地循环流动,故也称循环系统。按血液循环途径分为体循环(大循环)和肺循环(小循环)两部分。

肺循环通路:右心室→肺动脉→肺毛细血管→肺静脉→左心房。

体循环通路:左心室→主动脉→动脉→全身毛细血管→静脉→上下腔静脉→右心房。

心脏是中空的肌性器官,有节律地收缩和舒张,像泵一样不停地将血液从静脉吸入,由动脉射出,从而推动血液不停地循环流动。

动脉是运送血液离开心脏的管道,由心室发出,逐渐分为大动脉、中动脉和小动脉,愈分愈细,最后移行为毛细血管。

毛细血管是连于最小的动脉和静脉之间的微血管,管壁薄,血流慢,是血液与组织

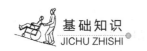
细胞间进行物质及气体交换的场所。

静脉是引导血液返回心脏的管道,起自毛细血管,在回心过程中不断地接纳属支,逐级汇合变粗,最后注入心房。多数静脉内有静脉瓣,防止血液逆流。

2.心血管系统的功能

心血管系统的主要功能是将肠道吸收的营养物质、呼吸吸入的氧气和内分泌腺体分泌的激素运送到全身各器官、组织和细胞;同时将它们的代谢产物及二氧化碳等运送到肾、肺、皮肤等器官而排出体外,以保证机体新陈代谢的正常进行。

肺循环的主要功能是完成气体交换,在肺泡壁和肺毛细血管间,呼吸吸入的氧气进入血液,细胞代谢产生的二氧化碳进入肺泡,完成气体交换。

体循环的主要功能是将营养物质和氧气通过动脉系统输送到全身各部,并将代谢产物和二氧化碳通过静脉系统运回到心脏,再经肺循环排出二氧化碳。

三、呼吸系统

1.呼吸系统的组成

呼吸系统由鼻、咽、喉、气管、支气管和肺组成,临床上常把鼻、咽、喉称为上呼吸道,把气管、支气管和肺称为下呼吸道。呼吸系统组成见图1-2-10所示。

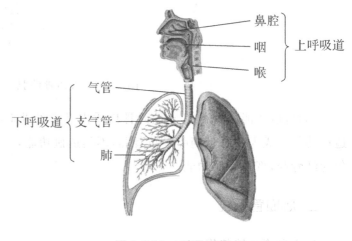

图 1-2-10　呼吸系统

2.呼吸系统的功能

(1)呼吸功能　呼吸系统的主要功能是进行气体交换,吸入氧气,排出二氧化碳。人体经过呼吸吸入空气中的氧气,由心血管系统将氧气输送到全身组织细胞,维持细胞新陈代谢的需要。同时将细胞新陈代谢产生的二氧化碳送至呼吸系统,经呼吸排出体外,以保证机体生理活动的正常运行。

(2)其他功能　鼻黏膜有嗅觉感受器,是嗅觉器官;咽是呼吸和消化的共同通道;喉是发音器官;呼吸道黏膜有湿润、温暖吸入气体,借助咳嗽功能排出呼吸道分泌物的作用。

四、消化系统

1.消化系统的组成

消化系统由消化管和消化腺两大部分组成(图1-2-11)。

消化管是指从口腔到肛门的管道,依次为口腔、咽、食管、胃、小肠(十二指肠、空肠和回肠)、大肠(盲肠、阑尾、结肠、直肠和肛管),临床上通常将十二指肠及以上称为上消化道,空肠及以下称为下消化道。

消化腺分泌消化液,有唾液腺、肝、胰及位于黏膜或黏膜下层的消化腺。

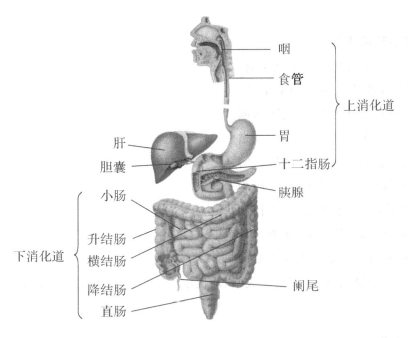

图 1-2-11 消化系统

2.消化系统的功能

(1)摄取食物 口腔牙齿和舌头的共同作用,食物充分咀嚼,唾液润滑,经吞咽,食物经食管进入胃,胃容纳食物并将食物排空至小肠。

(2)消化 唾液中的淀粉酶,胃液中的蛋白酶,胰液中的淀粉酶、脂肪酶、蛋白酶及肠黏膜分泌的各类消化酶帮助消化食物中的各类营养物质,使淀粉分解为单糖、蛋白质分解为各类氨基酸、脂肪分解为甘油和脂肪酸,促使肠黏膜对营养物质的吸收。胰液是重要的消化液,小肠是最重要的食物消化场所。此外,肝分泌的胆汁帮助脂肪的消化、吸收,促进脂溶性维生素的吸收,肝也是机体代谢、解毒、排泄和内分泌的重要器官。另外,胰分泌胰岛素、胰高血糖素,参与物质代谢。

(3)吸收 小肠是吸收营养物质的最重要的场所,绝大部分营养物质于小肠内吸收,大肠有吸收水分、维生素和无机盐的作用。

(3)排出粪便 食物经过胃肠道的消化、吸收,并经蠕动逐渐往结肠、直肠方向推进,食物残渣与细菌等共同组成粪便经肛门排出体外。

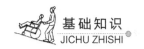

五、泌尿系统

1. 泌尿系统的组成

泌尿系统由肾、输尿管、膀胱和尿道组成(图 1-2-12)。

2. 泌尿系统的功能

泌尿系统的主要功能是生成尿液,排出代谢废物,维持机体内环境平衡。机体新陈代谢过程中产生的废物如尿素、尿酸等,通过血液循环送到肾,经过肾产生尿液,尿液通过输尿管到达膀胱,膀胱储存尿液至一定程度,一般为 350~500 毫升,产生尿意,在意识控制下,形成排尿反射,膀胱收缩,尿液经过尿道排至体外。此外,泌尿系统还有内

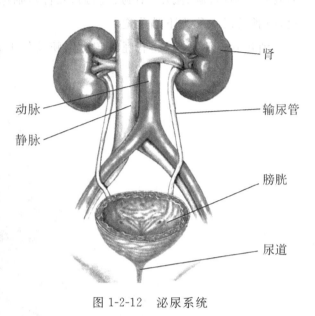

动脉
静脉
肾
输尿管
膀胱
尿道

图 1-2-12　泌尿系统

分泌功能,如生成肾素、促红细胞生成素、活性维生素 D_3、前列腺素、激肽等,协调机体内环境稳定。

六、神经系统

1. 神经系统的组成

神经系统由脑、脊髓以及与其相连的脑神经和脊神经组成。

按部位分,神经系统分为中枢神经和周围神经,中枢神经包括脑和脊髓,脑位于颅腔内,脊髓位于椎管内;周围神经包括 12 对脑神经和 31 对脊神经。

按功能分,神经系统分为躯体神经系统和自主神经系统(又称内脏神经系统或植物神经系统)。躯体神经主要分布于皮肤和运动系统,管理皮肤的感觉、运动器的感觉与运动;自主神经主要分布于内脏、心血管和腺体,管理这些器官的感觉和运动。自主神经又分为交感神经和副交感神经。

2. 神经系统的功能

人类神经系统具有复杂的功能,如感觉、运动和思维、语言、情感等,调节并维持机体与内外环境的平衡,调节和控制各系统功能,使机体成为一个完整的统一体。

(1)使机体成为一个完整的统一体　神经系统调节和控制其他各系统的功能活动,使机体成为一个完整的统一体。如机体运动时,呼吸加深加快、心跳加速以满足骨骼肌能量和氧气的需要,同时出汗以调节体温等;脱水时,通过泌尿系统重吸收作用保存液体,使尿量减少,同时产生口渴以促进水分的补充等。

（2）维持机体与外界环境的平衡　神经系统通过调整机体功能活动,使之适应不断变化的外界环境,维持机体与外界环境的平衡状态。如寒冷时,通过神经系统的调节,周围小血管收缩,减少体内热量散发,同时使人体产生冷的感觉,进而采取增加衣服的保暖行为,以保持体温不因外界气温下降而下降。同样,气温高时,通过神经系统的调节,外周血管扩张,增加体内热量散发,以维持体温恒定。

（3）思维和语言功能　这是人类神经系统最主要的特点,使人类能主动地认识客观世界,改造世界。

七、感官系统

1.感官系统的组成

感官系统的主要器官是感受器。感受器分为三类:①外感受器:分布于皮肤、黏膜、味蕾、视器、蜗器等处,接受外环境如触、压、疼痛、温度、光、声等理化刺激;②内感受器:分布于内脏器官和心血管壁等处,接受来自体内环境如压力、渗透压、离子和化合物变化等的刺激;③本体感受器:分布于骨骼肌、肌腱、关节和前庭器官等处,接受机体运动和平衡变化时所产生的刺激。

2.感官系统的功能

感受器接受内、外环境的刺激,将这些刺激转化为神经冲动,经传入神经传入中枢神经,产生感觉或成为神经系统调节机体功能状态的始动因素,再通过传出神经到达效应器官,调节、协调人体外显行为或者体内器官的活动,使机体与内外环境保持平衡。

感官系统是人体认识世界并保持人体与内外环境平衡的基础。

八、内分泌系统

1.内分泌系统的组成

内分泌系统由内分泌腺和内分泌组织组成。内分泌腺如垂体、甲状腺、肾上腺等,是独立存在于体内的内分泌器官;内分泌组织是以细胞团块的形式分散存在于其他器官内,如胰腺内的胰岛、睾丸中的间质细胞、卵巢中的卵泡细胞和黄体细胞以及分散于消化管、肝、肺、心、脑等器官内的内分泌细胞等。

2.内分泌系统的功能

内分泌系统是人体神经系统之外另一个非常重要的调节系统。神经系统和内分泌系统相互协调,内分泌系统的活动在神经系统的调节下进行,神经系统通过对内分泌腺的作用,间接地调节人体各器官的功能。

内分泌腺分泌的物质称为激素,激素经过血液循环运送到全身,作用于特定的靶器官或靶细胞,发挥各类激素独特的功能,调节机体新陈代谢、生长发育和生殖活动,维持

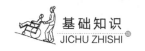
机体内环境的平衡和稳定。

内分泌功能亢进和低下,都会影响机体的正常功能,甚至导致疾病。

九、免疫系统

1.免疫系统的组成

免疫系统由免疫器官、免疫细胞以及免疫分子组成。免疫器官有骨髓、脾、淋巴结、扁桃体、阑尾、胸腺等;免疫细胞有淋巴细胞、白细胞等;免疫分子有免疫球蛋白、补体、细胞因子等。此外,还有一些组织的屏障作用可以保护机体免受各类有害因素的损害,如皮肤黏膜屏障、血脑屏障、胎盘屏障、胃酸屏障等,可在一定程度上阻挡病原微生物的入侵。

人体免疫力可分为非特异性免疫力和特异性免疫力。非特异性免疫力是人体生来就有的,如皮肤黏膜可以阻挡病原体的入侵,黏膜分泌物、唾液、胃酸有杀菌作用,白细胞有吞噬作用等,是人体的第一道防线。特异性免疫力是人体在出生以后逐渐建立起来的后天防御功能,针对某一特定病原体或异物起作用,因而叫作特异性免疫(又称后天性免疫),包括体液免疫和细胞免疫,如患麻疹或接种麻疹疫苗后获得针对麻疹病毒的免疫力。

2.免疫系统的功能

(1)免疫防御 识别和清除外界病原体入侵和清除已入侵病原体及其他有害物质的功能被称为免疫防御,预防机体患各类感染性疾病。

(2)免疫监视 识别和清除体内发生突变的肿瘤细胞、衰老细胞、死亡细胞或其他有害的成分,这种随时发现和清除体内出现的"非己"成分的功能被称为免疫监视,预防机体患各类肿瘤。

(3)免疫自稳 通过自身免疫耐受和免疫调节使免疫系统内环境保持稳定,避免机体患自身免疫性疾病。

十、生殖系统

1.生殖系统的组成

生殖系统由生殖器官组成,包括内生殖器和外生殖器。男性内生殖器由生殖腺(睾丸)、输精管道(包括附睾、输精管、射精管和男性尿道)和附属腺(包括精囊、前列腺和尿道球腺)组成,男性外生殖器包括阴囊和阴茎。女性内生殖器由生殖腺(卵巢)、输卵管、子宫、阴道和附属腺(前庭大腺)组成,女性外生殖器为会阴。

2.生殖系统的功能

生殖系统的功能主要是产生生殖细胞,繁衍后代,延续种族和分泌性激素以维持第二性征。

(浙江省时代养老服务评估与研究中心 陈雪萍 徐超楠)

第三章　生活照护相关知识

【重要知识点】

1.基本概念:营养、营养素、普通饮食、软质饮食、半流质饮食、流质饮食、治疗饮食、平衡膳食、尿失禁、尿潴留、多尿、少尿、无尿、膀胱刺激征、血尿、蛋白尿、脓尿、上呼吸道、下呼吸道、慢波睡眠、快波睡眠。

2.清洁照护的内容、要求及注意事项。

3.能量需求和体重评价,平衡膳食要求、中国居民膳食指南主要内容,协助进食进水、管饲饮食。

4.排便、排尿影响因素及观察、照护,膀胱训练、盆底肌肉锻炼,留置导尿照护。

5.稀释痰液、叩背、有效咳嗽的方法,预防肺部感染、误吸、坠积性肺炎的措施。

6.睡眠周期、睡眠时间、睡眠影响因素、睡眠失调的临床表现、促进睡眠的照护措施。

7.常用卧位的适用范围、变换方法、摆放要求、注意事项,常见保护具的使用方法及注意事项。

第一节　清洁照护

根据患者的自理能力、患病状况、卫生需求及个人习惯协助患者进行清洁照护,包括环境清洁、皮肤清洁、口腔清洁、衣被清洁等。清洁可以增进舒适,预防感染,维护尊严,促进患者身心康复。清洁照护是医疗护理员最基础也是最重要的工作内容,各级医疗护理员都需要较好掌握。

一、清洁照护内容

(1)皮肤黏膜清洁照护　主要有洗脸、梳头、口腔清洁、洗手、洗脚、会阴清洁、活动性

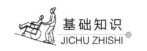

义齿护理、修剪指(趾)甲、床头洗头、床上擦浴、淋浴等。

(2)衣被清洁照护　主要内容有铺床、更换床单、整理床单位、穿脱衣裤、更换尿布(纸尿裤)等。

(3)环境清洁照护　主要内容有室内环境清洁、物品清洁、卫浴设施清洁等。

二、清洁照护要求

1.皮肤黏膜清洁照护要求

(1)准备合适的清洁用物　根据病房管理规定,患者清洁用物如毛巾、牙刷、牙膏、脸盆、肥皂、沐浴露及洗发水等由患者自行携带入院或帮助准备。一般医院内都有洗浴设施设备,提供热水及清洁床单、被套、衣服等。

(2)保持皮肤黏膜清洁无异味　每天起床时洗脸、梳头、整理床单位和个人衣饰;入睡前洗脸、洗脚、洗会阴;饭前便后洗手;擦浴或沐浴一般夏季每天1次,冬天每周1~2次,出汗者适当增加次数;每周洗头1~2次。此外,清洁时加强皮肤褶皱部位的清洗,如腋窝、乳房下、腹股沟等。

(3)提供各项服务前与患者有较好的沟通　清洁照护前与患者有较好沟通,征得患者同意,说明操作的过程和注意事项,取得患者配合和积极参与,特殊患者在护士指导下进行清洁照护。清洁照护前先协助患者如厕,准备好物品,安排舒适体位。

(4)保持适宜的室内温度　清洁照护前先调节室温,避免空气对流,防止受凉。调节合适的水温,医疗护理员可用水温计测量或在自己手腕内侧面试温,不宜过热、过冷。

(5)预防烫伤　清洁照护要注意预防烫伤,开水龙头要先开冷水开关、后开热水开关,关水龙头要先关热水开关、后关冷水开关;擦洗、浸泡、冲淋前先测水温。

(6)预防受凉　清洁照护前先调节室温,清洁时水温不宜过低,洗头、洗澡后半小时内不外出,清洁后及时擦干皮肤、吹干头发、穿上干净衣服,预防受凉。

(7)预防不适和其他意外　饭后半小时内不宜洗头、床上擦浴和淋浴;梳头时动作轻柔,避免拉扯头发引起疼痛;洗头时避免将水流进患者耳内与眼中,防止引起不适;沐浴时门外挂标识牌,不宜反锁房门;浴室内安装合适的扶手和呼叫器,地面铺防滑垫,防止滑倒;沐浴时间控制在10~20分钟为宜,避免疲劳;医疗护理员动作轻柔,修剪指甲,预防损伤皮肤。

(8)保护隐私　清洁照护前先关好门窗,拉好床帘或围好屏风,清洁过程中尽量减少患者身体暴露,注意保护患者隐私。

(9)防伤口污染　患者皮肤有伤口时,在护士指导下进行皮肤清洁,保持伤口敷料干燥,避免潮湿。如敷料有渗液渗血情况,及时告知护士,不得擅自更换。

(10)注意观察病情　清洁照护过程中,与患者沟通交流,观察患者反应,如有发抖、面色苍白、呼吸变快或变慢,或患者主诉不适,应立即停止并通知护士。

(11)促进患者自理能力康复 根据患者病情和肢体功能情况,鼓励能自理的患者自己梳洗,协助或者提供相应的辅具,尽可能地让患者自理生活,以锻炼肢体功能,增强信心,促进康复。医疗护理员在旁协助,保障患者安全。

2. 口腔清洁照护要求

(1)保持口腔清洁无异味。每天至少早晚各刷牙一次,每次进食后刷牙或漱口,也可喝少量温开水以清洁口腔。

(2)刷牙是最好的清洁口腔的方法。患者能自行刷牙的尽量协助患者刷牙;对于卧床患者,根据病情,可扶患者取坐位或抬高床头取半坐位进行刷牙。

(3)对于不能自行刷牙的患者,则在每天早晚帮助进行口腔清洁,可用棉棒或棉球进行口腔擦洗。

(4)对于戴义齿的患者,做好口腔清洁的同时,注意避免吃过硬或黏性较大的食物,以防损坏义齿。戴活动性义齿者,每晚睡前取下义齿,用软毛牙刷刷洗义齿,以流动水冲洗干净;义齿须浸泡于冷水中,忌浸泡于酒精及热水中,以免义齿变形、损坏。义齿易碎,谨防跌落。

(5)对患者进行口腔保健教育,牙齿脱落者鼓励装义齿或种植牙。有口腔溃疡的患者,保持口腔清洁的同时,遵医嘱并在护士指导下涂药和使用漱口液。

(6)鼻饲患者,每日早晚清洁口腔。

(7)经口腔、鼻腔气管插管的患者,医疗护理员不得单独进行口腔清洁操作,防止气管插管滑脱。

(8)防误吸或呛咳。每次含漱口水的量不可过多;用棉棒、棉球清洁时不宜过湿;棉球擦洗前先清点棉球数量,避免棉球遗留于口腔;意识不清者取下活动性义齿,防脱落误吸;昏迷患者或吞咽障碍患者禁止漱口。

3. 衣被清洁照护要求

(1)住院期间按医院制度穿病号服,保持患者的衣着合适、清洁、舒适。保持床单位清洁、平整,床上无杂物。

(2)床单、被套、枕套等直接接触患者的床上用品应一人一用一更换,并每周更换一次,污染时及时更换;被芯、枕芯、被褥、床垫等间接接触的床上用品,定期清洗与消毒,污染时及时更换。

(3)窗帘、床帘每半年清洗一次,重症监护室(ICU)等重点部门每3个月清洗一次,被污染时及时消毒、清洗。

(4)患者每晚在会阴清洁照护后更换内裤,在皮肤清洁照护(擦浴或沐浴)后更换干净内衣裤。内衣、内裤采用棉质或丝绸类,忌用化纤织物,避免刺激皮肤或导致皮肤过敏。

(5)注意保护患者隐私。如尿失禁患者使用纸尿裤或尿垫,勤更换,避免不适气味影响社交。

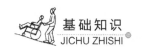
（6）医疗护理员在患者穿脱衣裤有困难时提供协助。脱衣裤的顺序为先近侧后远侧，如肢体有疾患，先健侧后患侧；穿衣裤的顺序为先远侧后近侧，如有疾患，先患侧，后健侧。

（7）感染性织物（指医院内被隔离的感染性疾病，包括传染病、多重耐药菌感染或定植患者使用后的衣被），或者被患者血液、体液、分泌物和排泄物等污染，具有潜在生物污染风险的医用织物，应在患者床边用"感染性织物"标识的橘红色收集袋密闭收集。

4.修饰照护要求

（1）保持患者发型、面容整洁、得体，不留长指（趾）甲。

（2）自理患者自行整理发型、妆容和修剪指（趾）甲，有困难者协助进行。

（3）协助患者梳头，卧床患者至少于晨间护理和午休后梳头。

（4）每周检查、修剪指（趾）甲1次，宜在温水中浸泡3～5分钟，使指（趾）甲软化后再修剪，一般在洗手、洗脚后修剪较好。

（5）修剪指（趾）甲、理发时注意预防患者意外损伤，指甲不宜修得过短，指甲剪、理发的刀剪一人一用一消毒。

（6）尊重患者，结合患者习惯和喜好，建议患者修剪易梳理的发型。

（7）鼓励一些诊断明确的慢性病患者化淡妆，帮助患者以良好的精神面貌开始一天的生活。诊断不明或病情不稳定的住院患者及手术前后不化妆，以免影响观察患者病情，如面色、口唇、指甲的色泽等。

（8）特殊检查如磁共振、X线摄片等，不能戴金属类饰品。意识不清者，贵重饰品请家属带回，必要时二人清点签名，由护士长保管。患者尽量不戴戒指，特别是水肿患者不宜戴戒指。

5.环境清洁照护要求

（1）地面清洁要求

1）湿式擦拭地面。每日擦拭地面2～3次，包括过道、污物间、洗手间等处地面。疫情防控要求、多重耐药菌感染及医院感染暴发时，使用1000毫克/升含氯消毒剂擦拭，每天2次以上。地面被体液、血液、分泌物或排泄物污染时，应先用可吸附性材料清除污染物，再用1000毫克/升含氯消毒剂擦拭消毒，30分钟后再用清水拖净。

2）使用清洁剂清洁地面后，应用清水、清洁拖布擦净清洁剂。

3）塑料地板、花岗石、地砖地板等吸水性差，应备干拖把，清洁地面后应及时擦干。

4）地面湿式擦拭未干燥前应放置防滑标识，以免患者、家属和工作人员滑倒。

5）不用利器刮地面的污物，以免损伤地面的板材及光洁度。

6）厕所、办公区、病房内使用的拖把要分开固定使用，标记清晰。拖把使用后用清水洗净，晾干，置日光下暴晒消毒或用消毒剂浸泡消毒。拖把用消毒剂浸泡消毒后要洗净再晾干备用。最好用片状地巾，不同病室及区域之间不得混用，用后集中清洗、消毒，干燥保存。

7)不宜在病房及走廊铺设地毯。如有地毯用吸尘器每天清理,注意地毯下异物的清除。吸尘器连续使用每次不超过1小时,以免电机发热而损坏,不用吸尘器吸液体、黏性物体和金属、玻璃碎屑等。

8)地面清洁后,开窗通风半小时以保持室内空气新鲜,去除清洁剂的气味,但要避免对流,以防患者受凉。

9)桌、椅及其他物品移动过后应及时归位,尤其是过道上不能放置物品,避免患者绊倒。

(2)物品清洁要求

1)湿式擦拭。通常使用清水擦拭即可,但有血液或体液污染时,应先采用有吸附性的材料清除可见污染物后,再用1000毫克/升含氯消毒剂擦拭消毒。

2)抹布一室一用一清洗一消毒,床单位抹布一床一用一清洗一消毒,晾干备用。

3)使用中的新生儿床和暖箱内表面,日常清洁应以清水为主,不应使用任何消毒剂。

4)墙面、门窗和物品表面应保持无尘和清洁,防止出现霉斑。门窗的清洁以不爬高、手触碰得到为原则,过高处可用加柄工具清洁。医疗护理员不进行外墙清洁。

5)各种材质的家具污垢,选择合适的清洁剂,并用合适的方法清洁。木家具不宜用热水和碱水擦拭,以免掉漆;金属物品应防潮,勿接触酸碱等腐蚀性洗涤剂。

6)不应将使用后或污染的擦拭布巾或地巾,重复浸泡到清洁用水、使用中的清洁剂和消毒剂内。

7)布类沙发、床上浮尘用吸尘器吸除或一次性床刷扫除,避免抖动、拍打。

8)夏天凉席,应每天用湿毛巾进行擦拭清洁。

9)饭前、各种治疗前半小时应停止室内清洁工作。

10)使用清洁剂时,戴手套以免皮肤直接接触清洁剂,清洁工作后洗手并涂护肤霜保护皮肤。

11)不整理放置贵重物品的柜子。丢弃物品时须征得患者的同意,因为对患者而言,每一样物品均可能意义非凡。

(3)卫浴设施清洁

1)卫生间墙面一般采用瓷砖或地板砖,由于洗澡,经常会有水渍,可用清洁剂擦拭,然后用清水清洁。

2)抽水马桶盖可用抹布由里到外擦干净,马桶内面的污垢用专用的刷子蘸专用清洁剂进行洗刷,清水冲洗。

3)浴缸、洗手盆可用干净抹布或毛巾蘸清洁剂清洗,然后用清水冲洗。

4)浴室地面可用清洁剂擦拭,再用清水洗净,然后用干布擦干。

(浙江省人民医院 过湘钗 占素妹)

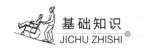

第二节 饮食照护

人类为了维持生存和保持健康,每天必须从食物中摄取各种营养物质。如果摄入营养素种类或者量不足、过剩,都会引起机体功能失调甚至疾病。

一、营养基础知识

(一)营养与营养素

营养是指机体从外界摄取食物,经过机体消化、吸收,以维持机体正常生理功能和活动需要的过程。食物中能被消化吸收、具有营养作用的有效成分称为营养素。人体需要的营养素可分为六大类:蛋白质、脂类、碳水化合物、维生素、矿物质和水。膳食纤维不被人体吸收,但对于肠道功能维持和人体健康十分重要。

1. 蛋白质的功能和来源

(1)蛋白质的功能 蛋白质是生命的最基本物质之一,没有蛋白质就没有生命。蛋白质的主要功能是:①构成机体组织细胞的重要成分,其含量约占人体总固体量的45%;②组织的再生、更新和修复;③调节生理功能和参与物质代谢;④提供人体所需要的能量,人体每天需要的能量10%～15%由蛋白质提供。

(2)蛋白质的来源 蛋白质含量丰富且质量良好的食物主要是动物性食物,如各种畜、禽、鱼类,蛋白质含量为10%～20%;鲜奶蛋白质含量1.5%～4%;蛋类蛋白质含量12%～14%;豆类及其制品也含有较高的蛋白质,干豆类蛋白质含量20%,其中大豆含量最高;坚果类,如花生、核桃、葵瓜子含蛋白质15%～25%;主食类,如谷类6%～10%,薯类2%～3%。动物性蛋白质含有人体必需的8种必需氨基酸且比例合适,是优质蛋白质;谷类、薯类的蛋白质量较差;豆类与谷类食物共同食用可提高蛋白质质量。

2. 脂类的功能和来源

(1)脂类的功能 脂类是脂肪和类脂的总称。脂肪是由甘油和脂肪酸组成的三酰甘油酯,其中脂肪酸根据不饱和键的有无分为饱和脂肪酸和不饱和脂肪酸。类脂是指那些性质类似脂肪的物质,包括磷脂、糖脂和固醇。脂类的主要功能有:①构成人体成分;②保护内脏;③维持体温;④协助脂溶性维生素的吸收;⑤提供人体所需要的能量,人体每天需要的能量25%～30%由脂类提供;⑥参与机体各方面的代谢活动等。

(2)脂类的来源 膳食脂类的来源包括烹调用油及动植物食物。烹调油包括动物油(如猪油、牛油等)和植物油(如花生油、菜籽油、大豆油、玉米油等)。动物性食物来源主要有猪、牛、羊等动物的脂肪、骨髓、肥肉、内脏和奶类、蛋类及其制品;植物性食物来源主要有坚果,如花生、芝麻、核桃等。含磷脂较多的食物有蛋黄、肝脏、大豆、麦胚和花生等。含胆固醇丰富的食物有动物脑、肝、肾等内脏和蛋类、肉类等。

3.碳水化合物的功能和来源

(1)碳水化合物的功能 碳水化合物也称糖类,是人体所需能量最主要的来源。碳水化合物可分成单糖(如葡萄糖、果糖等)、双糖(如蔗糖、麦芽糖和乳糖等)、多糖(包括能被人体消化吸收的淀粉与糖原和不能被消化吸收的纤维素与果胶等)。碳水化合物的主要功能有:①提供人体所需要的能量,人体每天需要的能量55%～65%由碳水化合物提供;②构成神经组织与细胞的主要成分,参与许多生命活动。

(2)碳水化合物的来源 碳水化合物主要来源于植物性食物,其含量是:谷类70%～75%、薯类20%～25%、根茎类蔬菜和豆类(除大豆)50%～60%。另外还有食糖、水果和乳汁等。碳水化合物必须先分解为单糖才能被机体吸收。

4.维生素的功能和来源

(1)维生素的功能 维生素是维持机体正常生理功能及细胞代谢所必需的一类低分子化合物,分为脂溶性维生素和水溶性维生素两类。前者包括维生素A、D、E、K,后者包括B族维生素和维生素C。人和动物缺乏维生素时不能正常生长,但维生素摄入过多时,水溶性维生素可从尿中排出体外,脂溶性维生素则会在体内蓄积中毒。

维生素A缺乏会引起夜盲症,使暗适应能力减弱;维生素D缺乏会引起儿童佝偻病、成人骨软化病;维生素C缺乏可引起坏血病,导致血管功能异常而引起出血;维生素B_1缺乏会引起脚气病;维生素B_2缺乏会引起口角糜烂,常表现为口腔生殖综合征;叶酸、维生素B_{12}缺乏则可引起贫血。

(2)维生素的来源 体内不能合成维生素,必须由食物提供,但各类食物含维生素多少并不均衡,需要食物多样性搭配才能满足机体需要。

维生素A良好的来源是各种动物的肝、鱼肝油、鱼卵、全脂奶、奶油、禽蛋等。植物性食物中红黄色的蔬菜水果含β胡萝卜素较多,如胡萝卜、红心番薯、番茄、橘子等。

维生素D主要来源于日光照射人体皮肤,使皮肤中的7-脱氢胆固醇转化为维生素D。食物来源主要是鱼肝油、蛋黄、黄油、肝、奶等,植物性食物中几乎不含维生素D。

维生素E主要存在于植物性食品中,如麦胚油、棉籽油、玉米油、花生油、芝麻油,其中芝麻油是很好的来源。菠菜、莴苣叶、甘蓝等绿叶蔬菜中维生素E含量也很丰富。在肉、奶油、奶、蛋和鱼肝油中也有维生素E。

维生素C广泛存在于新鲜蔬菜和水果中,特别是绿叶蔬菜和酸性水果中含量丰富。水果中以酸枣、鲜枣、山楂、柠檬、柑、橘、柚等含量最多。蔬菜中含量较多的有辣椒、菜花、苦瓜、雪里蕻、青蒜、甘蓝、油菜、芥菜、番茄等。谷类和豆类不含维生素C,但豆类发芽后,如黄豆芽、绿豆芽则含有维生素C,是冬季和缺菜区的维生素C来源。动物性食品一般不含维生素C。

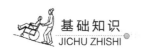
维生素 B_1 在食物中分布很广,含量最多的是米糠、麸皮、糙米、全麦粉、麦芽、酵母、干果、坚果和瘦肉、肝、蛋类、乳类等。

维生素 B_2 以动物性食品含量较高,特别是肝、肾和心含量最多。植物性食物中,绿叶蔬菜和豆类含量较多。

叶酸广泛存在于绿色蔬菜中,香蕉等水果中含量也丰富。维生素 B_{12} 主要来源于动物性食物,它的吸收需要人体胃内分泌的"内因子"的帮助。因此,胃切除或萎缩性胃炎的患者可因此引起维生素 B_{12} 缺乏,导致贫血。

5. 矿物质的功能与来源

(1)矿物质的功能 机体内存在的 20 余种元素,碳、氢、氧、氮以有机化合物形式存在,其余的元素都以无机物的形式存在,称为矿物质。根据体内含量多少矿物质分为宏量元素和微量元素,其中以钙、磷、钾、钠、镁、硫七种含量最多,铁是体内微量元素中含量最多的。矿物质的主要功能有:①构成组织和细胞的成分;②调节细胞膜的通透性,维持细胞内外正常渗透压和酸碱平衡;③参与神经活动和肌肉收缩,调节机体代谢活动。

缺钙导致的症状非常多,严重者有佝偻病、骨质软化症、骨质疏松症、手足痉挛症;铁缺乏可引起缺铁性贫血,碘缺乏可引起甲状腺肿和呆小病,锌缺乏可影响儿童生长发育,氟缺乏可致骨和牙齿的发育异常,硒缺乏可引起心脏疾病。

(2)矿物质的来源 体内不能合成矿物质,必须从食物中摄取。同样,矿物质也并非越多越好,需要食物多样化搭配才能满足各种矿物质的需要。

钙的最好食物来源是奶及奶制品,其他如虾皮、海产品、芝麻、芝麻酱、大豆、豆制品等含量也较丰富。对于一般性缺钙,通过调整饮食结构,多吃牛奶、豆类、肉类等食物就可以改善;中度和严重缺钙者需要药物补充。骨头汤加点醋可以增加钙的溶解度,但钙含量少而不能达到补钙的目的。补钙的同时一定要注意维生素 D 的补充,维生素 D 促进钙的吸收和利用,所以多晒太阳以增加维生素 D 的合成对补钙有十分重要的意义。

铁主要来源于动物性食物,如精肉、肝、血、鱼类等,这类食物中的铁吸收率较好。此外,植物性食物中含铁丰富的有菌藻类、发菜、黑木耳、花生、核桃、麦胚、绿叶蔬菜等,但植物性食物中的铁吸收率不高。

碘主要来源于海产品,如海鱼、海带、紫菜等,缺碘的山区可食用碘盐来补充。

6. 水的功能与来源

(1)水的功能 水是维持生命活动最基本的物质,是人体含量最多,也是最重要的营养素之一。水的主要功能有:①构成细胞和体液的重要成分;②调节体温;③对关节和脏器有润滑作用;④促进物质代谢,维持组织的形态和功能。

(2)水的来源 机体水主要来源于人体直接饮水及食物中的水,此外,机体在代谢过程中可产生少量内生水。正常情况下每天水的摄入量应能使尿量保持在 1500 毫升以上,这样才能较好地排出代谢废物。

7.膳食纤维的功能与来源

(1)膳食纤维的功能 膳食纤维也称为"不可吸收的多糖"或"不能利用的多糖"。膳食纤维不能被人体消化、吸收和利用,但它有亲水性,在消化道中吸水膨胀,增加消化道内容物的体积,刺激和促进肠蠕动,使粪便易于排出,对身体健康和某些疾病的预防有着非常重要的意义。它能改善大肠功能、预防大肠癌等肿瘤,降低血浆胆固醇含量、降低营养素的吸收率,防止能量过剩,降低血糖水平等。

(2)膳食纤维的来源 膳食纤维的日推荐量与人体的身体健康有关,一般正常人每天膳食纤维的供给量是 20～30 克,有习惯性便秘、肥胖、高脂血症的人应适当增加。膳食纤维来源于植物性食物,如根茎类和绿叶蔬菜、水果、谷类、豆类等。

(二)平衡膳食

1.平衡膳食的概念

平衡膳食也称合理膳食、均衡膳食,是指食物中各类营养素的种类和比例符合人体需要,达到合理营养要求,无毒无害,能促进人体健康的膳食。其基本要求包括:

(1)适量的能量及各种营养素 摄取的食物经消化吸收后供给机体需要的营养素和能量,保证机体生长发育、组织修复的需要,维持和调节体内的各种生理活动,提高机体的抵抗力和免疫功能,满足各种环境和条件下的机体需要。

(2)各种营养素之间比例合适 膳食中的营养素种类、数量、质量及相互的配比符合人体的实际需要。其中三大产能营养素碳水化合物、脂肪、蛋白质的供能比例分别是 $55\%～65\%$、$25\%～30\%$、$10\%～15\%$;蛋白质中 8 种必需氨基酸种类齐全,比例接近人体需要;脂肪酸种类比例恰当;不同种类的维生素、矿物质比例平衡;膳食纤维的摄入量满足需求。

(3)食物无毒无害 食物中不含会对人体造成危害的各种有害因素,食物中的微生物、化学物质、农药残留、各种添加剂等应符合我国食品卫生的相关规定。

(4)正确加工与烹调 食物的各种加工与烹调方式应将营养素的损失减少到最低限度并保持良好的感官性状,在保持色、香、味俱全,促进食欲的同时,提高消化、吸收和利用率。

(5)合理膳食制度 每天进餐次数、间隔和膳食分配合理。根据我国人民的饮食习惯,一般每日三餐比较合理,两餐之间的间隔不应太长,也不能太短,一般混合食物在胃内停留时间为 4～6 小时,所以两餐的间隔时间以 4～6 小时为适宜。三餐的膳食分配一般是早餐占全天总能量的 $25\%～30\%$,中餐占全天总能量的 $35\%～40\%$,晚餐占全天总能量的 $30\%～35\%$,也可根据具体情况和生活习惯进行调整。

(6)良好的饮食习惯 定时、定量,不偏食,不暴饮暴食。进食时细嚼慢咽。

2.中国居民膳食指南

(1)食物多样,合理搭配 人类的食物是多种多样的。各种食物所含的营养成分不

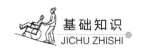

完全相同。除母乳外,任何一种天然食物都不能提供人体所需的全部营养素,必须由多种食物搭配,才能满足人体对各种营养素的需要,达到合理营养、促进健康的目的,因而食物须多样化。每天的膳食应包括谷薯类、蔬菜水果类、畜禽鱼蛋奶类、大豆坚果类等食物,平均每天摄入12种以上食物,每周25种以上,合理搭配。

谷类食物是中国传统膳食的主体,一般成年人每天摄入200~300克谷类为宜,其中包含全谷物和杂豆类50~150克,薯类50~100克。另外要注意粗细搭配,经常吃一些粗粮、杂粮等。稻米、小麦不要碾磨太精,否则谷粒表层所含的维生素、矿物质等营养素和膳食纤维大部分会流失到糠麸之中。

(2)吃动平衡,健康体重 体重在一定程度上能反映营养和健康状况,进食量与体力活动是控制体重的两个主要因素。食物提供人体能量,体力活动消耗能量。如果进食量过多而活动量不足,多余的能量就会在体内以脂肪的形式积存而引起肥胖;相反,若食量不足,劳动或运动量过大,可由于能量不足而引起消瘦,造成劳动能力下降。所以人们需要保持食量与能量消耗之间的平衡。各年龄段人群都应天天进行身体活动,保持健康体重。成人每人每天进行相当于步行6000步以上的身体活动,每周至少进行5天中等强度身体活动,累计150分钟以上。鼓励适当进行高强度有氧运动,加强抗阻运动,每周2~3天。减少久坐时间,每小时起来动一动。

(3)多吃蔬果、奶类、全谷和大豆 蔬菜与水果含有丰富的维生素、矿物质和膳食纤维。蔬菜的种类繁多,一般说来,红、绿、黄色较深的蔬菜和深黄水果含营养素比较丰富,所以应多选用深色蔬菜和水果。餐餐有蔬菜,保证每天摄入不少于300克的新鲜蔬菜,深色蔬菜应占1/2。天天吃水果,保证每天摄入200~350克的新鲜水果,果汁不能代替鲜果。奶类除含丰富的优质蛋白质和维生素外,含钙量较高,且利用率也很高,是钙质最好的食物来源。建议吃各种各样的奶制品,摄入量相当于每天300毫升以上液态奶。全谷物可降低慢性病和肠道肿瘤的发病风险,有利于减轻胰岛素抵抗,控制血糖,有助于维持体重,建议经常吃全谷物。大豆,指的是黄豆、黑豆和青豆,多数人不太吃单纯的豆子,可以选择各种豆制品。适量吃坚果。

(4)适量吃鱼、禽、蛋、瘦肉 鱼、禽、蛋、瘦肉等动物性食物是优质蛋白质、脂溶性维生素和矿物质的良好来源。肉类中铁的利用较好。鱼类特别是海产鱼所含的不饱和脂肪酸有降低血脂和防止血栓形成的作用。建议适量摄入鱼、禽、蛋类和瘦肉,平均每天120~200克。每周最好吃鱼2次或300~500克,蛋类300~350克,畜禽肉300~500克。蛋类营养丰富,吃蛋不弃蛋黄。优先选择鱼,少吃肥肉,少吃烟熏、腌制和深加工肉制品,因为这些肉制品会增加盐摄入,也会增加发生肿瘤的风险。

(5)少盐少油,控糖限酒 培养清淡饮食习惯,少吃高盐和油炸食品。成年人每天摄入食盐不超过5克,包括酱油及含钠的加工食品如咸菜、咸肉、咸蛋等。烹调油25~30克。控制添加糖的摄入量,每天不超过50克,最好控制在25克以下。不喝或少喝含糖饮料。反式脂肪酸每天摄入量不超过 2g。在节假日、喜庆和交际的场合人们往往饮酒。酒精可损害肝细胞,长期过量饮酒可引起酒精性肝硬化,会增加患高血压、脑卒中等疾病的危险,并导致其他社会问题。儿童、青少年、孕妇、乳母以及慢性病患者不应饮酒。成年人如饮酒,一天饮用的酒精量不超过 15 克。

(6)规律进餐,足量饮水 合理安排一日三餐,定时定量,不漏餐,每天吃早餐。规律进餐、饮食适度,不暴饮暴食、不偏食挑食、不过度节食。足量饮水,少量多次,不是渴了才喝,而是随时喝水。在温和气候条件下,低身体活动水平成年男性每天喝水 1700 毫升,成年女性每天喝水 1500 毫升。推荐喝白水或茶水,少喝或不喝含糖饮料,不用饮料代替白水。

(7)会烹会选,会看标签 在生命的各个阶段都应做好健康膳食规划。认识食物,选择新鲜的、营养素密度高的食物,考虑营养搭配。学会阅读食品标签,合理选择预包装食品,在选购时多看看"配料表"和"食物成分表",关注能量和钠含量。在外就餐或点外卖时,我们会更多地选择肉类、油炸类食物,但很少选择蔬菜,盐油含量也较高,因此建议学习烹饪技能,享受食物天然美味,更好地做到低盐低脂低糖。在外就餐,不忘适量与平衡。

(8)公筷分餐,杜绝浪费 选择新鲜卫生的食物,不食用野生动物。食物制备生熟分开,熟食二次加热要热透。讲究卫生,从分餐公筷做起,减少传染病传播。中国是世界上最早执行分餐制的国家,把公筷分餐纳入中国居民膳食指南,其实是传统文化的传承。珍惜食物,按需备餐,提倡分餐不浪费。

(三)能量需求和体重的评价

1.能量

能量是一切生命活动的基础。人体消耗能量主要用于维持基础代谢、体力活动和满足食物特殊动力作用(生热效应)。能量主要来源于膳食中的三大产能营养素,即碳水化合物、脂类和蛋白质。

2.能量的参考摄入量

能量的需求与年龄、性别、内分泌、环境因素、体表面积、体型、体力活动强度都有关系。中国营养学会制定了不同人群膳食能量的推荐量,其中从事轻体力活动的健康成年男性 2400 千卡/天,女性 2100 千卡/天,中等体力活动的分别为 2700 千卡/天和 2300 千卡/天,重体力活动的分别为 3200 千卡/天和 2700 千卡/天。未成年人年龄段不同参考摄入量也不同;妊娠期和哺乳期能量需求增加。

3.体重的评价

体重是人体测量资料中最基础的数据,较好反映人体营养状况,可反映一定时间内营养状况的变化。

(1)理想体重计算方法 理想体重计算方法可用以下两种简便的方法来估算:

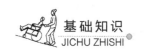

①Broca改良公式:理想体重(千克)＝身高(厘米)－105;②平田公式:理想体重(千克)＝[身高(厘米)－100]×0.9。

(2)体重的评价　体重在理想体重上下的20％范围之内为正常范围,低于理想体重的20％为营养不良(即理想体重的80％以下),高于理想体重的20％为肥胖(即理想体重的120％以上)。

二、医院饮食

(一)基本饮食

1.普通饮食

普通饮食主要适用于消化功能无障碍、饮食不受限制的患者。每日三餐,营养素种类齐全,数量充足,比例恰当,避免使用刺激性食物,如辣椒、大蒜、芥末、胡椒、咖喱等;少吃或不吃油炸、油腻等食物。

2.软质饮食

软质饮食比普通饮食更容易消化,质地软、少渣、易咀嚼。软质饮食主要适用于体温轻度升高、口腔不能进食大块食物、消化道有疾病或老人、幼儿等,也可用于肠道手术等恢复期患者。每日三餐,食物应切碎、煮烂,多补充菜汁和果汁,限制含膳食纤维多的食物,如芹菜、韭菜、笋、榨菜等,少吃整个坚果类食物如花生仁、核桃仁等,但制成酱可食用。主食可选软米饭、馒头、粥、包子、饺子、馄饨、面条等。肉类可选鸡肉、鱼肉、虾肉或畜肉丸、肉末等。蛋类、豆制品如豆腐、豆浆、粉丝、豆腐乳等均可食用。蔬菜、水果类可多用南瓜、冬瓜、菜花、土豆和胡萝卜,水果应去皮生食或做成水果羹食用。

3.半流质饮食

半流质饮食的外观呈半流质状态,更易于咀嚼和消化。多采用限量、多餐次的进食方式。主要适用于体温升高、各种原因所致咀嚼困难、胃肠道疾病,或某些外科手术后的过渡饮食。每日5～6餐,食物细软、呈半流体状体,易咀嚼吞咽,易消化吸收,膳食纤维少。主食可选粥、面条、麦片、馄饨。蛋类除油炸外,各种烹调方法都可用。

4.流质饮食

流质饮食的特点是极易消化、含渣很少、呈流体状态,是一种不平衡膳食。流质饮食主要适用于高热、急性重症、极度衰弱、无力咀嚼、消化道急性炎症、急性传染病、肠道手术前准备以及术后患者等。每日6～7次,每次液体量200～250毫升;所选用的食物均为流体状态,或进入口腔后即化为流体,易吞咽和消化。为适应病情需要,流质饮食还分为:①清流质,即不含产气食物,残渣最少,比较清淡的流质,如稀藕粉、过滤排骨汤、蔬菜汤等;②浓流质,即无渣较浓稠的食物,多以吸管吸吮;③冷流质,是温度偏低的流质;④不胀气流质,即不选用蔗糖、牛乳、豆浆等产气食品。

(二)治疗饮食

治疗饮食是指在常规膳食基础上调整总能量和某种营养素以满足病情需要的饮食。

1.高能量饮食

主要适用于消瘦或营养不良者,还有代谢亢进者如甲状腺功能亢进症、癌症、严重烧伤、创伤、高热患者等;此外,也适合体力消耗增加的运动员、重体力劳动者。每日增加主食量,可加餐,加餐主要为能量高的碳水化合物。

2.低能量饮食

主要适用于需减轻体重的患者和需减少机体代谢负担控制病情的患者,前者如单纯性肥胖,后者如糖尿病、高血压、高脂血症、冠心病等。餐次不变,主要在食物中减少碳水化合物和脂肪的摄入,如肥腻的食物和甜点要少吃。

3.高蛋白饮食

主要适用于有明显消瘦、营养不良、创伤、烧伤、手术前后、慢性消耗性疾病患者如结核病、恶性肿瘤、贫血、溃疡性结肠炎等疾病,或其他消化系统炎症的恢复期患者。此外,孕妇、乳母和生长发育期儿童也需要高蛋白膳食。餐次不变,增加含蛋白质丰富的食物,如豆类、肉类、鱼虾、奶类等。

4.低蛋白饮食

主要适用于急性肾炎,急、慢性肾功能不全,肝性脑病患者。饮食中减少富含蛋白质的食物,摄入低蛋白质的淀粉类和蔬果类食物。

5.低脂肪饮食

主要适用于急慢性肝炎、胰腺炎、胆囊炎等患者;脂肪消化不良者或肥胖、高血压、冠心病、高脂血症等慢性病患者。少食肥肉、蛋黄、油炸食物等。

6.低胆固醇饮食

主要适用于肥胖、高血压、冠心病、高脂血症、胆石症等患者。选择少含或不含胆固醇的食物,避免进食胆固醇含量高的食物,如动物脑组织、内脏、鱼子、蛋黄及肥肉等。

7.限钠饮食

适用于肝硬化腹水、心功能不全、肾脏疾病、高血压、水肿等患者。根据疾病的严重程度,限制膳食中钠的含量。根据病情分为三种类型:①低盐膳食:要求忌用一切咸食,如咸蛋、咸肉、酱菜等;②无盐饮食:烹调时不加食盐或酱油,忌用一切咸食;③低钠饮食:除无盐饮食的要求外,还限制含钠高的食物,如油菜、猪肾等。

8.高纤维饮食

主要适用于便秘、糖尿病、高脂血症等患者。选用富含纤维的食物如韭菜、芹菜、粗粮等。

9.低纤维饮食

主要适用于消化道疾病患者。选用含较少纤维的食物。

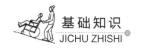
10. 糖尿病饮食

主要适用于糖尿病患者,严格控制糖特别是精制糖的摄入,增加膳食纤维含量。

三、饮食护理

(一)协助进食

1. 环境准备

(1)室内通风　在进食前30分钟,停止室内清洁、治疗活动及卧床患者排泄活动,并开窗通风,排除令人不愉快的气味,保持空气清新。

(2)适宜的照明　光线不宜太强或太弱,适宜的照明有利于营造良好的进食氛围。

(3)就餐环境整洁　清除垃圾、尿布、污物等,收拾与进食无关的物品,保证桌椅、地面及餐具整洁。

2. 用物准备

(1)准备餐具　根据需要准备清洁的碗、盘、筷子或勺子等。

(2)准备合适的餐桌及坐椅　根据患者情况准备餐桌及坐椅,如儿童有专用的坐椅,行动不便者提供有扶手的椅子,卧床患者提供床上就餐的小桌子。

(3)其他　如根据需要提供加粗的调匙、围布、靠垫、餐巾等。

3. 进食前的护理

(1)协助患者做好进食准备　进食前半小时通知患者做好进食准备,如协助如厕和洗手等,开窗通风,清洁就餐环境。

(2)促进食欲　维持患者身心良好状态,对焦虑、忧郁的患者给予心理疏导,去除不良的情绪影响,营造良好的就餐氛围;疼痛者在进食前半小时遵医嘱给止痛药,高热者适时降温,必要时为患者进行口腔护理,以促进食欲。

(3)取舒适体位　坐位略前倾是最佳的进食体位,协助患者采取舒适的进食体位,并给予适当支托。如完全自理或上肢功能较好时,尽量采取坐位进食。当病情危重或不能坐起时,可采取半坐卧位即上半身抬起,或侧卧位头偏向一侧。尽可能避免卧位进食,以免引起误吸意外。为保持衣服与被单清洁,可将餐巾与围布围于患者胸前,防食物污染衣被。

(4)管理外带食物　对家属或访客带来的食物,医疗护理员应在护士指导下检查是否适合患者食用。

(5)洗手　医疗护理员接触餐具及食物前要洗手。

4. 进食时的护理

(1)协助分发和核对膳食　医疗护理员应掌握当日当餐的特殊饮食要求,督促并协助配餐员及时将膳食准确无误地分送给每一位患者。

(2)协助进食 对能自行进食但需要协助的患者,医疗护理员应将食物、餐具等放在患者易取放的位置,给予必要的帮助,协助进食;对不能自行进食的患者,医疗护理员应根据患者的进食习惯、次序与方法等耐心喂食,饭和菜、固体和液体食物应轮流喂食;对双目失明或双眼被遮盖的患者,除遵守上述喂食要求外,还应在喂食前告知食物名称以增加兴趣,促进食欲。如患者要求自己进食,可设置"时钟形"平面图放置食物,告知方法及食物名称,以利于患者按食物摆放顺序摄取,如 6 点处放饭,12 点处放汤,9 点处和 3 点处放菜等。

(3)适时进行健康教育 医疗护理员应创造轻松愉快的进餐环境,在协助患者进餐的同时,选择适当的时机、有目的地向患者进行有关营养与饮食知识健康教育。帮助患者纠正不良饮食习惯及违反医疗原则的饮食行为,让患者理解并自觉遵从饮食医嘱。

5.进食后的护理

(1)及时撤去餐具,督促协助患者洗手、漱口或做口腔护理,整理床单位。

(2)根据需要,做好记录,如进食种类、进食量及进食后的反应等。

(3)对暂时禁食或延迟进食的患者做好交接班。

(4)经常征求患者对院内饮食管理的意见,并及时反馈给相关部门,以便改进工作,最大限度满足患者住院期间的饮食要求。

6.进食异常的表现

(1)进食量的变化 当患者的进食量有明显增多或减少时,要注意观察并询问家属和患者,及时将情况告知医护人员,查找原因。如果因食物种类、外观、口感、加工烹调等引起的摄入减少,应积极进行相应的改变,以增加食物的摄入量。如果由于疾病引起的饮食量的改变,则在护士指导下根据医嘱做出相应的处理。

(2)进食速度的变化 进食速度过快影响食物的消化、吸收,也容易发生呛咳和噎食;缺乏食欲、食物性状不佳等可能影响进食速度和进食量,当患者的进食速度有明显变化时,要及时查找原因,对症处理的同时报告医护人员。

(3)相关症状观察 进食不当,可出现误吸、呛咳以及噎食,影响患者病情甚至危及生命。呛咳说明有水或食物进入气道,应暂停进食,待呛咳停止再缓慢进食;如突然剧烈呛咳、气急,继而出现喉鸣、吸气时呼吸困难、声音嘶哑等,严重者可出现口唇、指甲青紫、面色青白则说明有较大或较多量的食物吸入气道,引起气道阻塞;如进食突然停止,不能说话,患者手抓喉部,则可能发生了咽喉部的噎食,应立即呼叫医护人员,并进行抢救。

7.协助进食的注意事项

(1)规律进食 根据患者的生活习惯,合理安排进餐时间,一般早餐时间为早晨 6:00—7:00,午餐时间为中午 11:00—12:00,晚餐时间为下午 5:00—7:00。患者因检查和治疗需要特殊时间进食时,对患者做好解释,提供相应膳食服务。患者饮食应清淡而富含维生素,避免煎、炸或生冷刺激性食物。

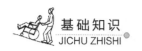

（2）细嚼慢咽 耐心协助患者进食,尤其喂食时,速度不可太快,不催促患者,尽量让其充分咀嚼和享受进食的过程。不可在进食时谈笑,避免呛咳或噎食。

（3）少食多餐 一般一日三餐,患者因住院,生活习惯与平常不同,结合病情和治疗需要进行调整,特别是心肺疾病患者避免过饱而引起症状加重。

（4）避免烫伤 给患者备餐前注意食物特别是汤类食物的温度,提醒患者注意。给患者喂食和鼻饲时均应先测试温度,温度适宜后再进食。一般用手腕内侧皮肤测试温度,以不烫手为宜,也可用清洁的水温表测试流质类食物的温度。

（5）注意清洁卫生 备餐、进食前洗手,餐具专人专用保持清洁,食物新鲜食用,尽量避免患者进食隔餐食物。

（6）促进消化 进餐后坐位或半坐卧位半小时,不宜立即平卧,不宜过多运动,以促进食物排空和消化,防食物反流。

（二）协助进水

1.水的摄入和排出

（1）水的摄入 人体对水的需要量受个体的代谢情况、健康状况、年龄、膳食、气候及劳动强度等多种因素的影响。正常人水的需要量与排出量应保持动态平衡,但根据患者的疾病状况应有所改变,如呕吐、腹泻、引流、出汗等引起水分丢失致机体缺水,或者由于肾脏、心脏、肝脏的功能障碍引起的水肿,应遵医嘱调整水的摄入,改善身体的状况。机体每天水的需要量约2500毫升,主要来自三个方面:①食物中的水,约1000毫升;②饮用水和其他饮料,约1200毫升;③体内机体代谢产生的水,约300毫升。

（2）水的排出 水从体内排出每天约2500毫升,排出途径主要有四个:①通过呼吸排出,约350毫升;②通过皮肤蒸发,约500毫升;③通过粪便排出,约150毫升;④通过尿液排出,约1500毫升。

2.协助进水的方法

（1）物品准备 根据患者的饮水习惯准备茶杯或其他容器,内放适量温开水,根据需要准备吸管、汤匙等。

（2）避免仰卧位进水 协助患者取舒适体位,体位与协助进食相同,尽量坐位或半坐卧位进水,不能坐起者侧卧进水,防误吸。

（3）小口喝水 用容器或汤匙慢慢喂水,也可用吸管吸入。喂水时如用汤匙先接触患者口唇,再从舌边慢慢进入口中,防止吸入气管,引起呛咳。

（4）每天有规律饮水 如无特殊禁忌,每天饮水8～10杯(一次性杯子大小,约200毫升),有计划地安排喝水时间,一般晨起喝一杯水,其余时间间隔1～2小时喝一杯,避免暴饮。

3.协助进水的注意事项

(1)防误吸 喂水时注意速度不可过快且每次量不宜过多,小口喝水。避免仰卧位进水。

(2)根据病情安排进水计划 对于需要增加饮水量的患者,应在日间督促和协助他们完成大部分饮入计划,以免夜间饮水过多,影响睡眠。对于限制入量的患者,可用清水湿润口唇,做好解释,同时准确记录出入量,配合治疗。

(3)避免饮用刺激性饮料 可根据患者平时习惯及病情,协助患者饮用绿茶、红茶、菊花茶、西洋参茶及果汁等,但尽量避免浓茶、咖啡及各类碳酸饮料。

(三)管饲饮食

1.管饲饮食的概念

管饲是通过导管将营养丰富的流质饮食或营养液、水和药物注入胃肠内,以保证患者摄入所需的营养物质和水分的方法。根据导管插入的途径可分为鼻饲、胃造口管饲、空肠造口管饲。主要目的是为不能经口进食的患者从导管中注入食物、水分和药物,对因各种原因不能由口进食的患者维持其营养和治疗的需要。适用于不能经口进食者,如昏迷、口腔疾患、口腔手术后;拒绝进食的患者,如精神病患者;早产婴儿和病情危重患者等。

2.管饲饮食的种类

管饲饮食是一种由多样食物混合制成的流质状态的食物,具有充分而适当的营养,黏稠度适宜,便于通过管子。管饲饮食可分为混合奶、匀浆混合奶和要素饮食,如果患者需用特别多量的某种营养素或需限制某种营养素时,可由营养室临时增减调配鼻饲流食的成分。

混合奶适用于身体虚弱、消化功能差的患者,是流质食物,主要特点是营养丰富,易消化和吸收。匀浆混合奶是适用于消化功能好的患者,将正常膳食内容制成均匀的混合浆液,主要特点是营养平衡、富含膳食纤维、易消化、配置方便。要素饮食适用于各类严重疾病患者,是一种精制食物,含有全部人体所需的易于消化吸收的营养成分,包含游离氨基酸、单糖、主要脂肪酸、维生素、无机盐类和微量元素,主要特点是无须经过消化过程即可直接被肠道吸收和利用,为人体提供热能及营养。

3.鼻饲方法

鼻饲是临床常用的管饲方法,医疗护理员在护士的指导下通过鼻饲管灌注鼻饲饮食,具体方法见《操作技能》一书。

4.管饲饮食的注意事项

(1)保持口腔清洁 每日晨、晚间做口腔护理,平时经常用温开水湿润口唇,保持口腔清洁。

(2)妥善固定鼻饲管 日常照护注意妥善固定管道,翻身、活动时尤应注意,防滑出。

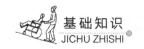

（3）正确鼻饲　①鼻饲前洗手，准备鼻饲液，测量鼻饲液温度（以 38～40℃为宜），半坐卧位或适当抬高床头。②鼻饲前确认鼻饲管在胃内，用注射器连接导管末端进行抽吸，抽出胃液，说明在胃内；快速经胃管向胃内注入 10～20 毫升空气，听诊器于患者胃区，听到气过水声，说明在胃内；将胃管末端置于盛水的治疗碗内，无气泡逸出，说明鼻饲管末端不在气道内。③灌注鼻饲液前先缓慢注入少量温开水，观察无明显不良反应后再注入鼻饲液。④鼻饲量每次不超过 200 毫升，间隔 2～3 小时一次。⑤缓慢注入，避免过快注入引起反射性呕吐。⑥灌注鼻饲液后再注入少量温开水，以冲洗鼻饲管管腔，再冲洗管端或反折固定，以防反流。⑦鼻饲完毕若病情允许保持半坐卧位 30 分钟后再平卧。

（4）严防注入气道内　严格按操作规程进行，每次灌注都必须进行测试，确定鼻饲管在胃内后方可注入食物。

（5）正确配合治疗护理　对需要吸痰的患者，应在鼻饲前 30 分钟给予吸痰；鼻饲前、后 30 分钟内禁止吸痰，避免引起患者胃内容物反流而误吸。遵医嘱用药，片剂应碾碎、溶解后再灌注。

（6）做好观察和记录　鼻饲前回抽胃液较多，则说明有胃潴留现象，要及时告知护士，适当延长鼻饲间隔时间；鼻饲过程中如出现恶心、呕吐等情况，发现回抽胃液中混有深棕色或红色的液体等，应立即停止鼻饲，告知医护人员。同时，记录鼻饲情况和鼻饲的量。

（四）餐具清洁

（1）餐具专人专用　病房内用餐，一般患者自备碗筷，医疗护理员做好清洁和保管工作，专人专用。

（2）餐具清洗　用餐后用热水清洗碗筷，一般不用洗涤剂，如油污难洗去可用洗洁精清洁，但需用流动的水冲净，避免残留洗洁精。

（3）餐具消毒　碗筷洗净后自然晾干，使用前无水渍。但病房内常无专用碗筷晾干设施，一般叠放于床头柜内。因此，在使用前再用流动水冲洗，并用开水烫洗消毒。集体用餐的餐具清洗、消毒要求"四过关"，即一洗（洗去残留物）、二刷（刷干净）、三冲（冲去洗涤物品）、四消毒。常用的消毒餐具的方法有煮沸消毒法、蒸汽消毒法、浸泡消毒法，在有条件的地方也可用消毒柜消毒。

（杭州医学院　张玲芝　郇维娜）

第三节　排泄照护

排泄是机体将新陈代谢所产生的废物排出体外的过程，是人体最基本的生理需要。排泄主要的方式是排便和排尿，排便和排尿是维护人体内环境相对稳定，保证人体正常生命活动的重要的生理过程。排泄异常会导致许多健康问题,同样许多健康问题也会影响排便、排尿情况。本节主要介绍排便排尿生理、评估以及照护措施。医疗护理员做好患者的排便、排尿护理,了解和去除影响因素,满足患者生理需要,同时通过观察排便、排尿情况,为诊断、治疗和护理提供依据。医疗护理员初级要求掌握排便、排尿照护;医疗护理员中级在初级的基础上掌握排便、排尿生理;医疗护理员高级除熟练掌握上述理论知识和技能外,还需要熟练掌握异常情况观察与处理。

一、排便照护

(一)排便生理

人体参与排便活动的主要器官是大肠,大肠分盲肠、结肠、直肠和肛管四部分(图1-3-1)。大肠的主要生理功能是吸收部分水分、电解质和维生素,排出肠内废物。

当食物由口进入胃和小肠进行消化吸收后,将其残渣贮存于大肠内,大肠吸收一部分水分、电解质和维生素,

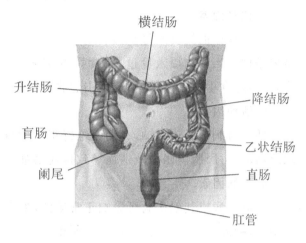

图1-3-1 大肠

其余肠内容物经肠内细菌的作用形成粪便,粪便中除食物残渣以外,还包括脱落的肠上皮细胞、细菌及机体的代谢废物,如胆色素、胆盐等。大肠内有大量的细菌,肠内细菌对食物残渣有发酵和腐败作用,还有合成部分维生素的功能。

肠蠕动将粪便推入直肠,刺激直肠壁内的感受器,反射性引起便意和排便反射。正常人的直肠排便后没有粪便堆积,长期慢性便秘,特别是老年人因长期便秘可引起直肠内粪便积聚,需做人工通便以清除肠内积便。粪便在大肠内停留时间越长,水分被吸收越多,大便越干,越不易排出。

(二)排便影响因素

1.心理因素

心理因素是影响排便的重要因素。情绪不稳定时,如紧张、焦虑、悲伤、愤怒等情绪都可直接影响肠蠕动而导致便秘或腹泻,另外,情绪也可间接引起进食习惯与身体活动量的改变而影响排便情况。

2.排便习惯

排便是人体最基本的生理功能,一定程度上受意识的控制,每天定时排便习惯的养成非常重要。如果个体经常有意识地抑制便意,或者排便无规律,就会使直肠对粪便刺激的敏感性降低,使粪便在肠内停留时间过久,水分吸收过多而干结,造成排便困难,这

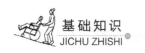

是产生便秘的最常见的原因。另外,如环境改变、生活规律改变,也引起排便功能异常。排便时看书看报、听音乐、吸烟等,可影响正常排便,易引起便秘。

3.年龄因素

年龄可影响人对排便的控制。2～3岁以下的婴幼儿,神经肌肉系统发育不全,因而不能控制排便。老年人因肠壁肌肉张力下降,胃肠蠕动功能降低,肛门括约肌松弛而出现排便功能的异常,出现便秘或腹泻。

4.饮食因素

合理规律的饮食和每日摄入足量的食物、足量的纤维素和水分,是维持正常排便的重要条件。当食物摄入量过少、食物中缺乏纤维素或水分时,易发生便秘;食物摄入不当,过多进食生冷刺激性食物,可引起腹泻。

5.活动因素

活动可刺激肠道蠕动,有助于维持正常的排便功能。各种原因引起患者长期卧床、缺乏活动,可因肌肉张力减退而导致排便困难。

6.疾病因素

肠道疾病或其他疾病可影响正常排便,如肠癌、溃疡性结肠炎等疾病可以使排便次数增加,脑溢血、脊髓损伤等可引起便秘。

7.治疗及其他因素

许多药物可影响排便功能,止痛剂、抗生素、镇静剂等可引起便秘;泻剂可刺激肠蠕动,引起腹泻;腹部手术、麻醉、特殊检查等也会影响排便功能。此外,气候因素如腹部受凉可引起腹泻,大量出汗可引起体液丢失而使大便过于干燥,进而导致便秘。

8.社会文化因素

社会文化因素影响个体的排便观念。大多数社会文化都接受排便是个人隐私的观念,当个体因健康问题需要他人协助解决排便问题时,正常排便可能会受到影响。

(三)排便观察

排便是人的基本需要,在通常情况下,粪便的性质、性状可反映整个消化系统的功能状况。因此,对患者排便活动和粪便的观察,可为治疗提供依据。

1.观察内容

(1)排便次数 排便次数因人而异。成人正常范围是每日1～3次,每周不少于3次,婴幼儿每日3～5次。

(2)排便量 粪便量的多少取决于人体摄入食物的品种及量。一般正常成人每日排便量为150～300克。进食低纤维、高蛋白等精细食物者粪便量少;进食蔬菜、水果、粗粮者粪便量较多;当消化道功能紊乱时也可出现排便量的改变,消化不良、腹泻时大便量会增加,便秘时大便干结,量减少。

(3)大便性状 大便性状可分为硬便、软便、稀便、水样便。正常成人粪便性状为成形软便,便秘时粪便坚硬、呈栗子样,腹泻时可为水样便。肉眼观察粪便的内容物主要为食物残渣及少量不消化的食物。若粪便中或粪便表面附有血液、脓液或肉眼可见的黏液,往往提示消化道感染或出血。肠道寄生虫感染的患者其粪便中可查见相应的寄生虫虫体,如蛔虫、蛲虫、绦虫节片等。

(4)颜色　正常成人粪便呈黄褐色或棕黄色,婴儿粪便为黄色或金黄色。由于摄入食物或药物的种类不同,粪便颜色可发生改变,如食用大量绿叶蔬菜,粪便可呈暗绿色,摄入动物血或铁剂药品粪便可呈黑色。如果排除上述影响因素的颜色改变,则表示消化系统有疾病存在。

(5)气味　正常粪便气味因摄入食物的不同而异,进食肉类食物多者大便气味重,如蛋白质过多摄入在肠道细菌的腐败作用下,有较重的臭味;进食粮食类及蔬菜、水果较多者气味较轻。恶性肿瘤患者粪便呈腐败臭;消化道出血者粪便有腥臭味;消化不良者粪便有酸臭味。

2. 排便异常

(1)便秘　便秘是指正常的排便形态改变,排出过干过硬的粪便,且排便次数减少,伴排便不畅,排便时困难。

1)原因:如前所述,便秘的影响因素很多,不合理使用药物、缺乏活动、排便习惯不良、饮食结构不合理、饮水量不足、强烈的情绪反应、滥用缓泻剂、年老体弱及长期卧床者、痔疮和各类直肠肛门手术以及全身性疾病(如癌症等)均可导致便秘。

2)症状和体征:便秘可有腹痛、腹胀、厌食、消化不良、舌苔变厚等症状,粪便干硬,有时腹部可触及包块,肛门指检可触及粪块。

(2)腹泻　腹泻是指正常排便形态改变,频繁排出松散稀薄不成形的粪便甚至水样便。短时间腹泻是机体的一种保护性反应,可排出胃肠道刺激性毒物和有害物质。但持续严重腹泻可使机体丧失大量水分和消化液,导致水、电解质和酸碱平衡紊乱,长期腹泻者因机体无法吸收营养物质可出现营养不良。

1)原因:①饮食不当或食物过敏;②肠道感染或疾患;③泻剂使用过量;④腹部受凉;⑤情绪紧张、焦虑。

2)症状和体征:排便次数增加,粪便不成形或呈水样,伴腹痛、恶心、呕吐、肠鸣音增加等,消化不良引起的腹泻有较多不消化的食物,感染性腹泻者因病原菌不同而有不同的臭味,细菌性痢疾者有里急后重和黏液脓血便。此外,腹泻量多者还有脱水、电解质紊乱的表现,如口渴、口唇干燥、尿少而色浓、乏力、腹胀、婴儿可有前囟凹陷等。

(3)大便失禁　大便失禁是指肛门括约肌不受意识的控制而不自主地排便。

1)原因:大便失禁多见于神经系统的损伤,如脑溢血、脊髓受伤、昏迷患者等,也见于精神障碍者。另外,因手术因素如直肠癌手术,将肛门括约肌切除者,导致排便不受控制。失智症及其他慢性病晚期、临终阶段,肛门括约肌控制受影响而导致失禁。

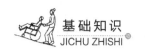

2)大便失禁表现:排便不受人的意识控制,排便失去规律,造成粪便污染被服。

(4)粪便嵌塞　粪便嵌塞指粪便持久滞留堆积在直肠内,坚硬不能排出,常见于慢性便秘者。

1)原因:便秘未及时解除,粪便长时间滞留在直肠内,水分被持续吸收,粪便变得坚硬,而从乙状结肠排下来的粪便又不断加入,最终粪便变得又硬又大难以排出。

2)症状和体征:患者反复有排便冲动,但又不能排出粪便,可有少量粪水从肛门渗出。常伴有食欲下降、腹胀腹痛、直肠肛门部疼痛,肛门指检可触到粪块。

(5)肠胀气　胃肠道内有过量气体积聚即为肠胀气。通常情况下胃肠道内气体可通过口腔嗳出或通过肛门排出,不致引起不适。

1)原因:进食或饮水时咽入大量气体,食入产气食物如豆类、薯类等,腹部手术后肠蠕动减慢,便秘及服用抑制肠蠕动的药物等也可导致肠胀气。

2)症状和体征:主要表现为腹部膨隆、腹胀、嗳气或肛门排气增多,可伴腹部胀痛。当肠胀气较重时可出现气急和呼吸困难。

(四)排便照护

1.便秘照护

(1)解除便秘　遵医嘱使用开塞露、甘油栓等,软化粪便、润滑肠壁、刺激肠蠕动,促进排便。若上述方法无效,协助护士给予灌肠排便,必要时遵医嘱使用泻剂。

(2)预防便秘

1)协助患者定时排便:根据患者原有的排便习惯,尽量协助患者如厕,卧床者提供便器并正确使用。不适应平卧排便者,尽量采取坐姿或抬高床头,利用重力作用增加腹内压,促进排便。腹部有伤口者,排便时避免过于用力,并在护士指导下做好伤口的保护。

2)做好饮食照护:多进食蔬菜、新鲜水果和粗粮等含膳食纤维高的食物,在病情允许情况下多饮水,每日摄入量不少于2000毫升。平时可给患者喝菊花茶,进食苦瓜、西瓜等寒性食物,促进排便。

3)按摩腹部:排便困难者,可于每天的固定时间以顺时针方向按摩腹部,刺激肠蠕动,促进排便。

4)帮助建立正常的排便习惯:指导患者选择一个适合其自身的排便时间,每天定时如厕。一般以早餐后排便为宜,因为此时肠道活动比较活跃,容易产生便意。

5)增加活动:病情许可的情况下,尽量协助患者下床活动,慢性病患者根据运动计划安排每天的活动量,卧床患者可以制订床上活动计划,以增加肠蠕动和肌肉张力,促进排便。

6)提供适当的排便环境:如卧床患者无法正常如厕,提供患者单独隐蔽的排便环境,如屏风遮挡,同时保证有充裕的时间排便,如避开查房、治疗护理和进餐时间,以消除其紧张不安情绪,促进排便。

（3）观察并记录排便情况　医疗护理员每天观察患者排便情况，如排便次数、排便量及大便性状，为治疗提供依据。

（4）预防并发症　便秘者应及时就医处理，勿长期用力排便，以防引发痔疮、肛裂等疾病，老年人更要注意勿用力排便，以防心脑血管意外。

2. 粪便嵌塞照护

（1）解除粪便嵌塞　如果无法灌肠通便，则按医嘱进行人工取便，方法：取便者戴手套并涂润滑剂，手指缓慢插入患者直肠内，将粪便一块块取出。

（2）预防并发症　人工取便操作要动作轻柔，防止损伤直肠黏膜。由于人工取便易刺激迷走神经，心脏病、脊椎受损者应慎用，若患者出现心悸、头晕，应立即停止操作。取便后注意观察有无腹痛及排便情况，如有异常，立即告知医护人员。

（3）及时处理便秘　医疗护理员要注意观察患者情况，保证每天排便1次，如有便秘应及时报告护士，按医嘱及时处理。

3. 腹泻照护

（1）心理护理　腹泻是令人窘迫的问题，要意识到患者需要情感支持。及时应答患者呼叫。腹泻患者往往难以控制排便，必要时置便器于易取处。及时更换被粪便污染的衣裤、床单和被套，以维持患者尊严；开窗通风，保持室内空气清新，使患者感到舒适。

（2）饮食管理　腹泻者一般可继续进食，食物应易消化、无刺激性、少膳食纤维，少食多餐，避免进食辛辣刺激性食物，避免进食如汽水、可乐之类的碳酸饮料。

（3）观察腹泻与脱水情况　观察腹泻次数、量、大便性状及有无腹痛等伴随症状，注意观察有无口渴、尿少、乏力、腹胀等表现，有异常及时告知护士，协助留取标本送检。

（4）协助口服补液　在护士指导下督促患者口服补液，记录补液量和尿量。

（5）臀部护理　每次便后用柔软的手纸擦净，用温水清洗，保持肛门周围皮肤清洁干燥，并涂鞣酸软膏或凡士林软膏保护皮肤，防肛周皮肤糜烂。

（6）预防并发症　有呕吐者暂停进食，婴儿、老人及重症患者做好呕吐时的照护，防呕吐误吸。腹泻伴里急后重者，嘱排便时勿用力，防脱肛。

4. 大便失禁照护

（1）心理护理　失禁患者心情往往很紧张，感觉没有自尊，常感到自卑和忧郁。医疗护理员应尊重理解患者，给予安慰、鼓励和支持，帮助其树立信心，配合治疗和护理。

（2）保持清洁　床上铺橡胶单及中单或一次性尿布。每次便后用温水洗净肛周及臀部皮肤，保持局部皮肤清洁、干燥，必要时肛周皮肤涂油膏保护，防止破损、糜烂。保持床单位、衣裤整洁干燥。定时开窗通风，去除不良气味。

（3）排便功能训练　帮助患者建立控制排便的能力：①了解患者排便时间，掌握规律，定时给便器，促使患者自己按时排便。②教会患者进行肛门括约肌及盆底部肌肉收缩锻炼（取立、坐或卧位，先慢慢收缩肌肉10秒，然后再慢慢放松，连续10次为一组，每

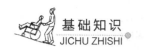

次锻炼 20～30 分钟,每日 2～3 次。如是结肠造口术后(人工肛门)患者,则在护士指导下定期行灌肠来训练定期排便的功能。

(4)做好饮食管理　避免进食洋葱、番薯等促进肠蠕动的食物,减少大便失禁的量,如无禁忌保证每天摄入足够的水分。

5.肠胀气照护

(1)协助身体活动促进排气　卧床患者特别是术后患者,鼓励并协助下床适当活动,可刺激肠蠕动,是最有效的自然排气法。不能下床的患者,可协助床上活动。

(2)避免产气食物　勿食产气食物,如薯类、豆类、洋葱等,对牛奶不适应的患者避免进食牛奶。少食多餐,避免过饱。

(3)促进排气　可进行腹部热敷或腹部按摩,以刺激肠蠕动促进排气,也可遵医嘱协助中医针刺疗法。严重胀气时遵医嘱插入肛管排气或协助护士进行胃肠减压。

(4)增进舒适　半坐卧位利于呼吸,按摩腹部,减轻不适。

6.与排便有关的技术

(1)开塞露法　开塞露用 50% 甘油或少量山梨醇制成,装于塑料容器内。使用时用剪刀剪去塑料囊顶端或打开盖子,剪开处应尽量光滑,无锐角,以免损伤肛门、直肠黏膜。患者取左侧卧位,医疗护理员戴手套按摩肛门部位使肛门括约肌放松,先挤出少许液体润滑开塞露开口处,将开塞露前端轻轻插入肛门后再将药液全部挤入直肠内,保留 5～10 分钟后排便。

(2)甘油栓法　甘油栓由甘油和明胶制成,为无色透明或半透明栓剂,呈圆锥形,密封于塑料袋内冷藏。使用时手持纱布或戴手套捏住栓剂较粗的一端,将尖端插入肛门,用示指推入 6～7 厘米,并用纱布抵住,轻轻按揉,保留 5～10 分钟后排便。

(3)按摩通便术　通过腹部按摩刺激肠蠕动,达到促进排便的目的。由医疗护理员或指导患者自己进行。方法:用双手示指、中指、无名指重叠稍用力按压腹部,自右下腹部开始,按顺时针方向按摩,每次 5～10 分钟,每日 2 次。

二、排尿照护

(一)排尿生理

泌尿系统由肾脏、输尿管、膀胱及尿道组成。肾脏是成对的实质性脏器,主要功能是生成尿。膀胱的功能是贮存尿液和排尿,正常人膀胱内尿量达到 300～500 毫升时开始有尿意,尿量达到 250～450 毫升时才能引起反射性排尿动作,将膀胱内尿液通过尿道排出体外。尿道是尿液排出体外的通道,男性尿道起自膀胱的尿道内口,终于阴茎头的尿道外口,全长 18～20 厘米,分前列腺部、膜部和海绵体部 3 段。女性尿道起自膀胱尿道内口,终于尿道外口,全长 3～5 厘米,由于女性尿道短、直、粗,又临近阴道口和肛门,故易发生尿路逆行感染。

(二)排尿影响因素

1.饮食饮水

水分的摄入量直接影响尿量和排尿的次数,如摄入多,尿量就多,排尿次数就多,反之则少。摄入液体的种类也会影响排尿,如咖啡、茶、酒类等有利尿作用;一些含水量多的水果、蔬菜等可增加液体摄入量使尿量增多;饮用含盐较高的饮料或食物则会引起水钠潴留,使尿量减少。

2.心理因素

心理因素对正常排尿有很大影响,当个体处于焦虑和紧张的状态下,可能出现尿频、尿急情况。排尿还常受心理暗示的影响,任何听、视或躯体感觉的刺激,都可能引起排尿反射的增强或抑制。

3.气候因素

夏季炎热,身体出汗量大,水分丢失增加,导致尿液浓缩和尿量减少;冬季寒冷,身体外周血管收缩,循环血量增加,使尿量增加。

4.疾病和治疗因素

神经系统损伤和病变时,可出现尿失禁;肾脏的病变影响尿液生成,可出现少尿、无尿或多尿;某些诊断检查前要求患者禁食禁水,使体液减少,影响尿量生成使尿量减少;泌尿系统肿瘤、结石或狭窄也可导致排尿障碍,出现尿潴留;有些检查(如膀胱镜检查)可能造成尿道损伤,导致排尿障碍;某些药物直接影响排尿,如利尿剂使尿量增加。另外,手术、损伤可导致失血、失液而使尿量减少;手术中使用麻醉剂,可干扰排尿反射而引起尿潴留;若输尿管、膀胱、尿道肌肉损伤失去功能,不能控制排尿,可发生尿潴留或尿失禁。

5.性别和年龄因素

妇女在妊娠时,因子宫增大压迫膀胱使排尿次数增加;大多数妇女在月经前会有液体潴留,尿量减少,月经来后尿量增加;老年人因膀胱肌肉张力减弱,可出现尿频;老年男性由于前列腺肥大压迫尿道,可引起排尿不畅或排尿困难;婴幼儿因大脑发育不完善,排尿不能很好自我控制。

6.其他因素

大多数人常会建立规律的排尿时间,这种习惯一般是潜意识的,如早晨起床后第一件事是排尿,工作结束后、饭前、睡前通常会排空小便。而儿童期的排尿训练会影响其成年后的排尿习惯。另外,人体排尿姿势的改变、时间的紧迫性、环境的改变等都会影响排尿的完成。文化素养使人们形成了一种社会规范,即排尿应该在隐蔽的场所进行,当人体需要排尿而缺乏隐蔽的环境时,就会产生压力,从而影响正常的排尿。

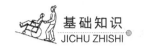
（三）排尿观察

1. 观察内容

（1）排尿形态　在正常情况下，排尿受意识控制，无疼痛、无障碍、可自主随意进行。

（2）尿量与排尿次数　一般成人日间排尿3～5次，夜间0～1次，每次尿量200～400毫升，24小时尿量1000～2000毫升，平均1500毫升。尿量和排尿次数受个体多方面因素的影响，如个体的膀胱容量、液体摄入量、气温及排尿环境等。一般每2～3小时排尿一次，有些人每天排尿2～3次，如排尿间隔过短或过长，可能有病理因素存在，要及时告知护士。

（3）尿色　正常新鲜尿液呈淡黄色，是由于尿胆原和尿色素所致。当尿液浓缩时可见尿色变深。尿液颜色可受某些食物或药物的影响，如进食大量胡萝卜或服用核黄素（维生素 B_2），尿色呈深黄色。在病理情况下，尿的颜色可因尿内容物的增加而不同。

（4）气味　正常尿液气味来自尿中的挥发性酸。尿液久置后，因尿素分解产生氨，故有氨臭味。若新鲜尿有氨臭味，可能系泌尿道感染所致。糖尿病酮症酸中毒时，因尿中含有丙酮，故有烂苹果气味。

（5）比重　正常情况下成人尿的比重波动于1.015～1.025。一般尿比重与尿量成反比，可反映肾脏的浓缩功能。若尿比重持续为1.010左右，提示肾功能障碍。

（6）透明度　正常新鲜尿液透明，放置后可出现微量絮状沉淀物。

（7）酸碱度　正常人尿液一般为弱酸性，pH 为4.5～8.0，平均为6.5。饮食种类会影响尿液酸碱性，如进食大量蔬菜水果时，尿呈碱性，进食大量肉类时，尿呈酸性。酸中毒患者其尿液呈强酸性，而严重呕吐患者的尿液可呈强碱性。

2. 排尿异常情况

（1）排尿异常

1）尿失禁：尿失禁是指排尿不受意识控制，尿液不自主地流出。压力性尿失禁是常见类型，常在咳嗽、打喷嚏、大笑或运动时因腹肌收缩，腹内压骤增使少量尿液不自主地流出。常见于中、老年女性，因膀胱尿道括约肌张力降低，骨盆底部肌肉及韧带松弛所致。另外，脊髓受损截瘫及昏迷患者，可因尿道括约肌神经功能失调，控制尿液的能力丧失，表现为持续滴尿。

2）尿潴留：尿潴留指尿液大量存留在膀胱内而不能自主排出。尿潴留时膀胱容积可增至3000～4000毫升，膀胱高度膨胀，可到脐部。患者主诉下腹胀痛，排尿困难。腹部可见耻骨上膨隆，触摸到囊样包块并有压痛。膀胱过度膨胀，内压过高，可引起膀胱破裂。引起尿潴留最常见的原因是男性老年人前列腺增生导致尿道梗阻。另外，手术、麻醉、脊髓及中枢神经损伤也可导致尿潴留。

3）膀胱刺激征：膀胱刺激征主要表现为尿频、尿急、尿痛，且每次尿量少，常因尿路感染所致。

(2)尿量异常 尿量异常主要有:①多尿:指 24 小时尿量经常超过 2500 毫升。饮水过多可出现多尿。在病理情况下由内分泌代谢障碍或肾小管浓缩功能不全引起,常见于糖尿病、尿崩症及肾疾病等患者。②少尿:24 小时尿量少于 400 毫升或每小时少于 17 毫升者为少尿。少尿多见于心脏功能衰竭、肾功能衰竭和休克患者。③无尿:24 小时尿量少于 100 毫升或 12 小时内无尿者为无尿或尿闭。无尿多见于严重休克和急性肾功能衰竭患者。

(3)尿色异常 常见的尿色异常有:①血尿:指尿液内含有一定量的红细胞,血尿颜色的深浅,与尿液中所含红细胞量多少有关,尿液中含红细胞量多时呈洗肉水色。见于泌尿系手术后、急性肾小球肾炎、泌尿系统肿瘤、结石、结核及尿路感染等。②血红蛋白尿:大量红细胞在血管内破坏,形成血红蛋白尿,呈酱油色、浓茶色。常见于溶血、恶性疟疾等。③胆红素尿:尿呈深黄色或黄褐色,常见于肝胆疾病引起的黄疸。④乳糜尿:因尿液中含有淋巴液,故尿呈乳白色,常见于丝虫病。⑤蛋白尿:指尿中含有一定量蛋白质,不影响透明度,振荡时可产生较多且不易消失的泡沫,常见于肾脏疾病。⑥脓尿:尿液中含大量脓细胞、红细胞、上皮细胞、细菌或炎性渗出物,排出的新鲜尿液即呈白色絮状浑浊,见于泌尿系统感染。

(四)排尿照护

1.尿失禁照护

(1)心理护理 无论是哪种原因引起的尿失禁都会给患者造成很大的心理压力,给患者的生活带来不便。所以对尿失禁患者应给予充分的理解和尊重,解除顾虑,树立恢复健康的信心,积极配合治疗和护理。

(2)会阴部清洁护理 床上铺橡胶单及中单或一次性尿布,经常用温水清洗会阴部皮肤,勤换尿垫、衣裤、床单,保持局部皮肤清洁干燥,减少异味。

(3)引流尿液 女性患者可用女用尿壶紧贴外阴接取尿液;男性患者可用尿壶接尿,每天定时清洗会阴部和阴茎。会阴部有伤口或其他治疗需要,则由医护人员进行导尿,以保证会阴部的清洁干燥,促进伤口愈合。

(4)多饮水 尿失禁患者因失去尿液对尿道的冲洗作用,再加上因尿失禁导致的生活的窘迫,患者常自动少饮水,如此会引发尿路感染。因此如病情允许,指导患者每天日间摄入 2000 毫升以上液体,以预防泌尿系统的感染。入睡前适当限制饮水,以减少夜间尿量。

(5)提供生活上帮助 为患者多准备几套被服,外出时穿上纸尿裤,尿湿衣裤及时清洗。

(6)排尿功能锻炼

1)膀胱训练:观察患者的排尿情况,制定排尿时间表。定时使用便器,建立规律的排尿习惯,初始白天每 1～2 小时使用便器一次,夜间每 4 小时一次,以后间隔时间逐渐延

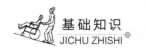

长,以促进膀胱功能的恢复。使用便器时,用手按压膀胱,协助排尿,注意适当用力。

2)盆底肌肉锻炼:指导患者进行盆底肌肉锻炼,以增强控制排尿的能力。病情允许情况下可做抬腿运动或下床活动,增强腹部肌肉力量。

2.尿潴留照护

(1)评估尿潴留的原因　患者出现尿潴留,首先告知护士,协助寻找原因,如因手术、疼痛及体位、环境等因素导致者,协助护士进行诱导排尿;如因前列腺增生、尿路结石等尿道梗阻而出现的尿潴留,应由医生处理。

(2)协助排尿　消除其焦虑、紧张情绪,提供隐蔽的排尿环境,调整体位和姿势,协助患者排尿,如抬高上身或坐起,尽可能使患者以习惯姿势排尿。对需绝对卧床休息或某些手术患者,在护士指导下,事先有计划地训练床上排尿,以免因不适应排尿姿势的改变而发生尿潴留。

(3)诱导排尿　让患者听流水声或用温水冲洗会阴部,以诱导患者进行排尿。

(4)热敷、按摩　在医护人员指导下热敷、按摩下腹部,刺激膀胱收缩,促进排尿。如病情允许,膀胱不过于膨胀,尿路没有梗阻,可配合用手按压膀胱协助排尿,但不可用力,以防膀胱破裂。注意:年老体弱及高血压患者应慎用。

(5)协助导尿　经上述方法处理仍无效时可用导尿术,医疗护理员做好协助。

(6)避免诱因　不要短时间喝大量浓茶、咖啡及碳酸饮料,不可饮大量的酒类饮料。勤排尿,特别是术后要注意避免尿潴留的发生。

(7)防意外　尿潴留严重者,不可将全部尿液一次放尽,第一次不应超过1000毫升,避免腹内压突然降低而导致虚脱,同时膀胱内压的突然降低可导致膀胱黏膜出血。膀胱高度膨胀时,禁止用力按压,防止膀胱破裂。如是尿道梗阻引起的尿潴留,禁止行诱导排尿和腹部按摩。

3.留置导尿照护

(1)保持尿道口清洁　每日用温水清洗会阴部,女性患者用消毒液棉球擦拭尿道口,男性患者用消毒液棉球擦拭尿道口、龟头及包皮,每天1～2次。

(2)多饮水　无特殊禁忌者,每天多饮水,保证每天尿量维持在2000毫升以上,起自然冲洗尿路的作用,以减少感染的机会和预防尿结石的形成。

(3)预防逆流　尿袋应固定在臀部水平以下,卧位时挂在低于床面20～30厘米的地方,翻身、下床活动时要事先夹管,防尿液逆流。

(4)排空集尿袋　及时排空集尿袋内尿液并记录尿量,以防集尿袋内尿液过多,内压过高而引起尿液逆流。避免挤压集尿袋。

(5)保持导尿管通畅　避免导尿管受压、折叠而致引流不畅,翻身及身体活动时先固定好管道,避免导尿管滑脱。若导尿管滑出,医疗护理员不得将导尿管插回。集尿袋与导尿管的更换由护士执行。

(6)观察尿液情况 发现尿液浑浊、有沉淀、有结晶时应及时与医护人员取得联系并处理,遵医嘱协助护士进行膀胱冲洗。

(浙江大学医学院附属第一医院 邵荣雅)

第四节 排痰照护

本节主要介绍人体呼吸道的基本结构、生理功能及保持呼吸道通畅的日常照护。医疗护理员初级要求掌握保持呼吸道通畅的方法;医疗护理员中级需要掌握呼吸道生理;医疗护理员高级需要掌握呼吸道并发症的预防、观察与照护。

一、呼吸道生理

呼吸系统是人体与外界环境间进行气体交换的器官系统。呼吸系统由气体通行的呼吸道和气体交换的肺所组成。呼吸道包括鼻、咽、喉、气管和支气管,鼻、咽、喉为上呼吸道,气管和支气管为下呼吸道。呼吸道不参与气体交换,只是将吸入气体送达肺内的气体交换区域。在此过程中,气体经过上呼吸道时被过滤、加温和湿化。

(一)上呼吸道

上呼吸道由鼻、咽和喉组成。喉是上、下呼吸道的分界。

1.鼻

鼻是调节和过滤空气的主要器官。成人在静息状态下大多是通过鼻进行呼吸的。鼻黏膜水肿导致鼻腔阻力增加或运动时呼吸频率加快,通常会使人经口进行呼吸。

鼻的主要功能是过滤、加温和湿化吸入的空气。吸入的气体一旦进入鼻咽就被加温、湿化。呼出的气体离开鼻部时,其中的水蒸气遇冷凝结在鼻腔壁上,湿化吸入的空气。若干冷空气直接进入气道,会对黏膜产生刺激。

鼻内有数对鼻窦与鼻腔连接,炎症或感染可使鼻窦黏膜肿胀,增加鼻窦内压力。慢性鼻窦炎产生的细菌性分泌物,有时会被吸入下呼吸道,引起下呼吸道感染。

2.咽

咽是指鼻腔向后下方延伸至喉部之间的区域,分为鼻咽、口咽和喉咽。

口咽、喉咽具有吞咽和呼吸的功能。消化道和呼吸道在喉咽部分开。深昏迷患者咽喉反射消失,可导致异物吸入肺内。

睡眠或仰卧位时,正常咽部的肌张力可防止舌底部向后滑落阻塞气道。深昏迷时,咽部肌肉松弛,导致舌后坠阻塞呼吸道。

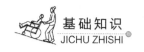
3.喉

喉是下呼吸道的门户,喉部最大的软骨位于颈前正中(也称为喉结),是成年男性的特征。除了发声功能以外,喉部的主要功能是在吞咽和呼吸时防止食物或液体误吸入下呼吸道。

声带分上、下两对。咳嗽时声带对呼吸道开闭的控制是肺部重要的防御机制。声门是成人喉部的狭窄部位,除空气外,其他任何异物进入气道都会引起喉痉挛。

(二)下呼吸道

下呼吸道由气管分出各级分支,衍生如枝叶状,因而称为气管—支气管树。

1.气管和主支气管

成人的气管长约 11 厘米,末端分为左主支气管和右主支气管,各自进入两肺。分叉处称为气管隆突。气管后壁与食管相邻。右主支气管走行较陡直,左主支气管斜行,左主支气管的直径较右主支气管细,但长度是右主支气管的两倍左右,因而异物吸入气管后,容易进入右侧主支气管。

2.传导性气道

肺泡之前的呼吸道称为传导性气道。传导性气道无气体交换,仅仅作为输送气体到达进行气体交换区域的一个通道。

主支气管分为叶支气管,再经过数次分支形成段和亚肺段支气管。段支气管的解剖结构是胸部理疗的依据,让患者采用有利于引流的体位,以利于分泌物从不同肺段引流。胸部理疗对会产生大量呼吸道分泌物的肺部疾病,是一种常用的治疗方法。

终末细支气管向下分支形成呼吸性细支气管,是气体交换区开始的标志。呼吸性细支气管的管壁上含有肺泡,它是呼吸系统最末端的单位,也是气体交换的场所。

二、保持呼吸道通畅

(一)稀释痰液

鼻、喉、气管和主支气管湿润的黏膜上皮细胞通过蒸发水分增加吸入气体的湿度,同时加温吸入的气体。呼吸道将吸入气体加热至 37℃左右、100% 相对湿度或 44 毫克/升的绝对湿度。呼气时,气体通过对流发生冷却,将能量传递到温度相对低的鼻黏膜,一部分水分和能量会再吸收利用。正常成人在这个过程中每天将净丢失 250~300 毫升的水分。

呼吸道的黏液流动在 37℃、相对湿度低于 50%(22 毫克/升)的条件下会显著降低,如长时间吸入干燥的医疗气体,可能引发黏膜炎症、纤毛丢失、上皮溃疡和坏死等。高度黏稠的分泌物会堵塞支气管和气管插管,痰痂的形成会导致分泌物潴留、感染、肺不张,降低功能性肺容量,通气血流比失调和顺应性降低。过度湿化也会造成危害,在气道内会产生冷凝水,从而使肺部感染风险增加。吸入热、湿的气体可能会造成上皮直接的热损伤。

因此,保持体液平衡是最有效的祛痰措施。对于痰液黏稠而不易咳出者,应鼓励患者多饮水,每日饮水 1500 毫升以上,同时注意湿润空气,使痰液湿化,便于排出。除了遵医嘱使用祛痰药及抗生素外,临床上往往配合采用雾化吸入治疗。

(二)叩背

对于长期卧床、久病体弱、气道痰液过多、黏稠且咳嗽无力、胸腔大手术后疼痛引起深呼吸、咳嗽困难者,予叩背促进排痰。患者每 1~2 小时改变体位 1 次,便于痰液引流。通常在变换体位时配合叩背,用空心手掌或排痰治疗仪器在胸廓肺区处进行叩击,使痰液松动,利于咳出。

特殊患者须在医护人员指导下进行叩背,如心肺手术后、心律失常、安置心脏起搏器、胸壁疼痛、脊柱疾病、骨质疏松、肋骨骨折及胸部开放性损伤、凝血功能异常、肺部血栓、肺出血等。避免叩拍心脏、乳腺、肾脏和肝脏等重要脏器,避免叩击肿瘤部位。叩背时注意观察患者的呼吸、心率、血压、脉搏血氧饱和度(SpO_2)、口唇及皮肤颜色等。

(三)有效咳嗽

指导患者深呼吸和咳嗽,通过深呼吸和有效地咳嗽,可帮助维持气道通畅,防止肺不张等并发症。指导患者定期进行有效咳嗽(一般每 2~4 小时进行一次):①患者坐于床上,屈膝,双手抱膝,上身前倾;或在腹部置一枕头,用双上肢夹紧。②进行数次随意的深呼吸(腹式呼吸),在吸气终了后屏气 3 秒钟,两手挤压支持物(腿或枕头)的同时,用力将痰咳出。也可以让患者坐在椅上,屈膝,腹部与膝之间垫枕,借用腹部挤压和腹肌的有力收缩用力将痰咳出。这样可使分泌物从远端移向大气道,咳出中央气管内痰液。

对于周边细支气管内痰液,可指导患者深吸气后,于呼气时连续做 3~4 次小力气的咳嗽。卧床不起的患者可协助将上身、头部抬高,同时鼓励患者咳痰。而对于腹肌无力患者,则协助上身前倾,一手置于患者腹部,在其用力咳嗽时用手挤压腹部并向上推。

(四)吸痰

吸痰适用于痰量较多、排痰困难、咳嗽反射弱的患者,尤其适用于昏迷或已行气管切开、气管插管的患者。患者因咳嗽能力降低而不能有效排出气道内的痰液,需用吸痰管在负压吸引下将分泌物排出,以保持气道通畅。

1.吸痰方法

吸痰方法有经鼻或口腔吸痰法、经气管插管或气管切开的气管套管内吸痰法。吸痰是清除患者呼吸道分泌物,保持呼吸道通畅的常用护理措施,一般由护士执行,医疗护理员做好配合工作。

2.吸痰配合工作

(1)做好心理照护 吸痰会带来不适感,吸痰前与患者充分沟通,告知吸痰的目的、

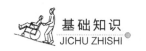
过程和配合方法,取得患者配合。

(2)稀释痰液、促进排痰　鼓励和帮助患者多饮水;保持室内空气相对湿度在50%～60%,避免空气干燥;遵医嘱雾化吸入和服用化痰药;定时翻身叩背,协助有效咳嗽。尽可能地通过自行咳嗽排痰。

(3)吸痰前取下活动性义齿,安置合适体位。进食半小时内避免吸痰。

(4)吸痰时配合护士操作,同时安抚患者,给患者以心理支持,观察面色、神志、心率及血氧饱和度情况,如有异常及时与护士沟通。

(5)吸痰后清洁口腔,安置舒适卧位,及时倒除痰液并记录。

三、预防并发症

1.肺部感染

各类重症患者特别是老年人、婴幼儿、大手术、严重创伤、昏迷、人工气道等患者,容易发生肺部感染等并发症,长期卧床、呼吸道分泌物不能及时排出,容易发生肺部继发性感染。做好日常照护,可以减少感染机会,促进康复。主要预防措施有:

(1)防止误吸　意识不清的患者,及时清除咽喉部分泌物,取下活动性义齿;清洁口腔时避免水和异物遗留而致误吸;呕吐时头侧转,防呕吐致误吸;管饲前严格检查并确定管道未入气道,严防误入气道。

(2)促进痰液排出　多饮水、湿化气道、遵嘱服药,促进痰液稀释;定时翻身叩背,有效咳嗽促进痰液排出,保持呼吸道通畅。

(3)增加抵抗力　卧床患者定时翻身叩背,促进肺部血液循环;在医护人员指导下尽可能地早期活动,可以从床上活动逐步过渡到床边活动,逐渐增加活动量;同时加强营养,增强康复信心,增强机体的抗病能力。

(4)避免交叉感染　避免患者接触呼吸道感染者,家属探视患者要戴好口罩,医疗护理员照护重症及其他抵抗力低下的患者,应做好保护性隔离。

(5)遵嘱用药　医疗护理员在护士指导下,协助患者按时服用药物,及时治疗,促进早日康复。

2.误吸

误吸是指在进食或非进食时,在吞咽过程中有数量不等液体或固体食物、分泌物、血液等进入声门以下呼吸道的过程。误吸根据临床症状又可分为显性误吸与隐性误吸。显性误吸是指误吸后,患者即刻出现刺激性呛咳、气促甚至发绀、窒息等表现;发生误吸而不伴咳嗽则称为隐性误吸,重症患者及老年人、婴儿因反应差,可发生隐性误吸。主要预防措施有:

(1)安置合适的卧位。重症、老年人、婴幼儿及意识不清者平卧位时头侧转,及时清除咽喉部分泌物,防呕吐误吸。

（2）小口进食，避免进食期间谈笑，避免仰卧位进食。

（3）脑卒中等神经系统病变引起吞咽困难者，持续进行吞咽功能康复，在医护人员指导下循序渐进地进食。昏迷患者不能经口进食。

（4）鼻饲患者注意清除咽喉部分泌物，鼻饲前要确定胃管在胃内，严防误入气道。

3.坠积性肺炎

坠积性肺炎是由多种原因导致的患者长期卧床而形成的常见呼吸道并发症。尤其是老年患者，长期卧床，各器官系统功能衰退，咳嗽反射减弱，痰多不易咳出，易引发坠积性肺炎。临床表现为咳嗽、咳痰、发热、呼吸困难等。患者住院期间并发坠积性肺炎，不但会使病情加重，还会危及患者的生命安全。主要预防措施有：

（1）尽可能地协助患者早期活动，避免长期卧床。

（2）每2小时翻身叩背一次，促进肺部血液循环，增强肺部抵抗力，同时促进痰液排出，是预防坠积性肺炎很重要的措施。

（3）循序渐进地开展活动，在卧床不能活动时，在病情许可的情况下适当摇高床头；可以床上活动时，勤翻身，也可坐起练习；可以离床活动时尽可能地帮助患者下床活动。

（4）均衡饮食，加强营养，增强抵抗力。

（5）保持呼吸道通畅，遵嘱用药。

（浙江医院　沈　新　吴　亮）

第五节　睡眠照护

本节主要介绍睡眠周期的构成、各阶段的主要特征，以及影响睡眠的因素。医疗护理员初级要求掌握睡眠的观察和照护；医疗护理员中级需要掌握睡眠生理和影响睡眠的因素；医疗护理员高级需要掌握促进睡眠的措施。

一、睡眠生理

睡眠是与觉醒交替循环的生理过程，是最自然的休息方式，是一种自发的和可逆的静息状态。一个人在睡眠时，表现为身体的活动、对周围环境的知觉和反应的明显减少。

睡眠是生命的基本需要，是人类赖以生存的基本生活方式，是保持人体健康的基础。人的一生大约有1/3的时间是在睡眠中度过的。睡眠可以使人的精力和体力得到恢复，有助于保证人们日常工作和学习的正常开展。

（一）睡眠周期

睡眠存在一个生物节律，国际睡眠医学学会将睡眠分为五期，即入睡期、浅睡期、熟

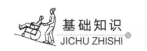

睡期、深睡期、快速动眼期,此五期经历时间约 90～120 分钟。

第一期:入睡期。人躺下不久,意识处于模糊状态,身体有飘浮感觉,生理活动开始减慢,全身肌肉开始放松,很容易被唤醒,唤醒后会否认已入睡。

第二期:浅睡期。睡眠程度加深,肌肉进一步放松,但仍能听到声音,容易被唤醒,唤醒后仍有未曾入睡感。

第三期:熟睡期,肌肉完全放松,身体很少移动,机体对外界刺激的阈值提高,有睡眠感但不深,必须有强的刺激才能唤醒。

第四期:深睡期。睡眠最深,身体完全松弛,无任何活动,极难被唤醒,生长激素分泌增多,夜尿与梦游都发生于此期。

第五期:快速动眼期。各种感觉功能进一步减退,伴有眼球快速水平颤动、中枢神经和自主神经活动增强,出现心率加快、血压上升、呼吸加快,脑内蛋白质合成加快,出现丰富多彩的梦境。

睡眠周期又分为两相:慢波睡眠和快波睡眠。上述前四期叫非快速动眼期睡眠(慢波睡眠),第五期叫快速动眼期睡眠(快波睡眠),这两相睡眠交替循环,每夜约有 4～5 个循环周期,约 6～12 小时。慢波睡眠时,与疲劳的消除和精力的恢复有关;而在快波睡眠时,与智力发育和恢复有关。如果睡眠不足,久而久之,易出现思维能力和耐力下降。正常睡眠周期中,深睡和浅睡是交替进行的,而且随着周期进行,深睡眠时间变短,浅睡眠时间增加,直到早晨醒来。正常人的浅睡眠占整个睡眠时间的 20％～30％,深睡眠至少应占一半;深睡眠多出现在上半夜,后半夜则以浅睡眠为主。

在某一个睡眠周期被唤醒,该周期即被打断,即使立即入睡也不可能回到原有的周期,而是从睡眠最初状态开始。因此,如果夜间患者的睡眠反复被打断,就不可能获得足够的深度睡眠和快波睡眠,睡眠质量受到影响。

(二)睡眠时间

对睡眠的需求因人而异,与个体年龄、生活习惯等许多因素有关。

正常人的睡眠可以分为三种不同类型:一种是长睡型,每天睡眠在 9 小时以上;第二种是短睡型,每天睡眠在 6 小时以下;第三种是中睡型,每天睡眠时间平均 7.5 小时。不管是哪种睡眠类型的人只要能达到自身的睡眠需要量,就可以达到良好的休息,恢复体力和脑力。睡眠不足固然不好,但睡眠过量也并不是好事,睡得太多,反而使脑子昏昏沉沉,有碍于工作和学习,也有损于身体健康。

不同年龄的人对睡眠时间的需求是不完全相同的,通常个体睡眠的需要量与年龄成反比。婴儿的睡眠时间为 20～22 小时,幼儿需要 9～12 小时,学龄儿童需要 9～10 小时,13～17 岁需要 8～9 小时,青春期后需要 7～9 小时,60 岁以上的老年人需要 6～8 小时,大于 80 岁的老年人需要 9～10 小时。睡眠状态的分布也随着年龄不同而有所不同,出生时浅睡眠占 50％,两岁时占 30％～35％,到 10 岁时则占 25％,以后保持稳定状态,一直到六七十岁才又有明显下降。

二、睡眠的影响因素

睡眠问题常常不是由单一因素造成的。生理、心理和环境等许多因素都可影响睡眠的时间和质量。

1.生理性因素

(1)年龄 年龄对睡眠的影响主要表现为:随年龄的增长总的睡眠时间减少,夜间觉醒次数增加。

(2)内分泌变化 内分泌会影响睡眠,更年期激素变化可引起失眠,女性月经期常有嗜睡现象。

(3)疲劳 适度的疲劳有助于入睡,但过度疲劳则会导致无法入睡,影响睡眠质量。

(4)昼夜节律改变 人们长期形成的日作夜眠的生活习惯,当因时差、轮班等原因导致昼夜节律被扰乱时,会影响睡眠。

(5)睡前习惯 不少人在睡前会有例行活动的习惯,如洗热水澡、听音乐、阅读报纸等,如果这些习惯被改变,就有可能影响睡眠。

(6)饮食 晚餐进食过多,高蛋白饮食或过于油腻、辛辣会导致消化不良继而影响睡眠;空腹睡觉同样也会影响人的睡眠;睡前饮大量含酒精的饮料,虽能促使人入睡,但会影响睡眠质量;睡前喝含咖啡因的饮料可导致失眠,此外食物过敏也会导致失眠。临睡前喝一杯牛奶则有助于睡眠。

(7)身体疾患 任何引起疼痛、躯体不适(如呼吸困难)或情绪问题(如焦虑或失望)都能引发睡眠问题,患者可能在入睡或维持睡眠上出现问题。例如:呼吸系统疾病常常会阻碍睡眠;糖尿病或前列腺增生患者,频繁的夜尿会干扰睡眠和睡眠周期;发热患者会使睡眠增加。

(8)身体活动 睡前从事刺激性工作和娱乐,或从事过分紧张的脑力活动,均会影响人的睡眠。

2.心理因素

由疾病的压力或生活矛盾所造成的恐惧、焦虑、激动、紧张等情绪都会影响睡眠,患者会出现无法入睡或经常觉醒或睡眠过多的现象。持续性的情绪应激常常是影响睡眠的重要因素,比如在家庭成员之间、在邻里或单位同事之间遇到某些不愉快,或发生争吵以后,常常会使人多思多虑甚至过度担心,从而打乱人的正常睡眠,引发失眠。患者则通常会担心治疗结果、医疗费用等,再加上生理上的不适,常常有失眠现象。

3.环境因素

睡眠的物理环境对睡眠的发动和保持有重要影响,良好的通风、柔和的光线、适宜的温湿度以及安静的环境,通常是高质量睡眠所必需的。此外,床的大小、软硬度、稳定

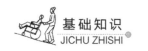

性和位置以及被褥情况也会影响睡眠的质量。

4.药物因素

药物会影响睡眠类型,镇静止痛类药物会影响入睡及睡眠时间,长期使用安眠药物对睡眠最终的作用可能弊大于利;应用利尿剂可能会引起夜尿增多而影响睡眠;此外,乙醇和咖啡因也会影响睡眠,前者会加速入睡,后者会延迟入睡,并导致夜间觉醒。

三、睡眠观察

睡眠问题可分为睡眠不足或睡眠过多。不论睡眠失调的客观性质如何,患者主诉的睡眠障碍不外乎是失眠、多睡或两者兼有。住院患者睡眠障碍发生率远高于常人,是影响其生活质量的重要因素之一。

1.失眠

失眠是一种个体长期存在入睡和维持睡眠困难(多醒、多梦、睡不深、早醒)或低质量睡眠的状况,睡眠障碍达到一定程度(每周至少 3 次,并持续 1 个月以上,精神活动效率下降,妨碍社会功能等)即可诊断为失眠。女性发生频率较高。失眠患者深睡减少,醒后感觉困乏、疲倦,并伴有沮丧和忧虑等情绪。

失眠的常见原因有:①睡眠环境:为失眠的重要原因(环境性失眠),特别是环境改变、室温过高过低、强烈的噪声等。②疾病因素:某些神经系统疾病如脑卒中、早老性痴呆、帕金森病、周期性下肢肌阵挛等均可导致失眠。③心理因素:某些情境性应激,如来自家庭、工作、学习方面的问题,或是因倒时差、患病、丧亲等可导致暂时性失眠。这种失眠可能多次发生,但两次发作中间患者能够睡得很好。但是由于暂时性失眠引起的担心和焦虑会加重失眠,并可能发展成为长期睡眠不足。

2.睡眠过多

睡眠过多又称嗜眠症,是指睡眠时间过多或长期处于想睡的状态,其原因尚不明确,通常认为与进食失调和病态的肥胖有关,多发生于 40～50 岁男性,可能与下丘脑功能改变有关,表现为贪食、肥胖、白天无力、嗜睡,并伴有头痛、夜间睡眠不稳等。睡眠可持续几小时到几天,难以唤醒并处在混乱状态。

嗜眠症四个典型症状是发作性睡眠(控制不住的短时间的嗜睡)、猝倒(维持姿势的肌肉突然失去张力而引起突然摔倒)、幻梦(出现生动逼真的梦,难与现实相区别)及睡眠麻痹(醒前或睡着前意识仍存在而感觉全身瘫痪)。嗜眠症需要专门的针对性治疗。

3.睡眠性呼吸暂停

睡眠性呼吸暂停是一种以睡眠期间发生的自我限制,10 秒以上没有呼吸的睡眠失调,包括中枢性、阻塞性、混合型三种类型。阻塞性睡眠呼吸暂停常伴局部解剖结构异常,如鼻中隔异常、鼻息肉或扁桃体肥大,由于睡眠期间用力呼吸常造成从深睡眠转入第二时相(浅睡期,易被唤醒),患者深睡眠受到严重干扰。中枢性睡眠呼吸暂停是由中枢神经系统功能紊乱造成,表现为呼吸短暂消失,鼻腔气流和胸廓运动停止,血氧饱和度下降。混合性睡眠呼吸暂停包含前两者所具有的特征。

4.梦游症

梦游症又称睡行症,是一种在睡眠中出现的以行走或其他异常行为等为特征的睡眠障碍,多发生在儿童(6~15岁),男多于女。主要表现为睡眠中起床,漫无目的地行走做一些简单刻板的动作或表现为比较复杂的行为,活动可自行停止,回到床上继续睡眠,醒后对此全无记忆。梦游症的原因不清,与心理因素、白天过度劳累、大脑发育不成熟、药物因素、遗传因素等有关,本病预后良好,随年龄增长自愈。

梦游症患者对周围环境无意识且反应迟钝,发作时易发生磕碰、摔倒或危害他人等意外。发作时应轻轻地唤醒他们,并把他们领回床上,加强护理,防止意外发生。

5.梦魇症

梦魇症是指在睡眠中被噩梦突然惊醒,对梦境中的恐怖情景能清晰回忆,并心有余悸,重者可有惊叫或感到有重物压身、动弹不得、发不出声、恐惧以及胸闷、呼吸困难等,通常在睡眠的后期发作。精神压力较大或劳累时发作频繁,儿童在听恐怖故事或看恐怖电影后常可发生;成人在遭遇应激事件,如遭遇抢劫、强暴等灾难性事件后,可经常发生梦魇症。

四、睡眠照护

1.创造良好的睡眠环境

睡眠的好坏,与睡眠环境关系密切,患者入睡前1小时应将病房门窗打开,保证室内空气流通和新鲜,一般通风时间为30分钟;调节室内温湿度,冬季温度控制在18~22℃(夏季25℃左右),相对湿度以50%~60%为宜;拉上窗帘,关闭照明灯,根据需要打开地灯、洗手间灯,为患者创造一个优雅宁静、光线柔和、温度适中的睡眠环境。

最新研究表明,富含负离子的空气环境对睡眠有非常好的帮助,负离子可以有效调节大脑自主神经系统,改善大脑皮层功能,对治疗失眠有很好的效果。因此,住房周边环境的选择与维护也很重要。

2.提供舒适的寝具

床单位整理包括铺好被窝,拍松枕头,保持床单位清洁、平整。从生理角度上讲,枕头以8~12厘米为宜:若枕头太低,流入脑部的血液过多,次日晨起容易感到头脑发胀、眼皮浮肿;若枕头过高,会影响呼吸道的畅通,患者睡眠时易打呼噜,而且长期高枕,易造成"落枕",导致颈部不适或驼背。根据季节及时增减盖被,冬季可用热水袋温暖被窝。

3.保持安静,安抚情绪

应尽可能根据患者习惯,为之创造清洁、通风、安静、温湿度适宜、光线幽暗、没有噪声的良好睡眠环境。为保留患者个人空间,减少相互干扰,可以将病室内患者之间的帘子拉起,调暗病室的灯光,尽量减少打扰患者睡眠的情况,做到说话轻、走路轻、开关房门

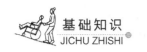

动作轻,电灯光源不要直接对着患者眼睛,并尽量减少晚间交谈,以降低环境对睡眠的影响。此外,通过有效沟通、正确引导,帮助患者消除恐惧、焦虑、担忧等不良情绪,提高休息和睡眠的质量。

4.减轻不适

胸闷患者睡眠时取半卧位、气喘患者遵医嘱使用气雾剂以减轻呼吸困难,疼痛患者使用镇痛药等。医疗护理员协助治疗的同时,利用抚触、按摩、热敷、冷敷或变换体位等物理方法减轻患者生理上的不适,促进睡眠。

5.做好就寝前准备

协助患者排泄、洗漱、更衣,在做好晚间护理的基础上,注意检查患者身体各部位有无异常,如引流管、肢体牵引,以及伤口敷料的情况,必要时请医护人员处理与更换敷料。

6.尽量维持原有的休息和睡眠习惯

患者入院后,原有的休息和睡眠规律常常被打乱。由于白天缺乏足够的活动来使其保持清醒,卧床患者常处于短暂的、不连续的睡眠状态并导致夜间难以入睡,缺少高质量的睡眠。因此,在白天应指导患者进行适当的活动以保持清醒,而在患者睡眠时则避免一些非必需任务而唤醒患者。尽量保证患者有充足的休息和睡眠时间。

7.促进睡眠

不饮酒、不吸烟,避免晚餐过多或过少,避免睡前大量饮水、喝浓茶、饮咖啡及日间睡眠过多,可以睡前热水泡脚,饮些热牛奶,以助睡眠。可根据情况,采取以下策略帮助睡眠。

(1)放松疗法 采用深慢的腹式呼吸,并使全身肌肉放松,想象自己在海边或沙滩上,任凭微风拂面,忘却烦恼,诱发睡眠。

(2)刺激控制法 刺激控制法是治疗失眠的方法中研究最多、也最有效的方法,包括只在有睡意时上床、不在床上做睡眠以外的事、卧床20分钟后仍不能入睡就离开床等。

(3)睡眠限制法 主要用于慢性心理性失眠,通过缩短卧床时间(但不少于5小时),使患者对睡眠的渴望增加,从而提高睡眠效率。

8.遵医嘱使用安眠药

失眠患者照护,医疗护理员重点是做好生活照护,减轻不适,安抚情绪,以物理方法促进睡眠。安眠药使用遵医嘱执行,不得随意使用。

(中国科学院大学附属肿瘤医院/浙江省肿瘤医院 傅晓炜)

第六节 体位移动与保护具使用

本节主要论述常用卧位的适用范围、摆放要求、变换体位方法以及常见保护具的种类、使用原则及注意事项。其中医疗护理员初级应掌握平卧位、侧卧位、半坐卧位摆放及体位更换、徒手搬运、协助行走和轮椅、平车、担架、拐杖、助行器、床档的应用；医疗护理员中级应掌握去枕仰卧位、端坐位摆放及移位机、约束带应用；医疗护理员高级应掌握头低足高位、中凹位、俯卧位摆放及其他约束器具使用。

一、常用卧位摆放

卧位,即卧床的姿势。正确的卧位能够增加舒适、促进康复及预防并发症等。在照护中应使老年人身体的各部位都处于舒适或合适的位置,经常变换体位,加强受压部位的皮肤护理。协助患者始终卧于正确、舒适、安全的位置。

1.平卧位(仰卧位)

(1)卧位要求　适用于一般患者,患者仰卧,头下垫枕,两臂置于身体两侧,两腿自然平伸。

(2)注意事项　根据病情或治疗的需要,平卧位需要进行适当的调整,如:①脑出血患者应将患者的头肩略抬高;②胸腹部检查或导尿时,应协助患者屈膝使腹部肌肉放松。

2.去枕仰卧位

(1)适用范围　主要适用于:①昏迷或全麻未清醒患者:防止呕吐物误吸入气管引起窒息或肺部并发症;②椎管内麻醉或腰椎穿刺后:预防颅内压降低引起头痛。

(2)卧位要求　在平卧位的基础上去枕,将患者头偏向一侧,枕头横立置于床头。

3.仰卧中凹位(休克卧位)

(1)适用范围　适用于休克患者,抬高头胸部有利于保持呼吸道通畅,抬高下肢有利于静脉血回流,增加心排血量。

(2)卧位要求　在平卧位的基础上,用垫枕将患者的头胸部抬高 $10°\sim20°$,下肢抬高约 $30°$。

4.侧卧位

(1)适用范围　主要适用于:①灌肠、臀部肌内注射;②胃镜、肠镜、肛门检查;③单侧身体部位病变,根据病情选择健侧卧位或患侧卧位。此外,侧卧位也是一般患者卧位变换的一种常用体位。

(2)卧位要求　患者侧卧,臀部稍后移。两臂屈肘,上面的手臂自然放于胸前,下面的手臂放于枕旁。上腿屈曲,下腿伸直(臀部肌内注射时应使上腿伸直,下腿屈曲)。必要时在胸腹前、背后及上侧腿、膝下放置软枕,以稳定卧位,使患者舒适。

5.半坐卧位

(1)适用范围　主要适用于:①胸腔或心肺疾患:有利于改善呼吸困难;②腹腔、盆腔炎症或手术后:可使腹腔渗出液流入盆腔,减少吸收,促进感染局限化,并能够减轻腹部切口张力,缓解疼痛,有利于伤口愈合;③某些面部、颈部手术后:可以减轻水肿,减少局

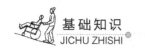

部出血;④恢复期体质虚弱者:有利于逐步适应体位改变,向站立位过渡。

(2)卧位要求　患者仰卧,先摇起床头支架或在床头垫褥下放置靠背架,使床头抬高30°～60°,再摇高床尾支架或以中单包裹膝枕,两端固定于床沿处,以免患者身体下滑。放平时应先放平膝下支架,再放平床头。危重病患者臀下应放置海绵软垫或使用气垫床,预防压力性损伤发生。

6.端坐位

(1)适用范围　主要适用于:心力衰竭、心包积液、支气管哮喘发作时,患者重度呼吸困难,被迫采取端坐位以缓解憋喘症状。

(2)卧位要求　床上放高矮合适的小桌或支架,桌上置软枕,协助患者坐起,使其身体稍向前倾,可伏于桌上休息。将床头抬高70°～80°,膝下支架摇高15°～20°。患者背后放置软枕支撑,也可向后倚靠休息。同时拉起床栏,保证患者安全。

7.头低足高位

(1)适用范围　主要适用于:①肺部分泌物引流:使痰液易于排出;②十二指肠引流术后:有利于胆汁引流;③孕妇胎膜早破:防止脐带脱垂;④下肢牵引:利用人体重力形成反牵引力。

(2)卧位要求　患者仰卧头偏向一侧,枕头侧放横立于床头,以保护患者头部。床尾垫高15～30厘米。

(3)注意事项　此种体位易引起患者不适,不可长时间应用;颅内压高者禁用。

8.俯卧位

(1)适用范围　主要适用于:①腰背部检查、治疗或外伤,不宜采取仰卧及侧卧位时;②配合胰、胆管造影检查时;③缓解胃肠胀气导致的腹痛。

(2)卧位要求　患者俯卧,头偏向一侧,两臂屈肘放于头部两侧,两腿自然伸直,胸下、髋部及脚踝下各放一软枕支撑,使患者舒适。

二、协助患者更换体位

患者长期卧床,容易出现精神萎靡、消化不良、肌肉萎缩等症状。若局部皮肤长时间受压,易发生压力性损伤;因呼吸道分泌物不易咳出,易发生坠积性肺炎。应定时为患者更换适宜的体位,以使患者舒适及预防并发症。

三、床上移动及翻身

1.常用方法

(1)协助患者移向床头　根据患者情况,可采取单人或双人法协助其移向床头,移动中避免拖拉,以免擦伤皮肤。方法有:①单人协助移向床头法:适用于体重较轻或生活能部分自理的卧床患者;②双人协助移向床头法:适用于重症或体重较重的患者。

（2）协助患者翻身侧卧 根据患者情况,采取不同的方法协助翻身,意识不清者应拉起床栏,防止坠床。注意观察患者病情,注意应用节力原则,避免拖拉致皮肤损伤。方法有:①单人协助翻身侧卧法:适用于体重较轻的患者;②双人协助翻身侧卧法:适用于重症或体重较重的患者。

（3）轴式翻身 主要适用于脊柱骨折、脊椎手术后及髋关节置换术后等患者,采用轴式翻身法协助患者翻身侧卧,在医护人员指导下进行操作。

2.注意事项

（1）协助翻身时,应注意节力原则,尽量让患者靠近照护员,降低重心。

（2）移动患者时动作轻稳,协调一致,不可拖拉,以免擦伤皮肤,应将患者身体先抬起,再移动。

（3）翻身时注意为患者保暖并防止坠床。

（4）根据病情及皮肤受压部位情况,确定翻身间隔时间,如发现皮肤发红,应增加翻身次数以防发生压力性损伤,并做好交接班。

（5）为手术患者翻身时,翻身前先检查敷料是否脱落或潮湿,如有脱落或潮湿,应先换药再翻身。

（6）行颅脑手术患者一般只能卧于健侧或平卧位;行颈椎和颅骨牵引患者,翻身时不可放松牵引;石膏固定或伤口较大的患者,翻身后应将患处放于适当位置,防止受压。

四、移动照护操作

在照护工作中,常需借助人力或辅助器具协助行动不便者转移,照护人员应掌握运送技术及人体力学应用原则,保证患者及自身安全,避免意外损伤。

1.徒手搬运

（1）单人搬运法

1）扶行法:适用于清醒、能够自己行走、病情较轻者。搬运者站于患者身侧,将患者近侧手臂绕过搬运者肩颈部,以一手抓紧,另一只手扶于患者背部,搀扶行走。

2）抱持法:适用于小儿、体重较轻者。搬运者面向患者,将其双臂绕过搬运者肩部,双手交叉握于搬运者颈后。搬运者一手自患者腋下伸入托住其对侧肩背部,另一手托住臀部,将患者缓缓抱起。脊柱或大腿骨折者禁用此法。

3）背负法:适用于清醒、体重较轻者。搬运者背朝患者蹲下,将患者手臂从搬运者肩部伸到胸前,两手紧握。搬运者双手托住患者大腿,缓缓站起。上、下肢骨折或脊柱骨折者禁用。

（2）双人搬运法

1）平拖式:适用于体重较重、不能自行活动的卧床患者。两名搬运者站在床的同侧,

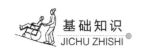

协助患者将上肢交叉于胸前。一人托住患者颈肩部和腰部,另一人托住臀部和膝下,同时抬起患者。

2)椅式:适用于体重较重、能坐起但不能自行活动的患者。两名搬运者站于患者两侧,各自交叉双臂并互相抓紧手腕,使患者坐于其上,并将双臂搭扶在照护人员肩上,两人同时用力缓缓抬起患者。

(3)三人搬运法　适用于体重超重、不能自行活动的患者。三名搬运者站在床铺同侧,协助患者将上肢交叉于胸前,其中一人托住患者头部及肩部,一人托住患者的背部和腰臀部,另一人托住膝部和小腿,同时抬起患者。

(4)四人搬运法　适用于病情较重、髋关节置换术后等患者。四名搬运者分别站在床头、床尾及床铺两侧,将帆布兜或大单小心地铺于患者身下,一人发口令,四人动作一致,同时缓缓抬起患者。

2.协助行走

(1)手杖　适用于不能完全负重的残障或高龄等行动不便者。可配合使用单脚型或四角型手杖增加支撑力,以保障安全。四角型手杖支撑面积加大,常用于步态极为不稳或地面不平时。选择手杖以手柄握持舒适,弯曲处平患者髋部,肘部在负重时稍弯曲为宜。

方法一　患者健侧手执拐杖,照护人员在患侧扶助,防止患者向患侧或后方跌倒。

方法二　患者健侧手执拐杖,照护人员一手扶住患者肩部,另一手提拉患者腰带,防止患者身体前倾或向两侧跌倒。协助患者保持身体平衡,缓缓向前移步。

(2)腋杖　适用于下肢截肢或截瘫的患者。使用前检查腋杖软垫、防滑脚垫是否完好,调整腋杖高度。高度应符合下列原则:①使用者双肩放松,身体挺直站立,拐杖顶部离腋下 2~3 厘米,拐杖底部应离足侧 15~20 厘米。②两手臂按手柄时应稍屈曲,约成 30°。

3.轮椅运送

(1)适用范围　用于护送身体状况允许坐起但不能行走的患者下床或室外活动。

(2)注意事项

1)患者上下轮椅前应先锁住车轮,如轮椅无固定闸,则应有人站在轮椅后面固定轮椅。

2)推轮椅下坡时应减慢速度,坡度较大时应调转轮椅方向,大轮在前下坡。

3)推轮椅过门槛或上台阶时应翘起前轮通过障碍,并嘱患者抓住扶手,保持平衡。

4)患者尽量靠后坐,身体勿向前倾或向两侧方倾斜,必要时系上安全带。

5)注意患者脸色、脉搏、呼吸,如有不适应立即帮助患者返回病床,必要时通知医生。

4.平车运送

(1)适用范围　用于护送不能起床的患者外出就诊、治疗、检查等。

(2)注意事项

1)搬运患者上下平车时应锁住平车车轮。

2)用平车转运患者时必须有床栏保护,保持匀速。

3)进出门时避免碰撞,减少震动,减少转运途中不必要的停留。

4)运送骨折患者,应在平车上放置木板;昏迷、颅脑损伤患者,应将头偏向一侧;颈椎损伤者,头部应保持中立位。

5)搬运者应站在患者头侧,以便于观察病情变化。

5.担架运送

(1)适用范围　是院前急救最常用的方法,用于运送病情较重的患者就医、治疗等。

(2)注意事项

1)搬运体重过重和神志不清的患者时,防止搬运途中发生坠落、摔伤等意外。

2)搬运患者之前要先了解生命体征和受伤部位,重点了解头部、脊柱、胸部有无外伤,特别是颈椎是否受到损伤。

3)搬运过程中注意保暖,头面部勿包盖太严,以免影响呼吸。

4)在搬运过程中要随时观察患者的病情变化,重点观察呼吸、神志等。如发生紧急情况,如窒息、呼吸停止、抽搐等,应停止搬运,报告医护人员进行急救处理。

6.拐杖使用

(1)适用范围　用于短期或长期残障者离床时使用。

(2)操作方法

1)两点式:使用者同时出右拐、左脚,再同时出左拐、右脚。

2)三点式:使用时患肢及双拐同时伸出,再迈出健肢。

3)四点式:使用顺序依次为右拐、左脚、左拐、右脚,始终为三点着地,为最安全的步法。

4)跳跃式:先将双拐伸出,身体再跳跃至拐杖中间,常为永久残疾者使用。

(3)注意事项

1)拐杖应长度合适、牢固稳妥,长度以使用者身高减去40厘米为宜。拐杖底面应稍宽,设置凹槽且具有弹性。

2)使用时双肩放松,身体直立,手肘稍弯曲,腋窝与拐杖顶部相距2~3厘米,足跟与拐杖底部相距15~20厘米。

7.助行器使用

(1)适用范围　助行器为四边形金属框架,自身重量轻,支撑面大,稳定性好,适用于上肢功能尚可、下肢功能较差者。

(2)操作方法

1)步行式助行器:适用于下肢功能轻度损害者。无脚轮,高度可以调节,使用时双手握住两侧把手,提起助行器放于前方地面,再迈步跟进。

2)轮式助行器:适用于上下肢功能均有损害者。底部设置脚轮,可推行移动,用力下

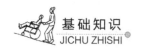

压可自动刹车。

(3)注意事项

1)根据患者意识、身体状况选择合适的助行器,使用前检查助行器性能。

2)锻炼场地宽阔平整。

3)患者鞋应合脚、防滑。

8. 移位机使用

(1)适用范围　用于帮助缺乏自理能力的患者,在床铺、轮椅、马桶或浴缸等设施间转运。

(2)注意事项　转运时确认移位机牢固稳妥,吊兜所有挂扣均需挂在吊架相应位置,避免患者摔落。

五、保护具使用

对意识不清、行动不便等存在潜在安全隐患的患者,为避免其自我伤害或伤害他人,应综合评估患者及其家属的生理、心理、社会需求和接受程度,做好解释说明,帮助患者采取必要的保护措施,保证患者安全,促进疾病康复。

1. 适用范围

(1)小儿　因认知能力及自我保护能力不完善,易发生抓伤、跌倒、坠床及不配合治疗等行为。

(2)坠床风险患者　如意识不清、躁动、年老体弱者等。

(3)压力性损伤风险患者　如长期卧床、极度消瘦者。

(4)功能受限患者　某些感觉或运动功能障碍,如眼部手术后恢复期视力受限。

(5)全身瘙痒患者　如烧伤恢复期患者,局部或全身瘙痒难忍。

(6)自我伤害或伤害他人倾向者。

2. 使用原则

(1)知情同意　使用前向患者及(或)家属详细说明原因,取得理解和配合,签署同意使用或拒绝使用知情同意书。如非必需,则尽量不用。

(2)短期使用　仅为保护患者短期使用,安全风险解除后,应及时取下。

(3)随时评价　定时观察,随时评价患者安全、舒适、皮肤血液循环等情况。

3. 常用保护具的使用

(1)床档　也称床栏,用于预防患者坠床。常用的有半自动床档、围栏式床档、多功能床档等。

(2)扶手　常安装于走廊、楼梯、浴室、卫生间等处,用于患者行走、洗浴等时支撑身体,避免跌倒。

(3)约束带　用于限制躁动患者身体或约束失控的肢体,保护患者,防止其自伤、坠床、意外拔管,或治疗时固定身体某一部位等。

1)肩部约束带:用于固定肩部,限制患者坐起。肩部约束带由两条长120厘米、宽8厘米的宽布带制成,一端做成袖筒。使用时,将约束带的袖筒端套在患者两侧肩部,腋窝下衬棉垫。袖筒端细带打结固定,另一端系在床头。必要时将枕头横立于床头,保护患者头部。

2)手足约束带:用于固定手腕或踝部。使用时,先用棉垫包裹腕部或踝部,再以宽绷带打成双套结套在棉垫外,稍拉紧,以肢体不会脱出且不影响血液循环为宜。将绷带系于床沿。

3)膝部约束带:用于固定膝部,限制患者下肢活动。膝部约束带由一条长250厘米、宽10厘米的宽布带制成,宽布带中部相距15厘米连接两条双头带。使用时将双头带分别绕过患者双膝,两端系于床沿。

(4)约束手套 用于防止患者抓伤皮肤。将手套戴在患者手部,再将腕部系带系成松紧可容一指的活扣,再分别固定于两侧床档。

(5)约束背心 约束背心也叫安全衣或安全背心,主要限制上半身的活动范围,其作用是固定、束缚、限制活动范围,防止患者跌落、自残或危害他人。可以把患者固定在床上或椅子上,防止其跌倒、坠落以及脱离位置攻击他人。

(6)电子护栏和定位器 随着科技的进步,一系列可穿戴式智慧护理设备应运而生,包括可穿戴电子围栏、防走失定位器等,这类功能是通过带有导航定位功能的手机、手表、手环、脚环等可穿戴设备实现的。导航定位系统可实时了解患者位置,具有监控定位功能。还可以根据安全要求,为患者划定电子虚拟围栏,当患者的位置超出虚拟围栏的时候,设备就会发送报警信号,提醒看护人员注意患者的安全,有效防止部分有智力障碍的患者走失或出现在不安全区域,同时提高了丢失后寻找的效率。

4.注意事项

(1)使用前首先征得患者及家属知情同意。

(2)使用保护具时,应保持患者肢体及关节处于功能位。

(3)协助患者经常变换体位,保护具每2小时放松一次。注意观察约束部位及远端肢体颜色、温度等,发现异常及时处理。

(4)记录保护具应用的原因、时间和效果。

(浙大城市学院　王撬撬　杜　娟)

第四章 临床护理相关知识

【重要知识点】

1. 基本概念：生命体征、稽留热、弛张热、间歇热、心动过速、心动过缓、嗜睡、意识模糊、谵妄、昏睡、昏迷、沟通、标准预防、压力性损伤、良肢位。

2. 生命体征、疼痛、出入量、皮肤黏膜、体重的观察与测量。

3. 沟通技巧与方法，患者心理需求、影响因素与不良情绪安抚。

4. 临床常见症状及照护，常见安全问题及应急处置，职业防护措施。

5. 服药照护基本知识、常用给药方法及注意事项、中药煎煮与服用方法，冷热疗法操作方法、适应证及注意事项。

6. 压力性损伤的原因、表现、危害、好发部位与预防和照护措施。

7. 良肢位与功能位摆放，肢体被动运动、主动运动方法。

8. 常用尿、粪、痰标本的采集与注意事项。

第一节 观察与测量

医疗护理员对患者的意识、血压、呼吸、瞳孔、疼痛及皮肤黏膜、饮食、排泄、体重等进行日常观察与测量，可以帮助医护人员了解疾病的发生、发展与转归，为预防、诊断、治疗和护理提供依据。本节主要介绍生命体征、疼痛、意识、出入量、皮肤黏膜、体重的观察与测量及其照护的相关注意事项。医疗护理员初级要求掌握体温、脉搏、呼吸、血压的正常值；医疗护理员中级需掌握生命体征的观察及出入量的记录；医疗护理员高级需掌握疼痛的评估及意识的判断。

一、生命体征观察

生命体征是生命活动最基本的表现，是生命的重要征象。体温、脉搏、呼吸、血压是基本的生命体征,1995年,美国保健机构评审联合委员会正式将疼痛确定为继体温、脉搏、呼吸、血压之后的第五生命体征,并要求对所有患者都进行疼痛的评估。这些指标是判断机体健康状态的基本依据和指标,正常人生命体征在一定的范围内相对稳定,变化很小且相互之间存在内在联系。当机体患病时,生命体征发生不同程度的变化,通过观察生命体征,可以了解病情的变化和康复情况。

(一)体温观察

1.体温正常值

体温也称体核温度,指身体内部胸腔、腹腔和中枢神经系统的温度,具有相对稳定且较皮肤温度高的特点。正常口腔温度在37℃左右(36.3～37.2℃),直肠温度略高于口腔温度(36.5～37.7℃),腋下温度略低于口腔温度(36.0～37.0℃)。另外,临床研究表明,耳朵是温度测量的绝佳位置,因为在耳朵中测得的温度可以反映人体的中心温度。耳温正常值因耳温计厂家不同而略有差异,如BRRUN Thermo Scan PRO 6000红外耳温计正常体温测值范围在35.4～37.7℃(图1-4-1)。

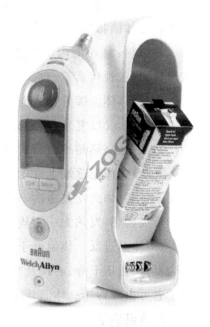

图1-4-1 红外耳温计

正常人体温在24小时内呈周期性波动,一般清晨2—6时最低,午后1—6时最高,波动范围一般不超过0.5～1.0℃。人体体温随昼夜节律、性别、年龄、运动、药物等因素的影响,可在正常范围内有一定的波动。运动后体温可略高,老年人可略低。此外,情绪激动、紧张、进食、环境温度的变化等都会对体温产生影响。

2.体温异常

(1)体温过高 指体温升高超过正常范围,包括发热和过热。发热指机体在致热原作用下,使体温调节中枢的调定点上移而引起的调节性体温升高。过热指调定点并未发生移动,而是由于体温调节障碍、散热障碍、产热器官功能异常等引起被动性体温升高。一般而言,当腋下温度超过37℃或口腔温度超过37.2℃或耳温超过37.7℃,一昼夜体温波动在1℃以上可称为发热。以口腔温度为例,发热程度可划分为:①低热37.3～38.0℃;②中等热38.1～39.0℃;③高热39.1～41.0℃;④超高热41℃以上。

发热一般可分为三个时期。① 体温上升期:特点为产热大于散热。患者主要表现为疲乏无力、皮肤苍白、干燥无汗、畏寒(怕冷),甚至寒战(发抖)。体温上升的方式有骤升和渐升。体温突然升高,在数小时内升至高峰,称为骤升;体温逐渐升高,在数日内达高峰,称为渐升。体温骤升时,畏寒、寒战、皮肤和肢端凉表现较明显,体温渐升时这些表现可不明显。②高热持续期:其特点为产热和散热在较高水平趋于平衡。患者主要表现

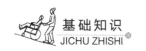

为面色潮红、皮肤灼热、口唇干燥、呼吸脉搏加快、头晕头痛、食欲不振、全身不适、软弱无力。③退热期:其特点为散热大于产热,散热增加而产热趋于正常,体温恢复至正常水平。体温急剧下降称为骤退;体温逐渐下降称为渐退。体温骤退时,由于大量出汗,体液大量丧失,易出现虚脱或休克现象,表现为血压下降、脉搏细速、四肢厥冷等,照护中应加强观察。而体温渐退者,出汗的表现可不明显。

将不同时间测得的体温值记录在体温单上,体温值相连成体温曲线。各种体温曲线的形态称为热型。常见的热型可分为以下几类:

稽留热:体温持续在39～40℃,达数天或数周,24小时内波动范围不超过1℃。常见于肺炎球菌肺炎、伤寒等。

弛张热:24小时内温差达1℃以上,但体温最低时仍高于正常水平。常见于败血症、风湿热、化脓性疾病等。

间歇热:体温骤升达39℃以上,持续数小时或更长,然后下降至正常或正常以下,经过一个间歇,又反复发作,即高热期和无热期交替出现。多见于疟疾等。

回归热:高热持续数日后自行消退,但数日后又出现了高热,可见于霍奇金病。

波状热:体温逐渐上升达39℃或以上,数天后又逐渐下降至正常水平,持续数天后又逐渐升高,如此反复多次,常见于布氏杆菌病。

不规则热:发热无一定规律,持续时间不定。可见于流行性感冒、癌性发热等。

(2)体温过低 体温低于正常值称为体温过低,一般指低于35℃。体温过低一般表现为发抖、血压下降、心跳及呼吸减慢、脉搏减弱、皮肤苍白、四肢冰冷、嗜睡、意识障碍,严重者可出现昏迷。体温低于32℃,可出现循环系统异常而危及生命。

3.体温测量

(1)体温计的消毒与准备 患者入院时发体温计一支,患者专人专用,医疗护理员每次给患者测量后用冷开水清洗干净后晾干或擦干备用即可,或用酒精棉球擦拭消毒备用。测量前检查体温计有无破损,用手腕力量将水银柱甩到35℃以下。当前大部分医院测量耳温,耳温枪使用后护士及时擦拭消毒,耳温套专人专用。

(2)体温测量部位 由于受外界环境的影响,人体内部温度要略高于人体体表温度。测量体温的常用部位是耳道、口腔、腋下和直肠,一般耳道测量可以更快地发现中心体温的变化情况,腋下温度略偏低,直肠温度接近于人体内部温度。一般情况下采用耳道测量,有时用口腔测量或腋下测量。

4.体温测量注意事项

(1)正确测量耳温。耳温枪必须对准鼓膜,以便测量出正确的数据。一岁以下小儿使用耳温枪测温时,宜将耳廓往后下方拉并固定;一岁以上小儿及成人,将耳廓往后上方斜拉并固定,使耳道呈直线,这样耳温枪容易对准鼓膜测量温度。测量时若耳道没有拉直而测到耳道外端表面温度,则耳温枪测得温度将偏低;测量卧侧耳温,因受散热等因素影响,测值可能会偏高。

(2)用力适当,避免用力插入而损伤外耳道。患耳疾或外耳湿润时勿用耳温枪测量。

(3)婴幼儿、精神异常、昏迷、口腔疾患、口鼻手术、张口呼吸者禁忌口温测量,进食、喝水、吸烟、脸部热敷或冷敷者须在停止 30 分钟后再测量口腔温度。

(4)腋下有创伤、手术、炎症,腋下出汗较多者,肩关节受伤或消瘦夹不紧体温计者禁忌腋温测量。腋下测量时要夹紧体温计,旁边有冰袋或热水袋时应撤除半小时后再测量。

(5)直肠或肛门手术、腹泻者禁忌肛温测量;心肌梗死患者不宜测肛温;坐浴后过半小时再测量;婴幼儿、精神病患者、躁动患者测直肠温度时需手持肛表,以防体温计断裂进入直肠,造成意外。

(6)测量前检查体温计,看看水银柱是否在 35℃ 以下。

(7)体温计切忌用热水泡,避免爆裂。耳温计清洁时请勿完全浸湿,否则过量的液体会导致耳温计损坏。请勿使用除异丙基乙醇之外的其他清洁溶液清洁探头镜片或探头。

(8)咬断体温计时的处理:首先将口中碎玻璃吐出,并用清水漱口,告知护士。口服蛋清或牛奶,以促进汞的排出。若病情允许,可吃一些含纤维素多的蔬菜,如韭菜、芹菜等,使可能吞下的玻璃碎屑被纤维包住,随大便排出。吞下的水银不会引起水银中毒,因为金属汞不溶解于胃肠液,它的比重又大,到胃里后容易经过肠道而随粪便排出。如出现腹痛,应及时告知护士。

(二)脉搏观察

1.脉搏正常值

脉搏是指人体体表可触摸到的动脉搏动。脉率是指每分钟脉搏搏动的次数(频率)。正常成人在安静状态下脉率为 60~100 次/分。女性脉率通常比男性稍快,儿童较快,老人略慢;运动、恐惧、兴奋、愤怒、焦虑可使脉率增快,休息、睡眠则使脉率减慢;使用兴奋药、进食浓茶及咖啡能使脉率加快;禁食、使用镇静剂和洋地黄类药物能使脉率减慢。

2.脉搏异常

(1)脉率异常 脉率异常是指脉搏过快或过慢。心动过速:成人脉率超过 100 次/分,称为心动过速(速脉),常见于发热、贫血、甲状腺功能亢进、心力衰竭、血容量不足等。一般体温每升高 1℃,成人脉率增加约 10 次/分,儿童则增加 15 次/分。心动过缓:成人脉率少于 60 次/分,称为心动过缓(缓脉),常见于颅内压增高、房室传导阻滞、甲状腺功能减退、阻塞性黄疸等。一些运动员在安静时心率每分钟小于 60 次,无任何不适症状,属于正常,说明长期锻炼使心脏有良好的贮备功能。

(2)节律异常 脉搏节律异常是指脉搏的搏动不规则、间隔时间长短不一。在一系列正常规则的脉搏中,出现一次提前而较弱的脉搏,其后有一较正常延长的间隙,称间

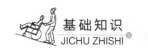
歇脉(早搏),常见于各种心脏疾病,正常人在过度疲劳、精神兴奋、体位改变时偶尔也会出现。在同一单位时间内脉率少于心率,称为脉搏短绌(绌脉),常见于心房纤颤患者,由于患者心律绝对不规则,造成有时心脏搏动时血液搏出量很少,以致在心脏搏动时不能测到相应的脉搏,从而造成脉搏短绌现象。绌脉越多,心律失常越严重;病情好转,绌脉可以消失。

(3)脉搏强弱异常 洪脉:脉搏强大有力,常见于高热、甲状腺功能亢进、主动脉瓣关闭不全等。细脉:脉搏弱而小,扪之如细丝,常见于心功能不全、大出血、休克、主动脉瓣狭窄等。交替脉:指节律正常,而强弱交替出现,常见于高血压、心脏病、冠状动脉粥样硬化性心脏病。水冲脉:脉搏骤起骤降,急促有力,常见于主动脉瓣关闭不全、甲状腺功能亢进等。奇脉:吸气时脉搏明显减弱或消失,常见于心包积液和缩窄性心包炎。

3.脉搏测量

浅表大动脉均可作为测量脉搏的部位,临床上常选择的诊脉部位是桡动脉。常用诊脉部位见图1-4-2。

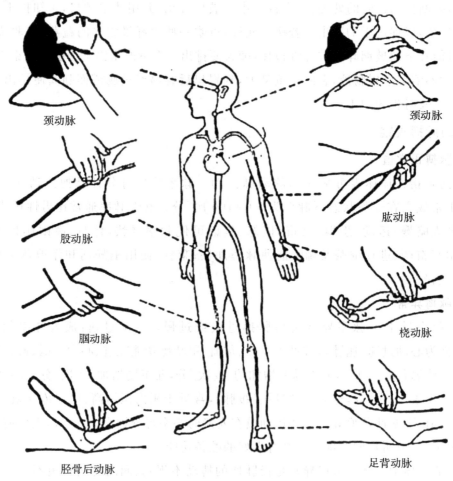

颈动脉　　颈动脉
肱动脉
股动脉
腘动脉　　桡动脉
胫骨后动脉　　足背动脉

图1-4-2　常用诊脉部位

（1）患者卧位或坐位，手腕伸直，手臂放舒适位置，身心放松。

（2）以示指、中指、无名指的指端按压在桡动脉处，按压力量适中，以能清楚测得脉搏搏动为宜（图1-4-3）。

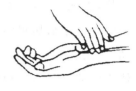

（3）正常脉搏测量30秒，得数乘以2，即为1分钟脉搏值。若发现脉搏搏动不规律，应测量1分钟。

图1-4-3 脉搏测量

（4）以"次/分"记录脉搏值。

4.脉搏测量注意事项

脉搏测量时注意保持安静，心理放松，如剧烈运动、紧张、恐惧、哭闹等，应休息30分钟后再测量。勿用拇指诊脉，因拇指小动脉的搏动较强，易与患者的脉搏相混淆。脉搏细弱难以触诊时，可测心尖搏动1分钟。如为偏瘫者，则应选择健侧肢体测量。

（三）血压观察

1.血压正常值

血压是血管内流动着的血液对单位面积血管壁的侧压力，即压强。在不同的血管内，血压被分别称为动脉血压、毛细血管压和静脉血压，通常所说的血压是指动脉血压。如无特别说明，血压一般指上臂肱动脉血压。动脉血压分为收缩压和舒张压，心脏收缩期动脉血压最高值为收缩压，心脏舒张期血压最低值为舒张压。收缩压和舒张压的差值称为脉压。正常成年人安静状态下血压的正常值范围为：收缩压90～139mmHg（1mmHg＝0.133千帕），舒张压60～89mmHg，脉压30～40mmHg。血压测量值的表示方法为"收缩压/舒张压"。各年龄组血压平均值见表1-4-1。

表1-4-1 各年龄组血压平均值

年龄	血压（mmHg）
1个月	84/54
1岁	95/65
6岁	105/65
10～13岁	110/65
14～17岁	120/70
成年人	120/80

血压随年龄的增长而逐渐增高，但收缩压的升高比舒张压的升高更为显著，小儿血压比成人低，更年期前女性血压低于男性，更年期后血压升高，男女差别不明显；血压呈明显的昼夜波动，夜间血压偏低，清晨起床活动后血压迅速升高，大多数人的血压凌晨2—3时最低，在上午6—10时及下午4—8时各有一个高峰，晚上8时血压呈缓慢下降

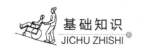
趋势,表现为"双峰双谷",这一现象称动脉血压的日节律;寒冷环境中血压可略升高,高温环境中血压可略下降;立位血压高于坐位血压,坐位血压高于卧位血压;情绪激动、紧张、恐惧、兴奋、疼痛、过度劳累、吸烟、饮酒、睡眠不佳时血压可升高。另外,身体不同部位的血压也有一定的差别,一般左上肢高于右上肢(相差10～20mmHg),下肢血压高于上肢血压(相差20～40mmHg)。正常人的血压波动范围较小,保持相对恒定状态。

2.异常血压

(1)高血压 指在未使用降压药物的情况下,18岁以上成年人收缩压≥140mmHg和(或)舒张压≥90mmHg。高血压又可分为原发性高血压和继发性高血压两大类。95%的高血压患者的原因不明称为原发性高血压,约5%的患者血压升高是某种疾病的一种临床表现,称为继发性高血压。高血压患病率高,常引起心、脑、肾等重要脏器的损害,高血压是脑卒中、冠心病的危险因素。

根据2020年世界卫生组织与国际高血压联盟制定的高血压标准,将高血压进行分级,见表1-4-2。

表1-4-2 基于诊室血压的高血压分类(2020版)

分级	收缩压(mmHg)		舒张压(mmHg)
正常血压	<130	和	<85
正常高值血压	130～139	和(或)	85～89
1级高血压	140～159	和(或)	90～99
2级高血压	≥160	和(或)	≥100

(2)低血压 血压低于90/60mmHg。常见于大量失血、休克、急性心力衰竭等。

(3)脉压异常 脉压增大,常见于主动脉硬化、主动脉瓣关闭不全、动静脉瘘、甲状腺功能亢进。脉压减小,常见于心包积液、缩窄性心包炎、末梢循环衰竭。

3.血压测量

(1)血压计的种类 主要有水银血压计(图1-4-4)、无液血压计(图1-4-5)和电子血压计3种(图1-4-6)。

水银血压计:又称汞柱血压计,由玻璃管、标尺、水银槽三部分组成,在血压计盒盖内面固定一根玻璃管,管面上标有双刻度0～300mmHg(0～40千帕),最小分度值为2mmHg(0.5千帕),玻璃管上端盖以金属帽与大气相通,玻璃管下端和水银槽(贮有水银60克)相联。水银血压计的优点是测得数值准确可靠,但较笨重且玻璃管部分易破裂,故不提倡家用。

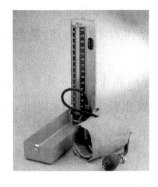

图 1-4-4 水银血压计

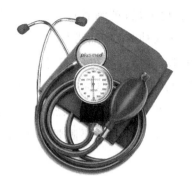

图 1-4-5 无液血压计

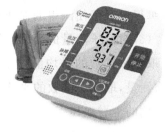

图 1-4-6 电子血压计

无液血压计:又称弹簧式血压计、压力表式血压计。外形呈圆盘状,正面盘上标有刻度,盘中央有一指针提示血压数值。其优点是携带方便,但可信度差。

电子血压计:袖带内有一换能器,有自动采样电脑控制数字运算及自动放气程序。其优点是操作方便,自动读数,不受听觉、噪声等因素影响,但准确性较差。

(2)血压测量方法

1)用水银血压计测量肱动脉血压:①体位安置:手臂位置(肱动脉)与心脏呈同一水平。坐位:平第四肋;仰卧位:平腋中线。②手臂准备:卷袖,露臂,手掌向上,肘部伸直。③血压计准备:打开,竖直放妥,开启水银槽开关。④缠袖带:驱尽袖带内空气,平整置于上臂中部,下缘距肘窝 2～3 厘米,松紧以能插入一指为宜。⑤充气:触摸肱动脉搏动,将听诊器胸件置肱动脉搏动最明显处,一手固定,另一手握加压气球,关气门,充气至肱动脉搏动消失再升高 20～30mmHg。⑥放气:缓慢放气,以水银柱每秒下降 4mmHg 为宜,注意水银柱刻度和肱动脉声音的变化。⑦判断:听诊器出现的第一声搏动音,此时水银柱所指的刻度,即为收缩压;当搏动音突然变弱或消失,水银柱所指的刻度即为舒张压。⑧记录:记录血压读数,以分数表示(即收缩压/舒张压 mmHg),如 110/70mmHg。如果没有听清,应放气使表中指针回到"0"位,再重新测量。

2)用电子血压计测量:打开血压计电源开关,接上充气插头;把袖带内的换能器"⊙"放于肱动脉搏动处,缠好袖带;按键充气后发出蜂鸣音,显示屏显示血压读数。

4.血压测量注意事项

(1)定期检测、校对血压计。测量前,检查血压计:玻璃管无裂损,刻度清晰,加压气球和橡胶管无老化、不漏气,袖带宽窄合适,水银充足;检查听诊器:橡胶管无老化、衔接紧密,听诊器传导正常。

(2)对需持续观察血压者,应做到"四定",即定时间、定部位、定体位、定血压计,有助于测定的准确性和对照比较。

(3)发现血压听不清或异常,应重测。重测时,待水银柱降至"0"点,稍等片刻后再测量。必要时,作双侧对照。

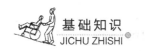

(4)测量血压时环境安静,避免干扰;被测者放松身心,避免紧张;对偏瘫者,应测健侧血压。另外,听诊器胸件不应塞入袖带内;袖带松紧合适,以能伸入1指为宜,避免过松,绑得过紧可使测得的血压偏低,绑得过松可使测得的血压偏高。

(5)对血压测量的要求(中国高血压分类标准,2010版):应相隔1～2分钟重复测量,取2次读数的平均值记录。如果收缩压或舒张压的2次读数相差5mmHg以上,应再次测量,取3次读数的平均值记录。首诊时要测量两上臂血压,以后通常测量较高读数一侧的上臂血压。

(四)呼吸观察

1.正常呼吸

呼吸是指机体与环境之间进行的气体交换过程,是机体在新陈代谢过程中,不断地从外界环境中摄取氧气,并把自身产生的二氧化碳排出体外的过程。正常成人安静状态下呼吸频率为16～20次/分,节律规律,呼吸运动均匀无声且不费力。呼吸与脉搏的比例为1∶4。呼吸频率和深浅度可随年龄、性别、活动、情绪、血压等因素而改变,小儿较快,剧烈运动和情绪激动时加深加快,休息和睡眠时呼吸减慢。

2.异常呼吸

(1)呼吸频率异常　呼吸过速也称气促,指呼吸频率超过24次/分,常见于发热、疼痛、甲状腺功能亢进等。一般体温每升高1℃,呼吸频率约增加3～4次/分。呼吸过缓:指呼吸频率低于12次/分,常见于颅内压增高、巴比妥类药物中毒等。

(2)呼吸深度异常　酸中毒如糖尿病酮症酸中毒和尿毒症酸中毒时,可出现深而规则的大呼吸,又称库斯莫呼吸,以便机体排出较多的二氧化碳,调节血中的酸碱平衡。浅表而不规则的呼吸,有时呈叹息样,可见于呼吸肌麻痹、某些肺与胸膜疾病,也可见于濒临死亡的患者。

(3)呼吸节律异常　潮式呼吸是一种呼吸由浅慢逐渐变为深快,然后再由深快转为浅慢,再经一段呼吸暂停(5～20秒)后,又开始重复以上过程的周期性变化,其形态犹如潮水起伏。潮式呼吸的周期可长达30秒至2分钟。多见于中枢神经系统疾病,如脑炎、脑膜炎、颅内压增高及巴比妥类药物中毒。间断呼吸:表现为有规律地呼吸几次后,突然停止呼吸,间隔一个短时间后又开始呼吸,即呼吸与呼吸暂停现象交替出现,常在临终前发生。

(4)呼吸声音异常　蝉鸣样呼吸,表现为吸气时产生一种极高的似蝉鸣样音响,产生机制是由于声带附件阻塞,使空气吸入发生困难。蝉鸣样呼吸常见于喉头水肿、喉头异物等。鼾声呼吸,表现为呼吸时发出一种粗大的鼾声,由于气管或支气管内有较多的分泌物积蓄所致。鼾声呼吸多见于昏迷患者。

(5)呼吸形态异常　正常女性以胸式呼吸为主,正常男性及儿童以腹式呼吸为主。由于肺、胸膜或胸壁的疾病,如肺炎、胸膜炎、肋骨骨折、肋骨神经痛等产生剧烈的疼痛,均可使胸式呼吸减弱,腹式呼吸增强;由于腹膜炎、大量腹水、肝脾极度肿大、腹腔内巨大肿瘤等,使膈肌下降受阻,造成腹式呼吸减弱,胸式呼吸增强。

(6)呼吸困难 呼吸困难是一个常见的症状及体征,患者主观上感到空气不足,客观上表现为呼吸费力、胸闷等,可出现发绀、鼻翼扇动、端坐呼吸,辅助呼吸肌参与呼吸活动,造成呼吸频率、深度、节律的异常。临床上可分为吸气性呼吸困难、呼气性呼吸困难和混合性呼吸困难。

1)如果患者吸气显著困难,吸气时间延长,有明显的三凹征(吸气时胸骨上窝、锁骨上窝、肋间隙出现凹陷),则为吸气性呼吸困难。常见于气管阻塞、气管异物、喉头水肿等。

2)呼气性呼吸困难,则表现为呼气费力,呼气时间延长。常见于支气管哮喘、阻塞性肺气肿。

3)混合性呼吸困难指吸气、呼气均感费力,呼吸频率增加。常见于重症肺炎、广泛性肺纤维、大面积肺不张、大量胸腔积液等。

3.呼吸测量

安置患者舒适体位,精神放松,观察患者胸部或腹部的起伏,一起一伏即为一次呼吸,测量30秒,乘以2,即为呼吸频率。异常呼吸患者或婴儿应测1分钟。同时注意呼吸的深度、节律、音响、形态及有无呼吸困难。危重病患者呼吸微弱,甚至不易见到胸部或腹部的起伏,这时可用少许棉花、薄纸片等放在患者鼻孔前,通过观察棉絮或薄纸片等的活动情况来观察呼吸,计时应1分钟。

4.呼吸测量注意事项

观察呼吸时不要让患者察觉你在观察他的呼吸,因为呼吸受意识控制,因此测量前不必解释,一旦患者注意到自身呼吸,就不是自然状态下的呼吸。呼吸测量的同时要注意缺氧情况。

(五)疼痛观察

1.疼痛

疼痛是临床上常见症状之一,被称为第五生命体征。疼痛是一种令人不快的感觉和情绪上的感受,伴随着现有的或潜在的组织损伤。疼痛有双重含义:痛觉和痛反应。痛觉是一种意识现象,是个体的主观知觉体验,受个体的心理、性格、经验、情绪和文化背景的影响,个体表现为痛苦、焦虑。痛反应是机体对疼痛刺激所产生的一系列生理病理变化和心理变化,如呼吸急促、血压升高、出汗、心理痛苦、焦虑和抑郁等。疼痛是人体最强烈的应激因素之一,是机体对有害刺激的一种保护性防御反应,具有保护和防御的功能。

2.疼痛分类

(1)按病程分类 按疼痛病程分为:①急性疼痛:突然发生,有明确的开始时间,持续

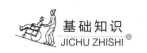

时间较短,以数分钟、数小时或数天之内居多,用镇痛方法一般可以控制。②慢性疼痛:疼痛持续 3 个月以上,具有持续性、顽固性和反复性的特点,临床上较难控制。

(2)按程度分类　按疼痛程度分为:①微痛:似痛非痛,常无其他感觉复合出现。②轻痛:疼痛程度轻微,范围局限,个体能正常生活,睡眠不受干扰。③甚痛:疼痛明显、较重,合并痛反应,如心跳加快、血压升高,睡眠受干扰。④剧痛:疼痛程度剧烈,痛反应剧烈,不能忍受,睡眠受到严重干扰,可伴有自主神经紊乱或被动体位。

(3)按性质分类　按疼痛性质分为:①钝痛:酸痛、胀痛、闷痛等。②锐痛:刺痛、切割痛、灼痛、绞痛、撕裂样痛、爆裂样痛等。③其他:如跳痛、压榨样痛、牵拉样痛等。

(4)其他分类　按疼痛起始部位及传导途径可分为:①皮肤痛:疼痛刺激来自体表,多因皮肤黏膜受损而引起。②躯体痛:指肌肉、肌腱、筋膜和关节等深部组织引起的疼痛。③内脏痛:是因内脏器官受到机械性牵拉、扩张、痉挛、炎症、化学性刺激等引起。④牵涉痛:内脏痛常伴有牵涉痛,即内脏器官疾病引起疼痛的同时在体表某部位也发生痛感。⑤假性痛:指去除病变部位后仍感到相应部位疼痛,如截肢患者仍感到已不存在的肢体疼痛。⑥神经痛:为神经受损所致,表现为剧烈的灼痛和酸痛。

3.疼痛评估方法

疼痛评估是进行有效疼痛控制的首要环节,不仅可以判断疼痛是否存在,还有助于评价镇痛治疗的效果。疼痛不具备客观的评估依据,而且引起疼痛的原因和影响疼痛的因素较多,加之个体差异的存在,每个人对疼痛的描述又不尽相同。因此,对疼痛的评估应采用综合性评估。

(1)交谈法　询问患者疼痛的部位、牵涉痛的位置以及疼痛有无放射;过去 24 小时和当前静息时和活动时的疼痛程度;疼痛对睡眠和活动等方面的影响;疼痛的发作时间、持续时间、过程、持续性还是间断性,是否伴有其他相关症状。

(2)观察　主要观察患者疼痛时的生理、行为和情绪反应。观察患者身体活动可判断其疼痛的情况,如:①静止不动:即患者维持某一种最舒服的体位或姿势,常见于四肢或外伤疼痛者;②无目的的乱动:在严重疼痛时,有些患者常通过无目的的乱动来分散其对疼痛的注意力;③保护动作:是患者对疼痛的一种逃避性反射;④规律性动作或按摩动作:为了减轻疼痛的程度常使用的动作。此外,疼痛发生时,患者常发出各种声音,如呻吟、喘息、尖叫、呜咽、哭泣等,应加强观察,并及时通知护士。

(3)常用评估工具的使用

1)数字评分法:用数字 0~10 代替文字来表示疼痛的程度。0 分表示无痛,10 分表示剧痛,中间次序表示疼痛的不同程度(图 1-4-7)。口述:"过去 24 小时内最严重的疼痛可用哪个数字表示,范围从 0(表示无痛)到 10(表示疼痛到极点),1~3 分轻度疼痛,不影响睡眠,4~6 分中度疼痛,7~10 分重度疼痛,不能入睡或者睡眠中痛醒。"书写方式为:"在描述过去 24 小时内最严重的疼痛的数字上画圈。"此评分法适用于疼痛治疗前后效果的对比。

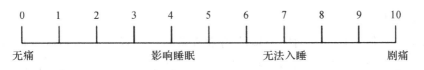

图 1-4-7　数字评分法

2)文字描述评定法:把一条直线等分成 5 段,每个点均有相应的描述疼痛程度的文字,从"没有疼痛""轻度疼痛""中度疼痛""重度疼痛""非常严重的疼痛"到"无法忍受的疼痛"(图 1-4-8)。患者按照自身疼痛程度选择合适的描述其疼痛的文字。

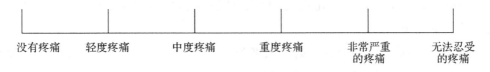

图 1-4-8　文字描述评定法

3)视觉模拟评分法:用一条直线,不作任何划分,仅在直线的两端分别注明"不痛"和"剧痛",请患者根据自己对疼痛的实际感觉在直线上标记疼痛的程度。此方法适用于任何年龄的疼痛患者,且没有特定的文化背景或性别要求,易于掌握,使用灵活方便,不需要任何附加设备。

4)面部表情疼痛评定法:采用面部表情来表达疼痛程度,从左到右六张面部表情,最左边的脸表示无疼痛,依次表示疼痛越来越重,直至最右边的脸表示极度疼痛。请患者立即指出能反映其疼痛程度的那张面部表情图(图 1-4-9)。此评估方法适用于 3 岁以上的儿童。

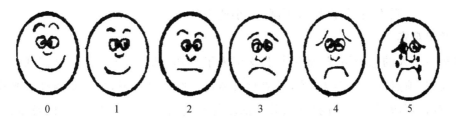

图 1-4-9　面部表情疼痛测量图

4.疼痛评估中的注意事项

相信患者的主诉,患者说痛,就是痛,患者说有多痛,就是多痛;注意患者心理状态对疼痛的影响;记录内容应突出疼痛的时间、疼痛程度、部位、性质及对睡眠和活动的影响等方面;并教会患者和家属使用常用的疼痛评估方法和工具,包括患者在家中接受治疗时同样也要进行评估,以便患者在任何地方都能得到全面的镇痛治疗。

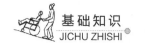

（六）意识观察

1.正常意识

意识是指机体对自身和周围环境的刺激所做出应答反应的能力。意识状态是大脑功能活动的综合表现,是对环境的知觉状态。正常人应表现为意识清晰,反应敏捷、准确,语言流畅、准确,思维合理,情感活动正常,对时间、地点、人物的判断力和定向力正常。

2.意识障碍

意识障碍是指机体对外界环境刺激缺乏反应的一种精神状态,可表现为对自身及外界环境的认识及记忆、思维、定向力、知觉、情感等精神活动的不同程度的异常改变。按意识障碍的轻重分为以下几种:

(1)嗜睡　是最轻度的意识障碍。患者处于持续睡眠状态,但能被言语或轻度刺激唤醒,醒后能正确、简单而缓慢地回答问题,但反应迟钝,刺激去除后又很快入睡。

(2)意识模糊　其程度较嗜睡深,表现为思维和语言不连贯,对时间、地点、人物的定向力完全或部分发生障碍,可有错觉、幻觉、躁动不安、谵语或精神错乱。

(3)谵妄　是一种急性的脑高级功能障碍,可表现为紧张、恐惧和兴奋不安,甚至可有冲动和攻击行为。

(4)昏睡　患者处于熟睡状态,不易唤醒。压迫眶上神经、摇动身体等强刺激可被唤醒,醒后答话含糊或答非所问,停止刺激后即又进入熟睡状态。

(5)昏迷　最严重的意识障碍,按其程度可分为:①浅昏迷:意识大部分丧失,无自主活动,对声、光刺激无反应,对疼痛刺激(如压迫眶上缘)可有痛苦表情及躲避反应。②深昏迷:意识完全丧失,对各种刺激均无反应。全身肌肉松弛,机体仅能维持循环与呼吸的最基本功能,呼吸不规则,血压可下降,大小便失禁或潴留。

3.意识观察

判断一个人的意识情况,通过与其交谈来了解其言语、思维、反应、情感活动、定向力(时间、人物、地点的判断能力)等,必要时可通过一些神经反射,如观察瞳孔对光反射、角膜反射、对强刺激(如疼痛)的反应、肢体活动等来判断其有无意识障碍,以及意识障碍的程度。

如果患者处于持续的睡眠状态,能唤醒,反应迟钝,但回答问题合理,说明处在嗜睡状态;如果意识障碍程度较嗜睡深,对时间、地点、人物的定向能力完全或部分发生障碍,说明患者已进入意识模糊状态;如不易唤醒,在强刺激下唤醒后很快又进入熟睡状态,答话含糊或答非所问,说明已进入昏睡状态;如不能唤醒,无自主活动,大小便失禁或潴留,伴随一些生理反射的消失,则说明已进入了昏迷状态。如对疼痛刺激尚有一定的反应,则说明昏迷程度较浅;如对任何刺激均无反应,则说明昏迷程度较深。出现意识障碍应及时告知护士。

二、出入量观察

1.人体出入量组成

液体是组成人体物质的体液部分,它构成人体的内环境。正常体液保持着动态平衡,是维持生命活动的必要条件,当人体出现呕吐、腹泻、高热、大汗、创伤、手术、感染等各种病理现象时,均可能出现出入量的不平衡,导致水与电解质代谢紊乱,因此准确记录出入量对判断患者的病情、了解治疗效果具有十分重要的意义。

(1)入量 进入体内的所有液体,包括饮水量、食物中的含水量、输液量和输血量等。

(2)出量 从体内排出的所有液体,包括:①显性失水:大小便量、呕吐物量、咯出物量(咯血、咳痰)、出血量、引流量、创面渗出液量等。②非显性失水:皮肤非显性出汗、出汗及呼吸道呼出的水分。

2.记录方法

(1)测量 液体食物可用量杯或使用专用容器(已测量过容量的容器)进行测量,固体食物应记录单位数目或重量,如米饭 1 中碗(约 100 克)、苹果 1 个(约 100 克)等,再根据医院常用食物含水量及各种水果含水量核算其含水量。

(2)记录 医疗护理员在每天的照护工作中在床边专用的出入量记录单上随时、详细、实时记录患者出入量,日间 7 时至 19 时用蓝笔记录,夜间 19 时至次晨 7 时用红笔记录。

1)饮水或饮料:可用量杯或专用容器测量。若为糊状食物应量好水量再加溶质,仅记含水量。

2)固体食物:用标准秤称得食物重量,参考医院常用食物含水量表(表 1-4-3)及各种水果含水量(表 1-4-4),即得出固体食物含水量。

表 1-4-3 医院常用食物含水量表

食物	单位	原料重量(克)	含水量(毫升)	食物	单位	原料重量(克)	含水量(毫升)
米饭	1 中碗	100	240	藕粉	1 大碗	50	210
大米粥	1 大碗	50	400	鸭蛋	1 个	100	72
大米粥	1 小碗	25	200	馄饨	1 大碗	100	350
面条	1 中碗	100	250	牛奶	1 大杯	250	217
馒头	1 个	50	25	豆浆	1 大杯	250	230
花卷	1 个	50	25	蒸鸡蛋	1 大碗	60	260

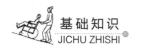
续表

食物	单位	原料重量（克）	含水量（毫升）	食物	单位	原料重量（克）	含水量（毫升）
烧饼	1个	50	20	牛肉		100	69
油饼	1个	100	25	猪肉		100	29
豆沙包	1个	50	34	羊肉		100	59
菜包	1个	150	80	青菜		100	92
水饺	1个	10	20	大白菜		100	96
蛋糕	1块	50	25	冬瓜		100	97
饼干	1块	7	2	豆腐		100	90
煮鸡蛋	1个	40	30	带鱼		100	50

表1-4-4　各种水果含水量

水果	重量（克）	含水量（毫升）	水果	重量（克）	含水量（毫升）
西瓜	100	79	葡萄	100	65
甜瓜	100	66	桃	100	82
西红柿	100	90	杏	100	80
萝卜	100	73	柿子	100	58
李子	100	68	香蕉	100	60
樱桃	100	67	橘子	100	54
黄瓜	100	83	菠萝	100	86
苹果	100	68	柚子	100	85
梨	100	71	广柑	100	88

3）在输液、输血、静脉或肠道营养治疗时，记录实际输注液体量，粉剂药不记在内。此项通常由护士记录。

4）尿量可用有容量刻度的尿壶或量杯量取，尿失禁者可对尿不湿或尿布称重来记录尿量。

5）各种引流液、呕吐物以及胃肠减压的液量用量杯测量并记录。

6）粪便量一般每天100～300克，含液体约150毫升。若为稀水样便应排入便盆，再倒入量杯测量并记录。

7)大量咳痰者,应记录痰量。痰液咳在固定的容器内,内盛已知容量的消毒水,12或24小时更换并记录一次,痰量为总量减去已知消毒水容量。

8)伤口渗液、汗液量通过称湿敷料、湿床单、湿衣裤等总重量减去干敷料、床单、衣裤等重量,即得液体重量。

3.注意事项

(1)对患者出入量的统计应认真仔细,真实记录,应保持记录的完整、准确。

(2)出入量的记录应随时记录,避免遗漏。

(3)每项出入量的记录均要有具体时间,有特殊变化或有疑问时应及时告知或询问医务人员并及时记录。

(4)对于患者的输液、输血量及鼻饲营养治疗等液量由护士记录。

三、其他情况观察

1.皮肤黏膜观察

皮肤和黏膜是人体抗感染的第一道防线,同时,皮肤黏膜的改变如黄染、发绀、苍白、皮疹等也是许多疾病的诊断依据。因此,做好皮肤护理非常重要,有助于维持身体的完整性,促进舒适,预防感染,防止压力性损伤及其他并发症的发生,同时还可维护患者自身形象,促进康复。

(1)皮肤颜色 肤色因人而异,与种族和遗传有关。此外,身体的不同部位或身体的同一部位因姿势和环境因素的影响也存在差别。观察皮肤时注意与不常接受阳光照射的部位相比,注意巩膜、舌、唇、手掌足底、甲床处颜色。皮肤苍白常见于休克或贫血患者;口唇樱红见于一氧化碳中毒者;肢端皮肤、口唇发绀见于缺氧患者;皮肤、巩膜黄染常见于肝胆疾病患者。

(2)弹性 皮肤弹性与年龄、营养状况等有关。检查皮肤弹性时可从前臂内侧提起少量皮肤,放松时如果皮肤很快复原,表明皮肤弹性良好。弹性差者皮肤复原较慢,一般见于老年人或脱水患者。

(3)皮疹 正常皮肤光滑无皮疹。许多疾病可出现特征性的皮疹,如过敏者可出现全身荨麻疹,水痘患者出现疱疹,伤寒患者出现玫瑰疹,麻疹早期可在口腔黏膜出现灰白色的斑点。这些皮疹的形状、色泽、分布及发展顺序,常是疾病重要的诊断依据,照护者应注意观察,发现皮疹应及时报告医护人员,不擅自涂药。

(4)水肿 皮肤有无水肿,要注意眼睑、小腿、胫骨前、踝部,卧床患者观察腰背部,用拇指指腹按压后观察,呈凹陷状难以复原说明有水肿存在。重度水肿者,肢体肿大,体重增加,皮肤紧张发亮。

(5)其他 凝血功能障碍者可出现瘀点瘀斑;慢性肝病患者可见蜘蛛痣及肝掌(手掌

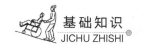

大小鱼际、指腹处发红)。此外,发现皮下结节时应注意其部位、大小、数目、硬度、活动度,有无压痛及其表面皮肤颜色等。

2.体重观察

体重是营养评价最简单、最直接而又可靠的指标,从体重的变化中可以反映人体的营养状况。同时,体重也是水肿、腹水等治疗效果的评价指标。医疗护理员在患者入院时及住院期间定期测量体重并记录。测量方法如下:

(1)选用合适的秤 体重测量成人用台秤,婴幼儿用儿科专用秤。

(2)定期测量 住院患者一般每周测量体重一次,特殊患者按医嘱每天测量。

(3)准确测量 每天固定时间测量,一般为晨起排空大小便,脱去外衣、鞋子、帽子后测量,若环境过冷可以不脱衣服,但应减去衣服重量。对婴幼儿体重测量,先将清洁布放在婴儿秤上,调零,然后脱去婴儿衣物等,将婴儿轻放于秤盘上,读数。对不合作的婴幼儿体重测量,可让测试者抱起小儿一起测量,然后减去测试者及小儿衣物重量,即为小儿体重。测量时避免身体晃动,身体应站在秤的中央位置,减少误差。

(4)测量环境室温适宜,防止患者受凉。

(5)测量体重的过程中,注意照护,防止患者跌倒等意外的发生。

3.其他病情观察

(1)突发头痛、偏瘫 患者突然感到一侧面部或手脚麻木、无力、动作不利索;突然说话不清楚或听不懂他人说话的意思;嘴角歪斜、流口水、头晕或站不稳甚至晕倒;短暂的意识不清、嗜睡及无法解释的头痛等,是脑卒中的先兆表现。遇到上述情况,应让患者安静平卧且头偏向一侧或侧卧位,保持镇静,嘱患者放松,不过多搬动患者,立即报告护士。

(2)突发胸痛 突发心前区疼痛,伴有大汗、烦躁不安、恐惧及濒死感等,极有可能发生了心肌梗死。老年人出现胸前区不适伴乏力、胸闷、心悸等症状也应注意心肌梗死的可能。遇到上述情况应使患者绝对卧床休息,放松心理,保持环境安静,防止不良刺激,解除恐惧心理,立即报告护士。

(3)心慌气急 患有心脏病者,若在体力活动如上楼梯、上坡时出现心慌、咳嗽、气急、脉搏增快而休息后不能很好改善;夜间睡眠突然憋醒,不能平卧;出现胸闷窒息感,疲乏无力,大汗淋漓;突然出现端坐呼吸,频繁咳嗽,咳粉红色泡沫痰。出现上述情况,说明患者有不同程度心力衰竭存在,应让患者取坐位或半坐位,双腿下垂,放松心情,立即知护士。患者常有烦躁不安,需注意安全,谨防跌倒受伤。

(4)饥饿、乏力、心悸 患者出现饥饿感、心悸、出汗、肌肉颤抖、软弱无力、紧张、焦虑、流涎、面色苍白、心率加快、四肢冰冷等情况,特别是在凌晨或在糖尿病治疗期间出现上述症状,应考虑出现低血糖症状,立即进食水果糖或糖水、饼干,并立即报告护士。

(浙江省中医院 叶富英 倪斐琳)

第二节 沟通与心理照护

沟通(communication)是人们分享信息、思想和情感的过程。这种过程不仅包含口头语言和书面语言,也包含形体语言、个人的习气和方式、物质环境等赋予信息含义的任何东西。人与人之间在交往的过程中,要想得到真诚的友谊,相互的尊重,彼此的信任,那就要深入沟通,增加彼此的了解,这样才能知道双方性格和个性。在工作中,一个人的沟通协调能力非常重要,善于沟通,良好的沟通效果往往会使人很快在工作中打开局面。

沟通是我们生活、学习、工作中不可或缺的一种技能,沟通是必要的。医疗护理员初级掌握沟通方法、心理安抚方法、安全问题预防、职业损伤防护。医疗护理员中级掌握特殊患者沟通、不良情绪安抚、安全问题应急处理。医疗护理员高级掌握症状照护、失控情绪安抚、职业暴露处理,并具有指导和培训能力。

一、沟通

(一)概念

沟通是医疗护理员与患者之间信息交流及相互作用的一个过程,沟通是做好照护工作的基础,沟通的内容不仅是与患者的照护及康复直接或间接相关的信息,也包括双方思想、感情、愿望及要求等方面的交流。其中,护患沟通的关键是信任,只有为患者提供优质服务,使患者产生亲切感,才能加深其对医疗护理员的信任。有效的护患沟通是做好以人为本服务的基础。

(二)方法和技巧

沟通方式分语言性沟通与非语言性沟通,两者相结合,可促进有效沟通。沟通的技巧包括讲出来、不批评、不责备、不抱怨、不攻击、不说教,互相尊重,不说不该说的话。

1.语言性沟通

语言性沟通主要包括口头、书面和通过电话等通信方式的沟通。医疗护理员在日常交流中应注意语言规范。

(1)礼貌性语言 如对新住院患者,应说"您好!我是×××";在称谓上不应直呼其名和床号,应根据不同年龄、性别、职业等称呼"大爷/大娘""叔叔/阿姨""老师""小朋友"等。带领患者做检查时应说"张老师,我带您去做检查",有的医疗护理员却大声喊:"3床,去检查!"前者体现了医疗护理员对患者的关心和尊重,后者会使患者感到医疗护理员缺乏同情心,不被尊重,这样不利于建立良好的护患关系。

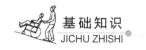

（2）鼓励性语言　如在照护过程中,可以鼓励患者说"您配合得很好、您要对治疗有信心、您真棒"等。尤其是对病情较重且预后较差的患者,需要根据患者的具体情况,帮助患者树立信心,使其积极配合治疗。

（3）安慰性语言　如"您不要着急""会好起来的"等,可以帮助患者克服暂时性困难,有利于患者疾病的治疗与康复。语言要讲究委婉,回答有关治疗效果等方面的问题时应留有余地,不人云亦云,传播小道消息,不要轻率地做结论。

（4）解释性语言　当患者或患者家属提出问题时,医疗护理员应根据患者的具体情况给予恰当的解释,有关疾病治疗方面的问题及时向医护人员反映,由医护人员出面解释,避免不当语言引起医患纠纷。

2.非语言性沟通

非语言性沟通是指通过表情、动作、仪表、语气、语调等方式交流信息和进行沟通的过程。医疗护理员应注意自己的表情、语气、动作等对患者的影响。

（1）面部表情　如微笑可消除患者的紧张情绪;诚恳的目光会使患者感到和蔼可亲;当患者讲述痛苦时,表情应庄重、严肃,而不应有轻描淡写,甚至嘲笑的表情。

（2）肢体动作　如竖起大拇指、点头等表示鼓励;当患者害怕时,握手触摸等可以使患者获得温暖和关怀。

（3）仪容外表　精神应饱满,工作服要整洁,仪表要端庄。良好的工作形象,能增强患者的信任感。如无精打采、衣帽不整就会使人感到疑惑,甚至使患者对你的工作缺乏信心。

（4）语气语调　说话时语速适宜,语调要恰当,音量要适中。

（三）特殊患者沟通

1.婴幼儿患者

可以抱一抱、拍一拍或抚摸头部、后背;或哄、逗、微笑等。这些都能使患儿产生如同在母亲身边一样的安全感、依恋感。

2.青少年患者

青少年患者常表现出急躁、焦虑情绪,常迁怒于家长或医护人员。医疗护理员应用积极、鼓励的语言进行疏导、宽慰。如"小朋友,真是勇敢坚强的孩子,你真棒!"患者处于激动的情绪状态时,在保证安全的前提下,提供一个独处的环境,使其冷静,并给予非语言性沟通支持。

3.中年患者

中年患者常表现焦虑与急躁、悲观与抑郁等情绪。当患者不配合照护工作时,医疗护理员应以友善的态度加以开导,体贴和关心患者,不要伤其自尊心,如"您先别着急,咱听大夫的建议,积极配合治疗"。

4. 老年患者

老年患者自尊心强、易激怒、敏感多疑,常有自卑、无价值感和孤独感。医疗护理员应尊重患者人格,对健忘、重复行为给予谅解;提供舒适、安全照护环境。鼓励患者,如"大爷/大娘,我们一起保持积极的心态,配合治疗"。

5. 病情严重的患者

与此类患者沟通时,医疗护理员应尽量缩短时间,避免加重患者的病情,同时要严密观察病情,如果发生病情变化或患者因体力因素拒绝交谈时,应及时停止交谈。对轻度意识障碍的患者,医疗护理员可以重复一句话,以同样的语调反复与患者交谈;也可通过面部表情、手势或应用书面语言、图片等,以观察患者的反应。对昏迷患者可以就具体情况增加刺激,如触摸患者、呼叫患者,以观察患者是否有反应。

6. 疼痛患者

对慢性疼痛的患者,医疗护理员应耐心倾听、鼓励患者表达其疼痛感受,以同情、安慰和鼓励的态度理解患者疼痛时的行为反应,减轻患者的焦虑、恐惧及抑郁情绪。

7. 感觉障碍患者

对视力障碍的患者,可以用触摸的方式使患者感受到关心;对听力障碍的患者,可以应用面部表情、手势,或通过书面语言、图片等与患者沟通。

8. 哭泣患者

应先了解患者哭泣的原因,鼓励患者表达自己的悲哀。允许患者独处、发泄、倾诉、沉默等,关心及支持患者,尽可能地陪伴患者,使患者调整悲哀心理,恢复平静。

9. 不满的患者

患者对别人要求很高,对周围的一切抱怨,对各方面苛求,应该理解患者的行为,并仔细观察患者的表现,允许患者的抱怨,对患者的合理要求及时做出回应;也可用幽默或非语言的沟通技巧让患者感受到医疗护理员的关心及重视。

二、心理照护

(一)患者心理需要、影响因素及常见情绪反应

1. 患者心理需要

患者在患病期间会产生一些特殊的心理需要,医疗护理员在工作中若能及时识别患者的心理需要,将更好地理解患者的行为,并提供针对性的照护,满足其心理需要,促进康复。虽然患者的心理需要因人而异,表现形式各不相同,但也有共性可循。马斯洛认为,人类的需要是分层次的,按其重要性和发生的先后顺序,由低到高分为五个层次:生理的需要;安全的需要;社交的需要;尊重的需要;自我实现的需要。

(1)生理的需要 包括维持生存的需求,比如进食、饮水、呼吸等。若不满足,则有生

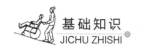

命危险。日常照护中,要设法优先满足这类需要。

(2)安全的需要 包括劳动安全、职业安全、生活稳定、希望免于灾难、希望未来有保障等,如人们在满足生理需要的基础上,希望有安全稳定的生活以及有医疗保险、退休福利和失业保险等。

(3)社交的需要 也叫爱与归属的需要,包括被别人接纳、爱护、关注、欣赏、鼓励等需求,表现为渴望得到家庭、朋友、社会团体的关怀、爱护和理解,是对亲情、爱情、友情、温暖、信任的需要。

(4)尊重的需要 尊重有自尊和他尊,包括自我尊重、自我评价、尊重别人和得到别人的尊重。尊重的需要很少能得到完全的满足,但基本上的满足就能产生推动力。

(5)自我实现的需要 是最高层次的需要,是精神层面的需求。满足这种需要就要求完成与自己能力相称的工作,最充分地发挥自己的潜在能力,成为自己所期望的人物。

这五种基本需要之间的关系是复杂的。马斯洛认为,每一时刻最占优势的需要支配一个人的意识,成为组织行为的核心力量,已经满足的需要,就不再是行为的积极推动力量。当个体需要得到满足时,就处于一种平衡状态,这种平衡有助于个体保持健康,反之,个体则可能陷入紧张、焦虑、愤怒等负性情绪中,并直接或间接影响个体的生理功能,造成对环境的适应性下降,影响疾病的康复。

2.患者心理影响因素

患者心理变化受到多种因素的制约和影响,常见的影响因素有疾病相关因素、个体因素、环境因素等。

(1)疾病相关因素

1)疾病本身:疾病可能伴有剧烈的疼痛,或致残、致畸,或威胁患者的生命,故易引发患者各种心理反应。

2)对疾病的认知:个体认知评价对于疾病的康复起着重要作用。知识水平高、能够对疾病理性认识的人群相对于一些消极认知评价的人群,康复计划较容易实施,一些偏信、固执、宿命观的消极认知,会使康复延误甚至不能实施康复计划。

3)疾病治疗方案:有些治疗方案可伴剧烈疼痛,或严重的药物副作用;有些治疗方案可干扰患者的日常活动,甚至完全改变生活方式和习惯。因而治疗方案也可引发患者的心理变化。

(2)个体因素 年龄、性别、人格特征等个体背景因素也可对患者的心理产生影响。

1)年龄:不同年龄阶段的患者对疾病本身及治疗方案的理解程度不同,影响其心理变化的因素也不完全一致。如幼儿,因为认知能力有限,不能完全理解疾病及其治疗方案,因而影响其心理变化的关键因素可能与活动受限以及与亲人分离有关。

此外,在不同年龄段,疾病导致的负面影响不尽相同,心理的影响因素也存在差异。如青少年,关注的是与同伴保持一致、被同伴接受,而患病可能导致此目标受阻,因而易出现逃避治疗、否认患病等问题；成年人，疾病可能导致其人生理想难以实现，或已经习惯的生活方式受到干扰；老年人，安度晚年的目标受阻。凡此种种，均可能导致患者出现愤怒、抑郁等不良心理反应。

2）性别：研究发现，男性比女性更易遭受慢性病的影响，心理反应也较严重。因为男性的自信多来源于强壮的体魄，而身患慢性病则意味着需要长期扮演依赖者的角色，这显然违背了传统文化中男性的角色特点，所以，男性比女性更难以接受患慢性病的事实。

3）人格因素：不同人格特征的个体对身患疾病的事实认知评价不同，心理反应也不相同。坚强、乐观的个体，具有与疾病进行抗争的勇气和毅力，在面临疾病的折磨时，能够积极寻找希望，追求生活质量和人生目标，因而不会表现出无助、绝望等；而悲观、消极人格特征的个体，则易出现不良心理或行为反应。

（3）环境因素　包括物理环境和社会环境两个方面。

1）物理环境：主要指医院环境，无论多么现代化的医院环境，对患者来说都是不自由的，甚至有时会使患者产生死气沉沉之感，因而导致抑郁情绪的产生。

2）社会环境：主要指由那些与患者存在血缘关系（父母、兄弟姐妹、子女）、亲密关系（伴侣和最亲密的朋友）、社会关系（不太亲密的朋友、同学、工作关系的同事、客户）的人构成的社会支持系统。社会支持系统是否强大、对患者的影响是积极还是消极，均会对患者心理产生不同影响。亲友少、人际关系不佳的患者，获得的社会支持薄弱，难以有效缓冲患病带来的一系列压力，往往会产生负性心理。

（4）特殊患者的心理影响因素

1）肿瘤患者：对肿瘤疾病的认知片面化，由于恶性肿瘤的死亡率较高，人们普遍认为"这是不治之症"，一经确诊，患者往往会感到即将走到生命尽头，出现恐惧、否认、愤怒、焦虑和抑郁等心理反应。患者对放疗、化疗的基本知识缺乏了解，一旦出现恶心、呕吐、食欲差等副作用，就会加重患者的焦虑、恐惧情绪。有的患者治疗后出现形体方面的改变，如脱发、面部浮肿、器官缺损等，会因此产生自卑、敏感、回避、自我封闭、自信心不足等性格行为的改变。在接受治疗的过程中，患者会对疗效和预后产生过高的期望，如果疗效欠佳，或病情出现反复，患者就会出现抑郁悲伤、焦虑易怒等情绪反应，丧失信心。手术、化疗或放疗产生的高额费用会给患者带来巨大的经济压力，造成患者情绪低落、顾虑重重，甚至出现自杀企图。

2）临终患者：临终患者随着治疗的进行和病情的变化，疾病的严重程度会发生变化。病情加重时，经受病痛对身体和精神的双重折磨，会悲观绝望，丧失信心；而病情稳定时，痛苦减轻，患者心情好转，又会燃起生存的希望。家属对临终患者治疗与照顾的态度若是积极主动，饱含亲情与爱心，会给患者带来欣慰感、满足感，提高患者的生存质量；反之，家属放弃的态度则会使患者感到雪上加霜，凄凉无助，加重痛苦并加快死亡的步伐。

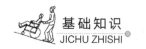

3)手术患者：①对手术的担忧：患者因不适应住院环境，对手术、麻醉过程不了解，因担心术中疼痛、出血过多、发生麻醉意外、手术失败、术中死亡而出现恐惧、焦虑；②对医护人员过分挑剔，对医师的技术水平不信任，或医护人员有过不良的言行态度，均可导致患者出现不同程度的恐惧及焦虑；③对手术疼痛的恐惧；④其他原因：担心手术增加家庭经济负担，担心手术影响家庭生活、工作及学习，对医疗设备恐惧等。

4)急危重症患者：①疾病因素：疾病来势凶猛、伴随症状明显，给患者造成难以忍受的痛苦及不适，且患者毫无心理准备，担心医护抢救不及时，会危及生命安全，由此产生恐惧死亡的心理；②环境因素：患者进入重症监护室，与外界隔离，面对的是天花板、监护仪、输液装置等医疗器械，看到的是医护人员紧张而严肃的表情，听到的是单调的仪器工作声、仪器报警声，医护人员严肃的谈话声以及其他患者的痛苦呻吟声，患者的孤独感尤为严重；③治疗因素：由于诊断及抢救的需要，患者短时间接受许多不熟悉的医疗护理操作及特殊检查，如动静脉插管、放置胃管及尿管、血气分析等，给患者带来诸多不适与痛苦，此外，因身上的插管产生的被束缚感等因素，均可使患者产生紧张、恐惧、焦虑等心理反应。

3. 患者常见情绪反应

情绪反应是患者体验到的最常见、最重要的心理反应。面对疾病所带来的痛苦以及疾病对生命安全、健康的威胁，患者常产生的典型情绪反应有焦虑、恐惧、抑郁、愤怒等负性情绪。负性情绪的持续是影响患者康复的重要原因，所以医疗护理员应该把握患者情绪反应的特点，适时给予恰当的干预显得尤为重要。

(1)焦虑　焦虑是人们感受到威胁或预期要发生不良后果时产生的情绪体验，是临床患者最常见的情绪反应。引起患者产生焦虑的原因有很多，例如，疾病初期对疾病的病因、性质、转归和预后不明确；希望做详细深入的检查又担心面对不良后果；对具有一定危险性的检查和治疗担心其可靠性和安全性，甚至有些患者对疾病诊治和护理的各个环节都心存疑虑；医院陌生的环境和紧张的气氛让患者紧张，尤其目睹危重病患者的抢救过程和死亡情景；与家人分离，牵挂亲人，担心家庭经济负担等。

(2)恐惧　恐惧是人们面对危险情境而产生的一种负性情绪反应。恐惧与焦虑不同，焦虑时危险尚未出现，焦虑的对象不明确或是潜在威胁的事物，而恐惧有明确的对象，是现实中已发生或存在的人或事物。引起患者恐惧的主要因素是疾病引起的一系列不利影响，如疼痛导致生活或工作能力受限等。患者的社会经历、年龄、性别不同，恐惧的对象也不尽相同，例如，儿童患者的恐惧多与疼痛、陌生、黑暗有关，而成年患者的恐惧则多与手术、有一定危险性的特殊检查或疾病预后相关。临床上以手术患者和儿童患者产生恐惧情绪最常见。恐惧对正常人群来讲是一种保护性防御反应，但持续时间长、过度的恐惧会对患者的康复产生不利影响。

(3)抑郁　抑郁是一种由现实的或预期的丧失而引起的消极情绪，以情绪低落为特征。疾病导致患者丧失了健康,还可能丧失身体组织器官完整性、正常的身体外形及社会功能,同时还伴随着工作、生活和经济上的损失。生病后的诸多丧失,导致许多患者产生"反应性抑郁",轻者表现为心境不佳、消极压抑、少言寡语、悲观失望、自我评价低、对周围事物反应迟钝,重者悲观绝望,甚至有轻生意向和自杀行为。抑郁多见于危重病患者、预后不良或治疗不顺利、不理想的患者,但处于急性期的患者在得知诊断后不久有许多需要立即做决定的事,如住院、治疗等,没有多少时间去考虑疾病将要对他们产生什么样的影响。等急性期一结束,患者开始思考疾病的各种影响,真正理解自身症状的全部含义,抑郁此时就会成为对疾病的一种延迟反应。另外,患者的个性、性别、年龄及家庭因素也影响抑郁的发生,抑郁更常见于女性患者、有抑郁家族史的患者、酗酒或面临应激的患者。

(4)孤独　孤独是指个体由于社会交往需求未得到满足而产生的一种内心体验。它往往产生寂寞、冷落,甚至被遗弃的体验。个体进入老年期以后,社会环境变化比较明显,离退休、遭受丧偶、亲朋离世、子女分居等容易使老年人产生离群后的空虚感。孤独感是老年期较常见的一种消极情绪,严重的孤独感易导致老年人人格变态,有碍健康,甚至影响寿命。老年人的孤独感较为普遍,且来自各个方面,多发生于离退休的领导人员中,群众失落感和信息缺乏是多数离退休者对退休生活的不适应所致;最普遍的是老年人在家庭关系中的失落感,老年人渴望并追求天伦之乐,良好的家庭关系是他们的精神寄托。如果子女由于种种原因忽略或忽视了对他们的关心,很少与他们沟通,家庭中的老者就会感到孤独和苦楚。

(5)愤怒　愤怒是人们因追求目标愿望受阻,感受到挫折时出现的一种负性情绪反应,患者的愤怒情绪反应多见于治疗受挫时。患者往往认为自己得病是倒霉的,不公平的,加上病痛的折磨,患者烦躁易怒、自制力下降,此时遭受挫折,患者就会产生愤怒情绪。患者受挫的原因很多,例如,医护人员的服务态度不理想、医疗条件受限导致疗效不佳、医护人员技术水平与患者期望水平差距过大、病情恶化难以治疗或者医院管理混乱导致患者有许多意见又投诉无门得不到解决等。

(6)担忧　人的不安全感和担忧主要表现在身体健康和经济保障两个方面。人到了老年,身体的各个系统和器官逐渐发生器质性和功能性变化,常患各种疾病,所以他们担心自己的健康,对身体功能的变化很敏感。在经济方面,主要表现在对生活保障、疾病的医疗和护理保障的担忧。

(二)患者不良情绪安抚(焦虑、恐惧、抑郁、孤独、愤怒、担忧)

人的生理与心理是相互联系、相互影响的,疾病导致患者的生理功能发生改变的同时也引起了患者认知、情绪、意志等心理活动过程发生一系列的变化,甚至影响到患者的人格特征。在疾病状态下,由于疾病、医疗活动的影响,患者出现与健康人不同的心理现象,称之为患者的心理反应。医疗护理员应该掌握患者的心理反应,给予

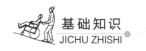

患者适当的心理调适,帮助患者正确面对现实,以利于患者角色的顺利转换,促进患者康复。

1. 焦虑

焦虑普遍存在于人们的日常生活中,适当焦虑有利于人们适应变化,是一种保护性反应。医疗护理员工作的目标不是要消除患者的一切焦虑,适度的焦虑可以使患者关注自身健康,这对疾病的治疗及康复有积极意义。医疗护理员工作的关键是区分焦虑的程度,及时识别高度焦虑和持续性焦虑,采取有针对性的措施,减轻患者的焦虑,以消除高度焦虑或持续性焦虑对病情的不良影响。

2. 恐惧

恐惧情结产生时伴随自主神经的兴奋,导致患者心率加快、血压升高、呼吸急促、肢体抖动、烦躁易激动等,甚至出现逃避行为。医疗护理员应学会识别患者的恐惧情绪,认真分析患者的心理特点及导致恐惧的原因,针对患者的情况给予适当的解释、安慰,帮助患者形成正确的认知,减轻或消除患者的恐惧情绪。

3. 抑郁

抑郁会增加确诊的难度,增加治疗的难度,且长期的抑郁会降低患者的免疫力,导致病情加重甚至发生并发症。抑郁状态还会妨碍患者与医护人员的合作,影响患者与亲人朋友的关系,导致患者的社会支持减少。医疗护理员在尽力配合医护人员护理患者,消除其躯体症状、改善其生理功能的同时,应有意识地给患者提供积极的治疗信息,增强患者康复的信心;鼓励患者参与到治疗护理过程中,增加患者的自理活动;改善患者的社会交往,鼓励病友之间的接触和交往,鼓励家属提供积极的社会支持;对于严重的抑郁需要单独陪护,请专职心理或精神科医生进行治疗干预,防止患者发生自杀行为。

4. 孤独

医疗护理员应与患者讨论导致孤独的原因,如社会支持资源的不足、社交的障碍、疾病带来的自卑等,帮助患者认识到自身在孤独情绪的发生和缓解中所起的作用,改变其对人际交往的不良认知,帮助其学习社会交往技巧,从而主动寻找改善的资源。鼓励患者与病友交往,主动参加社会活动。同时,取得患者家属、朋友、同事等的支持,增加与患者的接触和情感交流。鼓励患者发展适合自己的兴趣爱好,增加社会交往范围等。

5. 愤怒

愤怒常伴随攻击行为,攻击的对象可能是周围人,例如,对医疗护理员、医护人员或家人失去理智地发泄不满和怨恨的情绪;攻击也可能指向患者自身,进行自我惩罚或自我伤害,例如,拒绝继续治疗、破坏已经取得的疗效等。防止和消除患者的愤怒情绪一方面有赖于医院加强科学管理,提高服务质量和水平,另一方面医疗护理员应加强护患沟通,正确对待患者的愤怒反应,给予适当的引导与疏泄,缓解其内心的紧张和痛苦。若遇到患者对医疗护理员、医护人员产生攻击行为时要冷静对待,避免与患者发生争吵,以耐心细致的解释平息患者的愤怒情绪。

6. 担忧

医疗护理员应控制干扰患者的各种外来影响因素,尽可能减少不良外来刺激对其造成的心理压力。为患者提供安全和舒适的物理环境和人际环境,如病室的光线要柔和,减少噪声。医疗护理员态度要温和、体贴。认真评估患者当前的应对方式是否适当,并帮助患者了解当前的应对方式对担忧的存在或消除起到了什么样的作用,指导患者以有效的应对方式代替不良的应对方式,并及时提供反馈意见,对患者的积极变化及时给予鼓励和表扬。及时解答患者提出的问题,通过语言与非语言沟通方式解除患者因知识缺乏而带来的担忧,以此使患者身心更加健康,更好地配合治疗。

(三)失控情绪安抚

1. 仇视

医疗护理员要宽容、理性,积极共情,体贴患者的遭遇和痛苦,了解患者一些过激的语言和行为;采用发泄法,如破气球、打皮人或沙袋、痛哭等方法发泄心中的愤怒仇视情绪;文字提醒法,如在日常活动区域贴"怒伤肝""制怒"等标语,提醒患者控制愤怒仇视情绪;为患者讲解愤怒仇视情绪会伤肝、伤心等相关知识,分析仇视可能带来的后果,消除患者的仇视心理。

2. 自杀

重视患者可能发生的自杀行为是医疗护理员做好患者心理护理的重要一环。对那些情绪低沉、沮丧、悲观厌世的患者要特别注意。必须及时将患者的自杀危害性告知患者家属,与其密切配合;应就患者的自杀危险性及时与医护人员沟通,与医护人员合作,给予心理支持,采取积极措施解决患者的情绪和痛苦等问题预防自杀。同时,激发患者的主观能动性,改变其不良心境,树立战胜疾病的信心。

(浙江省立同德医院 陈紫君)

第三节 常见症状及安全照护

各类疾病临床表现多种多样,有疾病本身特异的症状体征,也有许多疾病共有的一般表现。发热、咳嗽、恶心呕吐、腹泻、心悸头晕、疼痛等是临床最常见的症状。医疗护理员做好常见症状的观察和护理,是日常照护工作的重要内容。

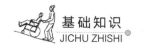

一、常见症状照护

(一)发热

机体在致热原作用下或各种原因导致体温调节中枢功能障碍,体温升高超过正常范围,称为发热。发热是机体对致病因子的一种全身性防御反应,一般来说,轻度发热可促进机体代谢,增强白细胞吞噬能力和器官功能,但高热则可严重扰乱机体器官功能,可致高热惊厥,甚至危及生命。

1.发热的常见原因

(1)感染性因素 细菌、病毒等各种病原微生物引起的急性或慢性感染性疾病都可引起发热,如感冒、肺炎、疟疾、脑膜炎等。

(2)非感染性疾病 恶性肿瘤、风湿性疾病、内分泌与代谢疾病、体温调节中枢失调、手术后等也可引起不同程度的发热。此外,外界环境温度过高,影响机体散热也可导致机体体温调节失衡引起发热。

2.发热的观察

(1)热型 发热常见类型有稽留热、弛张热、间歇热、回归热、波状热、不规则热。

(2)发热分度 以口腔温度为例,发热程度可分为:①低热:37.3～38.0℃;②中等热:38.1～39.0℃;③高热:39.1～41.0℃;④超高热:41℃以上。

(3)发热过程 发热过程有体温上升期、高热期、下降期,典型的三期发热过程多见于体温在短时间内上升到高热程度者,一些慢性的发热常无明显的三期表现。

典型发热的三期表现:①体温上升期:此期表现为皮肤苍白、干燥,畏寒或寒战,口唇发绀,肢端凉。此期因为肌肉收缩、外周血管收缩,使机体产热增加、散热减少,导致体温上升。②高热持续期:是体温达高峰并保持于一定水平的时期。临床上主要表现为皮肤潮红而灼热,呼吸、心率加速,头痛,烦躁和口渴等。此时可有少量出汗。③体温下降期:由于机体与致病因素相互作用,最后致热原被清除,或因患者接受了解热药物治疗,通过体温调节中枢调节引起外周血管扩张、出汗,使机体散热增多,使体温逐渐下降至正常。体温骤降,大量出汗者可因此而导致虚脱。

3.发热的照护

(1)提供安静、整洁、舒适的病房环境 保持病室内空气新鲜,定期通风。维持合适的室温和湿度,通风时防对流风,避免受凉。

(2)观察体温变化 每4小时测量一次,高热者根据体温变化情况随时测量,使用降温措施的患者,30分钟后测体温,待体温恢复正常2天后,可改为每日1～2次,测量体温的同时应注意观察热型、发热程度,如有体温异常、精神异常,应及时告知医护人员。

（3）协助降温 轻度的发热不必进行降温处理，如体温过高，医疗护理员在护士的指导下采取相应的降温措施，可用冷敷、温水擦浴及通过减少衣被及环境温度来降温。若用冰袋降温，冰袋放置位置为前额、头顶部、颈部两侧、腋窝、腹股沟等处，冰袋不能放置的部位是枕后、耳廓、阴囊、心前区、腹部、足底，昏迷、感觉异常、年老体弱者慎用冷疗。持续用冷敷时间不超过 30 分钟，如体温未降，用冷敷部位要注意更换，防冻伤。遵医嘱服用降温药，协助多饮水以助降温。患者体温的变化，随时告知护士。

（4）减轻不适 寒战时注意盖好衣被保暖；冰袋外加布套，不直接接触皮肤；物理降温时，足底置热水袋防反射性血管收缩而影响降温；出汗多者随时更衣，保持衣被整洁舒适；发热头痛者，可做头部按摩，体温高时做头部冷敷。

（5）多饮水，提供清淡易消化饮食 发热消耗机体大量的水分和能量，此时要给予患者高维生素、高热量、易消化的流质或半流质饮食。鼓励患者多饮温开水，若病情无禁忌，成人每天 2000～3000 毫升。多吃水果，或饮新鲜果汁，以补充维生素。

（6）做好患者皮肤、口腔护理 餐后刷牙，多饮水，保持口腔清洁。发热患者宜卧床休息，注意保持床单位清洁、干燥，出汗多者及时更换衣裤、被服。

（7）做好心理护理 认真倾听患者的诉说，解释发热的原因、影响及降温的方法，帮助其消除焦虑、紧张情绪，了解患者的心理状况，给予心理支持，增强战胜疾病的信心。

（二）咳嗽咳痰

咳嗽是呼吸系统最常见的症状，是一种保护性反射，是一种呈突然、暴发性的呼气运动，以清除气道分泌物。咳痰是通过咳嗽动作将呼吸道内的分泌物排出口腔外的动作。

1.咳嗽咳痰的常见原因

咳嗽可由肺、气管病变引起，也可由肺外疾病导致，如胸膜疾病、心血管疾病、中枢神经系统疾病等，此外，服用一些药物或空气中有刺激性物质，也可引起咳嗽。咳痰则多为呼吸系统本身疾病所致。

2.咳嗽咳痰的观察

咳嗽咳痰可因疾病不同而有特征性的表现。咳嗽无痰或痰量甚少，称为干性咳嗽，常见于急性咽喉炎、胸膜炎、肺结核等；咳嗽伴有痰液，称为湿性咳嗽，常见于慢性支气管炎、肺炎、支气管扩张等。一般急性呼吸道炎症的痰为浆液性或黏液性白痰，后期转为黄色黏液痰；肺水肿时常见咳粉红色泡沫痰；肺炎球菌性肺炎常咳铁锈色痰。血性痰液可见于肺癌、支气管扩张、肺结核等。

3.咳嗽咳痰的照护

（1）保持病室内空气新鲜 每天定期通风，维持合适的室温和相对湿度。禁止室内吸烟，避免使用各类香味浓烈的香水、空气清新剂等，尽量不放各类鲜花，以免引起患者花粉过敏而加重咳嗽。

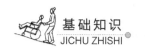

（2）防受凉　根据天气情况,协助患者增减衣物,注意保暖。

（3）做好饮食照护　对于慢性咳嗽患者,应给予高蛋白、高维生素、高热量饮食。避免油腻、辛辣刺激性食物,每天饮水2000毫升以上,利于痰液稀释和排出。

（4）观察咳嗽咳痰情况　观察咳嗽咳痰情况,注意痰液的颜色和量。按要求正确收集痰标本,及时送检。

（5）促进有效排痰

1）稀释痰液:痰液多而黏稠者,如无禁忌,每天饮水2000毫升以上,出汗者在此基础上再增加。避免空气过于干燥,维持相对湿度60％左右,必要时使用空气湿化器。协助护士做好雾化吸入,雾化吸入后协助患者漱口,如使用面罩雾化装置,应协助患者雾化后洗脸或以温水毛巾擦脸,防止药物在口腔及颜面部残留。

2）叩背:适用于久病体弱、长期卧床、排痰无力的患者。方法:患者侧卧位,叩击者两手指弯曲并拢,使掌侧呈杯状,以手腕力量,从肺底自下而上、由外向内、有节律地叩击背部;每次叩击时间以5～15分钟为宜,安排在餐后2小时至餐前30分钟期间;隔单衣叩击或垫治疗巾,避免直接叩击皮肤;同时避开脊柱、骨突部位,避开拉链、纽扣部位;叩击时观察患者的反应,如出现体力不支及咳嗽暂停叩击。

3）有效咳嗽:适用于神志清醒,一般状况良好的、能够配合的患者。患者取坐位或立位,身体稍微前倾,深而慢地呼吸5～6次,深吸气后屏住呼吸3～5秒,进行2～3次短促有力的咳嗽,咳嗽时胸部、腹部同时用力收缩,有从深部将痰液咳出的意念。

（6）咳嗽时遮盖口鼻　嘱患者咳嗽时用手或纸巾捂口鼻,并将痰液咳在痰杯或手纸上,集中处理。不可对着他人咳嗽,避免交叉感染。

（三）恶心呕吐

恶心为上腹部不适、欲吐的感受,常为呕吐的前奏。呕吐是通过胃的强烈收缩,迫使胃或部分小肠的内容物经食管、口腔排出体外的现象。

1.恶心呕吐的常见原因

引起恶心呕吐的原因很多,可由胃肠道疾病、肝胆疾病及消化道系统以外的疾病,如颅内疾病、泌尿系统疾病等引起,也可因心理因素,如看到、想起令人恶心的场面而引发,此外,许多药物也可引起恶心呕吐。

2.恶心呕吐的观察

恶心常为呕吐的前驱表现,伴有面色苍白、出汗、流涎、血压降低及心动过缓等迷走神经兴奋症状。不同病因所致的呕吐有不同表现:胃肠道疾病引起的呕吐常有恶心先兆;中枢性呕吐显喷射状,较剧烈且多无恶心,吐后不感轻松,可伴剧烈头疼和不同程度的意识障碍;前庭功能障碍性呕吐常伴有眩晕、出汗、血压下降、心悸等;精神性呕吐与精神因素有关,多不伴恶心,为多次少量呕吐。上消化道出血时呕吐物呈咖啡色,甚至鲜红色;低位性肠梗阻时呕吐物带粪臭味;幽门梗阻者呕吐物常为宿食;呕吐物含大量酸性液体者多有十二指肠溃疡。

3. 恶心呕吐的照护

(1)防误吸 患者出现恶心呕吐,尽量协助患者坐起,不能起床者侧卧或头偏向一侧,预防误吸。医疗护理员陪伴患者身旁,扶持患者的同时提供承接呕吐物的盆具。呕吐时尽量采取上身前倾位,不讲话,不惊慌,协助患者吐完。

(2)减轻不适 在患者呕吐时,医疗护理员扶持患者上身及头部,呕吐后帮助患者用清水漱口,更换污染衣物及床单,开窗通风去除异味。根据患者情况,按摩腹部和小量进水进食。

(3)观察呕吐情况 患者出现呕吐,应立即告知护士,并注意观察患者呕吐的伴随症状和呕吐物的量、颜色、气味等,呕吐物在医护人员查看后,方可处理。如有需要,根据医嘱留取呕吐物标本送化验室检查。

(4)预防脱水 大量呕吐易发生脱水和电解质代谢失衡,注意观察患者有无软弱无力、尿量减少、皮肤黏膜干燥、弹性降低、口渴、烦躁、神志不清甚至昏迷。如有这些改变,应立即报告医护人员进行处理,并遵医嘱补充液体。

(5)做好饮食管理 无特殊情况,不必禁食。饮食以清淡的流食或半流食为宜,避免食物过凉或过热刺激胃肠道引起不适,少量多餐。虚弱、体力不支的患者给予喂食,嘱患者细嚼慢咽,利于消化。

(6)做好心理护理 恶心呕吐是不良的身心体验,医疗护理员要关心患者,耐心解答问题,细心做好生活照料,促使患者积极配合治疗,促进疾病康复。

(四)腹泻

腹泻一般是指每天大便次数增加,或者粪质稀薄或含有黏液、脓血、不消化的食物等。腹泻可引起水、电解质的大量丢失而引起脱水。

1. 腹泻的常见原因

腹泻的原因很多,可由细菌、病毒、寄生虫等胃肠道内、外的感染性疾病引起,也可由于进食变质食品或进食被细菌及其毒素污染的食物,或摄食未煮熟的扁豆等引起的急性中毒性疾病引起。饮食无规律,进食生冷、不易消化的食物导致胃肠功能紊乱,或腹部受凉致使肠蠕动加快也可引起腹泻。此外,肠道肿瘤、过敏、药物因素等也可引起腹泻。

2. 腹泻的观察

(1)注意腹泻及伴随症状 注意观察大便次数及大便量、颜色、气味等,观察是否伴有里急后重,是否含有黏液脓血,是否伴有腹痛及腹痛部位、排便后腹痛是否减轻等。

(2)观察脱水症状 腹泻次数及量较多时,要注意观察尿量,同时注意是否有口渴、口干、皮肤干燥、眼眶及婴儿前囟是否凹陷等脱水症状,同时注意精神状况及腹胀等情况。

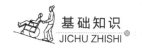
3.腹泻的照护

(1)预防脱水　观察并记录大便次数和量,同时记录尿量,在护士指导下进行口服补液,当小便量较少且颜色较深时要及时告知护士。

(2)做好饮食管理　单纯性腹泻不必禁食,宜给清淡易消化的流质半流质饮食,如粥、米汤、面条、馒头、新鲜果汁等,避免牛奶、番薯等易产气的食物,以低脂少渣、少量多餐为原则。

(3)做好肛周皮肤护理　便后用柔软手纸或湿巾纸擦净,避免因擦拭过多过重而导致肛周皮肤擦伤而糜烂,小儿尤其要注意。便后用温水清洗,然后涂凡士林或鞣酸软膏以保护肛周皮肤,预防红臀。

(4)正确留取标本　按医嘱留取化验标本送检,应留取黏液脓血部分,水样便可用塑料或玻璃小瓶留取,培养标本由护士指导下操作。

(5)预防腹泻　平时注意清洁卫生,为患者提供膳食服务时要先洗手,餐具专人专用,不宜给患者进食过餐食物,家属外带食物要征得护士的同意方可让患者食用。

(五)心悸

心悸是一种直觉心脏跳动的不适感或心慌感。心悸时心率可以是快的,也可能是慢于正常或者其他心律失常、心搏增强等,部分患者心率和心律正常情况下也可能出现心悸情况。

1.心悸的常见原因

心悸可由于心血管疾病如心肌炎、心肌病、心包炎、心律失常及高血压等引起,也可见于非心血管疾病如贫血、低血糖、大量失血、高热、甲状腺功能亢进等,自主神经功能紊乱如更年期综合征及惊恐、过度兴奋、剧烈运动后也可出现心悸。

2.心悸的观察

心悸时患者不适感明显,主诉心慌,常引起紧张、焦虑或恐惧,此种不良情绪又使交感神经兴奋、心脏负荷加重,甚至诱发心律失常而使心悸加重。心悸一般无危险性,但少数由严重心律失常所致者可发生猝死。老年患者心悸伴胸痛、呼吸困难时有可能发生心肌梗死。

3.心悸的照护

(1)保持安静　患者出现心悸时,嘱其停止活动,全身放松,进行心理安慰,消除紧张情绪。同时,测量脉搏,通知医护人员。

(2)减轻不适　助患者取舒适的半坐卧位,根据医嘱进行必要的处理,如有呼吸困难者协助吸氧。此外,可以让患者听听轻松的音乐或看看书,以转移注意力,减轻不适感。

(3)保证休息和睡眠　保持病室安静,环境舒适,光线柔和。指导患者日常生活中注意劳逸结合,保持充足睡眠,保持心情舒畅。

（4）预防心悸 指导患者避免过饱,戒烟酒,避免刺激性饮食,劳逸结合,避免过度疲劳。

（六）头晕

头晕是一种主观症状,是常见的脑部功能性障碍,患者常有头昏、眼花或感觉外界或自身在旋转、移动或摇晃等,可伴有恶心呕吐。

1.头晕的常见原因

头晕可由多种原因引起,最常见于低血糖、直立性低血压及贫血、心律失常、心力衰竭及耳部疾病和神经系统、心血管系统、内分泌系统等疾病引起。

2.头晕的观察

久病卧床,起床过快或蹲位站立,可引起直立性低血压而导致头晕;饮食不规律,过于饥饿引起低血糖性头晕。眼性头晕,如眼肌麻痹、屈光不正等,头晕持续时间短、闭眼后缓解消失;心、脑血管性头晕,如高血压、心力衰竭、脑动脉硬化等,头晕常伴失眠、耳鸣、情绪不稳、四肢发麻等;颈椎病患者因动脉供血受阻使脑供血不足引起的头晕可伴颈部发紧、灵活度受限或局部疼痛、病侧上肢发麻等。

3.头晕的照护

（1）静卧休息 患者发生头晕等症状时,立即协助患者卧床,通知医护人员。同时,协助患者取舒适卧位,放松身心,提供安静舒适的休息环境。

（2）正确处理晕倒 如患者因头晕而跌倒,勿立即扶患者起来,应立即通知医护人员前来,待医护人员检查确认无骨折等损伤后,再扶患者起来,如有损伤,则在护士指导下搬动患者。

（3）处理相关症状 对于有恶心呕吐的患者,及时清理呕吐物,防止误吸。协助医护人员处理相关原因,如降温、降血压、吸氧等。

（4）预防头晕 发热、体弱、手术后及长期卧床的患者体位移动,特别是起床时要缓慢,预防体位性低血压;糖尿病患者注射胰岛素后要在半小时内进食,平时饮食有规律,避免饥饿;颈椎病患者注意头部活动要柔和、缓慢,避免活动幅度过大和过于剧烈;蹲位站立时要慢并扶住旁边的物体;避免穿衣领过紧的衣服,防止脑缺血。平时避免情绪激动,避免暴饮暴食,戒烟限酒。

（5）预防晕倒 日常照护中,患者起床、活动等过程中,动作宜慢并注意搀扶。患者出现全身不适、头晕、视物模糊、耳鸣、面色苍白、出汗等症状时,应立即让患者停止相关活动,并取头低位或卧床,防止晕倒。

（七）疼痛

疼痛是伴随着现存的或潜在的组织损伤而产生的一种令人不快的躯体感觉和情绪上的体验,是机体对有害刺激的一种保护性防御反应。

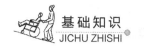

1.疼痛的常见原因

引起疼痛的病因很多,温度刺激(如接触高温、低温物体等)、物理损伤(如手术、外伤、骨折等)、化学刺激(如各类炎症、胃穿孔胃液刺激腹膜等)、脏器病理改变(如脏器肿大、空腔脏器阻塞及扭转、密闭腔隙压力增高等)都可引起疼痛。此外,心理因素在疼痛发生及感受上也起重要作用。

2.疼痛的观察

疼痛有轻重,按疼痛性质可分为钝痛、锐痛、酸痛、胀痛、闷痛、刺痛、切割痛、灼痛、绞痛等。不同的伤害或疾病,疼痛的性质不同。某部位的疼痛常与相应部位的损害相连,疼痛的性质、伴随症状也与病变性质、程度有关。如胆道蛔虫症可出现上腹部钻顶样痛;偏头痛可表现为搏动性头痛;急性阑尾炎可表现为转移性右下腹疼痛;心肌梗死出现心前区疼痛并向左上肢放射;剧烈头痛伴喷射状呕吐、意识改变,可见于脑出血、颅内损伤;疼痛伴血压下降,可能出现了疼痛性休克。

3.疼痛的照护

(1)保持安静舒适的休息环境 保持病室安静、整洁,病室定时通风,保证患者拥有一个舒适的环境。

(2)观察病情 观察患者疼痛的性质、部位、时间,同时注意疼痛时的伴随症状,如是否有特殊体位,是否伴有呕吐、血压下降等,并及时告知医护人员。

(3)遵医嘱使用止痛药 在没有明确诊断前,医疗护理员不可擅自使用止痛药,向患者做好解释,协助检查,遵医嘱用药。

(4)减轻不适 根据疼痛情况,协助患者取相对舒适的卧位,给予抚摸、按摩,减轻患者不适症状。慢性疼痛患者,可让患者参加一些感兴趣的活动,转移注意力,协助热敷或行其他理疗以减轻疼痛。

(5)心理支持 疼痛是个不良的恶性刺激,直接影响患者的身心状况和休息、睡眠,医疗护理员除做好生活照料以外,还需注意对患者心理的支持,抚触是对疼痛区域或附近的皮肤进行有序的、有技巧的抚摸,用力适度的抚触可以给患者较好的心理支持,减轻患者对疼痛的感觉。

二、安全照护

安全就是指平安、无危险、不受威胁、不出事故。安全问题不仅影响着患者的身心健康,也是纠纷发生的隐患。可以由患者自身原因如疾病进展、期望值高、心理接受度低等引起安全事故,也可以由照护人员知识经验不足、操作不熟练、情绪不稳定、工作繁忙及疲劳、缺乏责任感、规章制度执行不妥、擅离工作岗位及注意力不集中、辅助设备使用不当等引发安全事故。各类患者在住院期间因疾病及各类治疗措施的实施,给身心带来不适,给生活带来诸多不便,若照护不当可出现坠床、跌倒、压力性损伤、误吸、噎食、烫伤、引流管脱落、管饲管道滑脱、输液管道滑脱、引流液逆流、直立性低血压、走失、自杀等意外事件,医疗护理员必须掌握常见安全隐患的发生原因、预防与应急处理方法,同时,要加强自我职业防护,防感染,防物理损伤,掌握职业暴露的紧急处理,掌握常见意外事件应急处理方法。

(一)常见安全问题预防与应急处理

1.跌倒

跌倒为常见的安全问题,常发生于老年人和婴幼儿患者,可因疾病因素站立不稳或者外界环境因素如地滑、照明过暗、扶手等设施不稳、有台阶及杂物堆积、地面不平等引起滑倒、绊倒等。

(1)预防方法

1)保证安全的休养环境:病室内有充足的光线,通道没有障碍物,地面平整,不设门槛;地面防滑,厕所、洗漱间、浴室需要增设防滑垫,保持地面干燥,拖地时使用"小心滑倒"警示牌;在走廊、浴室、坐便器等处有安全稳固的扶手。高危跌倒患者,床头挂"防跌倒"警示牌提醒。

2)做好日常照护:做好患者的日常生活照护,患者起床、站立要慢,避免直立性低血压;患者裤子长度合适,鞋子整齐放置床边,床帘用好后及时拉回床头位置,避免绊倒。易跌倒患者下床活动时陪同,将患者常用物品放在方便拿取的地方,防止取物时摔倒。

3)按操作规程护理:用轮椅运送患者时系好安全带,初学使用手杖、助行器时注意扶持,上下床、上下轮椅时先锁好轮子以固定床、轮椅。

4)做好心理护理:患病时身体虚弱易发生跌倒,在提供照护的同时,做好患者的心理安慰工作,不逞强,不急躁,确保日常活动的安全。

(2)应急处理

1)不首先搬动:患者不慎跌倒,立即告知医护人员,切忌随意搬动,以免措施不当导致二次损伤。

2)判断伤情:初步判断患者的情况,注意患者意识、呼吸,查看有无外伤、骨折等。

3)协助医护人员处理:医护人员到场后,详细告知发生的经过,提供信息,帮助正确判断。在医护人员的指导与帮助下,病情允许时将患者移至床上,协助患者的搬运,配合检查。对于神志清醒的患者做好患者的安抚工作,消除其恐惧、紧张的心理。如医护人员怀疑有骨折、颈椎或脊柱损伤等情况,在搬动患者时,必须使用担架,或者受伤部位固定后再搬运,否则容易造成二次伤害。

4)观察病情:观察患者有无头痛、头晕、胸闷等特殊情况,如患者有不适要提高警惕,立即告知医护人员,得到第一时间的处理。

5)如实陈述跌倒发生的经过,告知家属。

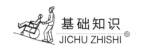
2.坠床

坠床常发生于重症患者或年老体弱、婴幼儿患者,常因患者无法完全自理生活,活动不当,或因老年痴呆症、意识障碍而防护措施不当引起,也可因照护不当引起,如未及时使用床栏,或床栏插销未完全插入,或床栏损坏未及时维修,或使用气垫床致床垫过高而使床栏失去作用等。

(1)预防方法

1)床头挂"防坠床"警示牌,床栏高度合适,牢固,重症、老年及婴幼儿患者卧床休息、睡眠期间拉好床栏,并确保床栏高度合适和稳固。

2)做好生活照料:老年人和躯体移动障碍的患者取物品时容易失去平衡,应将常用物品放在方便拿取处,防止患者取物时坠床。医疗护理员应协助医护人员共同满足患者的日常生活需要。

3)严格按操作规程操作:特殊患者专人看护,由医护人员采用适当约束,给患者翻身尽量往医疗护理员身体侧翻身,避免因操作粗暴而造成坠床。清晨及傍晚、夜间是患者坠床最危险时段,应加强看护,杜绝坠床。

(2)应急处理 要求同跌倒。

3.意识障碍

意识障碍是指各种病因导致的高级神经中枢结构与功能受损所引起的意识水平低下和(或)意识内容丧失。

(1)快速识别

发现患者睡眠增多、反应迟钝、定向力障碍,或呈持续睡眠状态、持续意识丧失、无自主运动、任何刺激均不能唤醒,患者可能发生意识障碍,需立即告知医护人员进行处理。

(2)应急处理

1)体位:发现患者意识障碍,立即告知医护人员,给予适当的卧位,颅压高者采取头高位 $15°\sim30°$,以降低颅内压,头偏向一侧,防止呕吐后误吸。

2)保持呼吸道通畅:协助护士给予吸氧,有舌后坠者协助放置口咽通气管。

3)病情观察:观察患者的生命体征以及意识的变化,发现异常立即告知医护人员。

4)适当约束:对于躁动患者,应注意预防坠床,征得家属同意后给予适当约束。

5)协助做好基础护理:做好角膜保护、口腔清洁、会阴清洁和皮肤护理,预防口腔、泌尿系统感染、压力性损伤等并发症。

4.误吸

误吸是指任何物质被吸入气道内,如食物、呕吐物或胃内容物反流进入气道,表现为突然的剧烈咳嗽,重者气急、吸气性呼吸困难、声音嘶哑,出现口唇、指甲青紫等缺氧症状,可窒息死亡。误吸的原因有:进食进水体位不当,如仰卧位进食进水易发生误吸;进食进水过快、过急;进食进水时谈笑;老年人的吞咽功能障碍,咽喉部肌肉协调性变差,婴儿溢奶误吸;意识不清的重症患者等。

(1)预防方法

1)尽量坐位进食:尽量扶患者坐起进食进水,不能坐起者取半坐卧位,避免仰卧位进食。鼻饲患者把床头抬高 $30°\sim45°$ 或取半坐卧位,灌注完毕后维持体位 $30\sim60$ 分钟,防止因胃内容物反流而引起误吸。婴儿喂奶后竖抱并轻拍背部,排出吞入的气体,防溢奶误吸。

2)细嚼慢咽:改善食物性状,碎食、煮烂,避免粗糙和高黏稠度食物。小口进食进水,集中注意力,避免边进食边谈笑。婴儿喂奶避免奶嘴过大。

3)掌握适应证:意识不清者不能经口腔喂食喂水。有吞咽困难的患者,需经医护人员评估吞咽功能后决定是否能经口进食,禁止自行喂食。

4)及时清除口腔内分泌物、呕吐物:做好意识不清患者的日常照护,及时清理口腔内的分泌物、呕吐物。鼻饲者要避免将食物灌入气道。

(2)应急处理

1)住院患者发生误吸时,医疗护理员应立即告知医护人员,配合医护人员排出异物。

①神志清醒患者:取站立身体前倾位,一手按压上腹部,另一手叩背。

②昏迷患者:让患者处于仰卧位,头偏向一侧,协助医护人员进行负压吸引器吸引;也可让患者处于俯卧位,协助医护人员进行叩背。

2)协助医护人员对患者进行负压吸引,快速吸出口鼻及呼吸道内吸入的异物。

3)患者出现神志不清、呼吸心跳停止时,应立即协助护士进行胸外心脏按压、气管插管、人工呼吸、给氧、心电监护等心肺复苏抢救措施,配合做好转运准备。

4)协助医护人员观察患者生命体征、神志和瞳孔变化,及时报告医师采取措施。

5)患者病情好转,神志清醒,生命体征逐渐平稳后,医疗护理员应给患者清洁口腔、整理床单、更换脏床单及衣物,安慰患者和家属。

6)待患者病情完全平稳后,向患者详细了解发生误吸的原因,配合医护人员制定有效的预防措施,尽可能地防止以后再发生类似情况。

5.噎食

噎食好发于老年人,常见原因有:吞咽功能下降;牙齿脱落,大口进食;食物过于黏稠和粗糙;进食体位不良;等等。

(1)预防方法

1)食物细软:食物宜软、宜小、宜碎,避免大口进食圆形、滑溜或带黏性食物,如汤圆、糯米麻糍、粽子、青团、面包、水煮蛋、豆子等;婴幼儿及老年人避免进食带骨带刺的食物,如鱼、大块排骨、花生、瓜子等。

2)进食宜慢:老年人咽反射迟钝,容易造成吞咽动作不协调,应缓慢喂食、缓慢进食,进食时宜取坐位或半坐卧位。

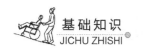

3)小口吞咽:大块食物尤其是肉类,不容易被嚼碎,咀嚼功能不良的老年患者,应小口吞咽。小婴儿喂食果冻之类滑溜食品,应小口喂食,不宜用手挤外包装让患儿吸食,易引起咽喉部堵塞而窒息死亡。

(2)应急处理

1)迅速清除口腔内食物:发现患者发生噎食时,迅速撑开患者口腔,用手指掏出食物,立即呼叫医护人员。

2)排出异物:如患者意识清醒,则取坐位或立位,站在患者身后,一手握拳,拳眼顶住上腹部,另一手握在拳头外,用力向后向上冲击。如患者意识不清,则行卧位上腹部冲击法,患者平卧头侧转,施救者双手置患者上腹部,向内向上冲击,直至异物排出。

3)协助医护人员抢救患者:协助密切观察患者面色、意识、呼吸及心跳的变化。

4)如实陈述噎食经过,告知家属。

6.烫伤

烫伤是不安全因素之一,老年人、昏迷和感知功能障碍患者,因出现不同程度深、浅感觉功能减退或消失,易发生烫伤。对于长期卧床及末梢循环差的,照护人员未正确使用热水袋(老年人加套使用,温度低于50℃)、局部热敷、红外线治疗仪等,均可致局部皮肤烫伤。进食、饮水时温度过高,可致皮肤、口腔黏膜烫伤。

(1)预防方法

1)医疗护理员对患者做好预防烫伤知识的宣教,减少烫伤事件发生,确保患者安全。

2)应将患者热水瓶妥善放置,防止热水烫伤患者。

3)对需要沐浴的患者做好水温的控制:先开冷水,再开热水,老年患者沐浴须有人陪伴。

4)告知患者及其家属不能擅自使用热水袋及暖宝宝等取暖设施。

5)在进行热敷、红外线照射等治疗时,医疗护理员要协助医护人员观察患者的皮肤温度、患者的反应,避免患者在治疗中发生意外烫伤。

(2)应急处理

1)立即去除热源:首先去除热源,评估烫伤的部位、面积和深度,将可行走的患者带至水池边以流动水冲洗烫伤部位30分钟。无法用流动水冲洗烫伤部位的可用冰敷。

2)立即通知医护人员,报告烫伤的经过和受伤情况,协助医护人员估测患者烫伤的部位、面积与深度,协助医护人员了解整个过程。

3)协助医护人员定期做好伤口检查工作,如渗血渗液严重,及时通知医护人员换药。

4)对神志清醒的患者,针对疼痛、担心预后情况等进行心理安慰。

5)指导患者及其家属预防烫伤的相关注意事项,感知觉障碍者禁用热水袋。

6)如实陈述烫伤经过,告知家属。

7.直立性低血压

当患者出卧位向坐位或站位转移的过程中,出现头晕、视物模糊、恶心、呕吐、心慌不适,甚至意识丧失或昏厥,同时血压下降,即可确定为直立性低血压。

(1)预防方法

1)用三个半分钟起床:老年人突然改变体位,如从卧位突然站立,特别是清晨或晚间起床过快,易发生直立性低血压,使老人因晕厥而跌倒。因此,老年患者变换体位时动作要慢,幅度要小,早晨起床用三个半分钟起床:醒后床上活动半分钟,床上坐半分钟,双腿下垂床沿坐半分钟,再慢慢站立,能有效预防起床时的直立性低血压。此外,扶老年患者起床、搬动老年患者时动作要慢。

2)避免蹲位:老年患者不宜蹲位如厕。从坐位到站立宜慢,可以扶扶手或扶其他物体慢慢起立,防止直立性低血压的发生。

3)避免长时间站立:高龄患者不宜长时间站立,特别是服用降压药物的老年患者,在调整药物或联合用药时更要注意预防直立性低血压。

(2)应急处理

1)一旦发生直立性低血压,立即将患者抬放在空气流通处,尽量将头部放低,松解衣领,适当保温。

2)通知医护人员,报告发生直立性低血压的经过和有无受伤,协助医护人员了解整个过程。

3)协助护士给予吸氧,改善脑缺氧的症状。必要时,协助护士予静脉输液。

4)如实陈述事情经过,告知家属。

8.走失

走失常见于痴呆、精神失常及因对住院环境不熟悉而迷失方向,常见于老年人、婴幼儿及精神病患者等。

(1)预防方法

1)特殊患者专人陪护:对于老年痴呆症、精神病、重度抑郁症患者及婴幼儿,应设专人照护,避免患者单独外出。

2)合理监控:严格病区管理、出入登记制度,在公共场所设置监控装置,根据患者情况佩戴安全报警设备,避免婴幼儿丢失。

3)认知症老年人随身携带写有姓名、地址、联系方式的卡片或手腕带。一旦发现患者走失,及时报告医护人员。

(2)应急处理

1)发现患者擅自外出走失应冷静,立即通知医护人员。

2)尽可能查找患者去向,必要时协助医护人员通知保卫处协助寻找患者。

3)协助医护人员查找家属联系电话,共同寻找,减少危险性。

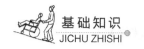

4)必要时协助联系公安系统,帮助寻找患者下落。

5)对于找回的患者,做好心理安抚,了解外出的原因和经过,协助医护人员对患者再次交代住院期间不允许私自外出,以免发生走失。

6)若确属外出走失不归,协助医护人员需两人共同清理患者用物,贵重物品、钱款应登记并上交领导妥善保存。

7)如实陈述患者走失经过,告知家属。

9. 自杀

患者自杀并不少见,多因疾病因素带来身心、家庭及工作上的巨大压力,如无法支付巨额医疗费用,引起夫妻矛盾、家庭不和,导致工作受挫、前途渺茫,失去生活的信心,悲观绝望。也可由于疾病本身原因所致,如重度抑郁症、妄想症等。

(1)预防方法

1)注意观察患者心理行为:患者有自杀意向时,需专人24小时陪护。

2)提供安全的环境:病室内不留锐利及绳线等物品,如剪刀、水果刀、餐叉、鞋带、围巾等,锁好门窗,加强看护,防止意外。

3)做好心理疏导:与患者建立信任关系,尊重患者,多与患者沟通,耐心倾听患者诉说,进行必要的心理疏导。

4)提供社会支持:针对因病而陷入生活困境的患者,可向患者家庭、工作单位及社区寻求支持,由社会工作者介入,针对患者个人现状,解决生活和工作上的困境。

5)遵医嘱药物治疗:对于抑郁症患者,应严格按医嘱协助患者服药,并做好病情观察。

(2)应急处理

1)发现自杀行为的应急处置:①发现患者有自杀念头时,立即协助检查环境是否安全;②及时通知主管医护人员,想方设法阻止患者;③在保持冷静的状态下,让患者说出自杀动机,不要阻止患者想哭的愿望,宣泄在此时尤为重要,尽量让患者说出感受;④听到患者流露出危急语言时,要引起高度重视,让患者相信有人在帮他解决困难并为他寻求有效出路;⑤严格要求患者着病员服,严禁外出,并排除环境危险因素,移去一切可用于自伤的物品,如绳子、长袜子、小刀、剪刀、玻璃器皿及暂时不用的束缚带等,做好必要的防范措施,防止意外;⑥多关心患者,准确掌握患者的心理状态,及时反馈给医护人员,给予心理疏导。

2)自杀行为实施后的应急处置:①发现患者已经自杀,立即协助医护人员展开抢救。如果在病区外发现自杀患者,立即呼救并现场协助抢救;如果在病区内发现自杀患者,及时通知当班医护人员,及时抢救。②协助医护人员搬运抢救仪器,以便在最短的时间内备齐抢救用物,及时处理,配合抢救。③若抢救无效,应保护现场,包括病房内及病房外现场。④服从领导安排处理,保证病房内的正常秩序。⑤协助医护人员通知家属。

⑥配合有关部门的调查工作。⑦协助医护人员保证病室常规工作的进行。

10.管路滑脱(引流管、鼻饲管道、输液管)

因疾病及手术等原因,患者常带有各类引流管(如腹腔引流管、伤口引流管)、鼻饲管、导尿管、输液管等。管路意外滑脱会给患者带来严重后果,日常照护应注意预防。管路滑脱常见原因有:患者自行拔除,可因患者躁动不安、意识障碍或老年痴呆等原因,也可因管路带来的不适而自行拔除;管路固定不牢固,固定方法不对、固定材料不恰当或因局部潮湿而失去黏性导致管道滑脱;或者由于操作不当、患者活动、翻身时没有事先固定好管路而引起滑脱。

(1)引流管滑脱预防方法

1)严格遵守操作规程:对带有引流管的患者,在其活动、翻身前先固定引流管,严禁因操作不当导致引流管滑脱。

2)妥善固定引流管:引流管要有足够长度,以利于患者床上活动。妥善固定引流管,防患者翻身、搬运、移动、穿衣时不小心拔出引流管。患者外出活动,要在医护人员指导下将引流袋妥善固定,防止意外拉扯脱落。

3)适当约束:对躁动、痴呆、不配合等易发生意外拔管的患者,医疗护理员要加强看护,必要时使用适当约束,如使用约束手套等。但约束必须在医护人员认可并指导下进行。

4)保持引流管通畅:平时要避免引流管扭曲、折叠以保持通畅,如果发现引流管意外滑脱,立即通知医护人员处理,绝不可自行将滑脱的引流管插回。

(2)引流管滑脱应急处理

1)一旦发生引流管滑脱,立即报告医护人员,保持合适体位,避免大幅度活动,协助医护人员采取必要的紧急措施,不可自行将滑脱的导管送回。

2)观察患者生命体征及病情变化,根据病情协助采取相应措施。

3)协助医生重新置入引流管,密切观察引流部位纱布的清洁情况及患者的周身状况、引流液的性状及量。

4)注意安慰患者。如实陈述事情经过,告知家属。

(3)管饲管道滑脱预防方法

1)加强管饲管道滑脱危险因素的评估:谵妄的患者清醒期与谵妄交替出现,昼轻夜重,夜间医疗护理员容易忽视而导致患者自行拔管。因此,应加强夜间的评估和观察,防止管道意外滑脱。

2)妥善固定:管饲管道多采用胶布固定在患者鼻翼部和面颊部,当患者出汗或分泌物多时,胶布容易脱落导致导管脱出,应及时做好局部清洁工作,及时更换固定胶布。翻身、活动时,注意避免牵拉管道。

3)适当约束:对于躁动患者,在征求家属知情同意后,由医护人员给予手套保护性约

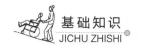

束,注意约束具的松紧适宜和正确选择。

（4）管饲管道滑脱应急处理

1）当发现患者管饲管道滑脱后,立即抬高床头,将头偏向一侧,立即通知医护人员协助处理,必要时协助医护人员予吸引器将口腔分泌物吸出,防止误吸的发生。切勿擅自将管饲管道重新插回,同时做好患者的心理安慰。

2）意识不清与不能经口进食的患者,医护人员重新置入管饲管道后,给予妥善固定。清醒患者经口进食者,密切观察病情变化。

3）分析原因,协助医护人员制定预防措施。

4）如实陈述事情经过,告知家属。

（5）输液管滑脱预防方法

1）适当固定:妥善固定穿刺部位,小儿、老人或意识不清者,加强局部固定,同时适当固定穿刺侧肢体,以防活动时滑脱。

2）适当约束:对躁动、痴呆等易发生输液管滑脱的患者,专人看护,必要时由医护人员采用约束措施。

3）严格遵守操作规程:为患者翻身或进行其他护理时,要注意先固定穿刺部位。同时保持输液管的通畅。

（6）输液管滑脱应急处理

1）当发现患者输液管滑脱后,立即进行穿刺部位的压迫止血,通知医护人员并协助处理,做好患者的心理安慰。

2）观察患者生命体征及病情变化。

3）协助医护人员重新置入输液管,妥善固定穿刺部位,再次对患者进行预防输液管滑脱的宣教。

4）分析原因,协助医护人员制定预防措施。

11. 引流液逆流

引流管逆流的主要危害是导致感染。引起引流管逆流的主要原因是引流袋位置过高或者袋内压力过高。

（1）预防方法

1）将引流袋安置于引流部位的平面以下:由于重力作用,液体是从高处向低处流动的,应在医护人员指导下放置引流袋,严禁擅自调整引流袋的位置及高度。

2）移动体位前先夹闭引流管:患者在翻身、床椅转移等体位移动前妥善固定引流管,并夹闭引流管,防止体位移动时相对位置改变,使引流袋位置高于引流部位而发生逆流。

3）及时倾倒引流袋中的引流液,防止袋内压力过高而引起逆流。

（2）应急处理　发生引流液逆流后,立即将引流管夹闭,告知医护人员进行处理,不可隐瞒不报。

12.心搏骤停

心搏骤停是最危急的情况,发生于各种严重疾病(如心脑血管疾病、严重损伤、中毒等),若不能在数分钟内恢复心跳呼吸,生命将难以挽回。因此,第一目击者(在发现心搏骤停者时,现场第一个做出反应、采取急救措施的人,他可以不是医护人员,而是身处现场的每一个人)的紧急救助尤其重要,可以为下一步的抢救赢得宝贵时间。

(1)快速识别 对心搏骤停的识别必须迅速和准确,最好能在10秒内明确诊断,凭以下征象即可确诊:①原来清醒的患者突然丧失意识,呼之不应;②大动脉(颈动脉或股动脉)搏动消失;③呼吸停止;④瞳孔散大。

(2)应急处理 一旦发现立即抢救:①争分夺秒行胸外心脏按压,并立即让在场的人呼叫医护人员,等待医护人员到场;②协助通知家属;③维持秩序,必要时协助医护人员搬运抢救仪器,以便在最短的时间内备齐抢救用物;④如患者抢救无效死亡,应等家属到院后,再协助通知太平间及协助医护人员进行尸体护理;⑤对患者家属做好心理安慰,但注意措词严谨,一旦涉及抢救、治疗等专业问题应告知家属咨询医护人员;⑥在抢救过程中,协助医护人员对同病室患者进行保护。⑦抢救结束后协助医护人员清理抢救现场,整理抢救用物,协助恢复病房环境。

(浙江省立同德医院　陈紫君)

(二)职业防护

1.标准预防

标准预防是指认为患者的血液、体液、分泌物、排泄物均具有传染性,需进行隔离,不论是否有明显的血迹污染,是否接触非完整的皮肤与黏膜,接触上述物质者,必须采取预防措施。医疗护理员在照护患者时,要注意预防患者之间、护患之间的交叉感染,特别要预防呼吸道、消化道及通过皮肤、血液和体液等接触引起的各类感染性疾病。常用的标准预防措施有洗手、手消毒、戴手套、戴口罩、隔离等。

(1)洗手 保持双手清洁,不留长指甲,不涂指甲油,指甲下不存污垢。在日常照护工作中,下列情况下应认真洗手:①进入和离开病房前;②护理每一个患者前后,从同一患者身体的污染部位移动到清洁部位时;③接触清洁物品前,处理污染物品后;④接触患者的血液、体液、分泌物、排泄物、伤口敷料后;⑤穿脱隔离衣前后;⑥摘手套后;⑦处理药物或配餐前;⑧如厕前后。注意事项:按照七步洗手法洗手,注意双手指背、指尖和指缝的清洁。

(2)手消毒 用速干手消毒剂揉搓双手,以清除致病性微生物,预防感染与交叉感染。手消毒方法:①取液:取适量的速干手消毒剂于掌心;②涂抹:涂抹双手,保证手消毒剂完全覆盖手部皮肤;③搓揉:严格按照七步洗手法搓揉双手及手腕,直至彻底干燥。

(3)戴手套 下列情况下需戴手套:①接触患者血液、体液、排泄物、分泌物及破损的

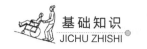

皮肤时;②照护传染病患者时。注意事项:①手上有伤口时要戴双层手套;②如护理两个及以上患者时,在两个患者之间要换手套或用快速手消毒剂消毒。另外,操作完毕或手套破损后要及时脱掉手套并彻底洗手,一次性手套不得重复使用,用过的手套放在黄色垃圾桶内。

(4)戴口罩 下列情况下要戴口罩:①照护发热待查患者、不明原因呼吸道感染患者及危重病患者时;②有血液、体液、分泌物、排泄物喷溅危险时;③配合医护人员进行伤口换药、拆线、插各类引流管、注射、穿刺等操作时。注意事项:①洗手后再戴口罩,口罩应盖住口鼻部;②戴好口罩后不要随意用手触摸口罩;③口罩用好后立即取下,不可挂在胸前及颈部上;④使用一次性口罩不要超过 4 小时,若潮湿应及时更换;⑤用过的口罩放在黄色垃圾桶内。

2. 生物性职业危险因素的防护

医疗护理员在从业过程中有感染多种致病微生物的危险,包括各种细菌、病毒、真菌、螺旋体、支原体、衣原体及原虫等。

(1)呼吸道传播疾病防护 呼吸道传播是医疗护理员生物性职业危险最主要的传播途径之一。由于医疗护理员密切接触患者,如防护不当可经空气、飞沫传播呼吸道疾病。病室内有效通风换气,与其他人员保持 1 米以上社交距离;严格落实标准预防;正确佩戴一次性使用医用口罩或以上防护级别的口罩;培养手卫生意识,照护患者前后按七步洗手法规范洗手;按规定佩戴手套,减少触摸公共环境,不要随意揉搓口鼻眼。

(2)血源性传播疾病防护 血源性传播是医疗护理员生物性职业危险主要的传播途径之一,其暴露的主要途径是被血液污染的医疗器械损伤,统称为锐器伤。医疗护理员工作时,应加倍小心,刀剪应固定位置存放,用后及时放回原处,定期清洁消毒。一次性尖锐物品使用后应立即放入锐器盒中。注射器、输液器等医疗用品一般由护士处理。

(3)其他途径传播疾病防护 医疗护理员工作时接触患者的呕吐物、排泄物,有可能感染消化道传播疾病。讲究卫生,养成饭前洗手的好习惯,尤其是接触患者呕吐物、排泄物时佩戴手套,操作前后认真洗手,做好手消毒。接触其他传染病患者时,根据标准预防要求做好相应防护。

3. 物理性职业危险因素的防护

(1)紫外线损伤防护 医疗护理员工作环境中的紫外线主要来源于紫外线灯。紫外线灯照射可引起急性结膜、角膜炎,甚至致盲;也可导致皮肤损伤,轻者产生红斑、水肿,重者导致皮肤的老化甚至皮肤癌。防护措施有:①避免暴露于紫外线下:病室用紫外线灯照射时,人要离开病室。医疗护理员利用紫外线灯照射消毒时,应戴防护眼镜、帽子、口罩,避免皮肤黏膜长时间直接暴露在紫外线灯光下。②加强紫外线灯的消毒管理:病室内固定安装的紫外线灯开关应与日用灯开关分开,并明显标示,避免开错。病室内行紫外线灯照射时,门口挂标示牌,所有人员在消毒期间不能入内。

（2）电离辐射防护 医疗护理员在医院工作时，可能会暴露在放射环境中，如 X 线摄片、造影检查、各种定位检查、介入治疗、放疗等。过量电离辐射可导致人体组织损害或癌变，因此，在患者接受 X 线摄片、造影等诊疗时，医疗护理员应远离放射区域。婴幼儿、昏迷患者检查需要陪伴时，必须穿戴防护器具，注意自身防护。

（3）职业性骨骼肌肉疾患防护 医疗护理员在照护工作中由于经常搬动、协助患者翻身等，可因负重过度或用力不当、不正确地弯腰，造成肌肉、骨骼损伤。因此，平时注意养成良好的姿势和习惯，在进行操作时降低重心，扩大支撑面，增加身体平衡，使用节力的方法：如避免腰椎过度屈曲搬物；避免患者或物品离身体过远；避免腰椎屈曲同时旋转。正确使用各种辅助装置如搬运板、起重机，或在腰围保护下完成搬运患者和推拉物品的工作。学习增加肌肉强度和弹性的运动，进行相应的训练。

4.化学性职业危险因素的防护

甲醛、环氧乙烷、戊二醛、过氧乙酸、含氯消毒液等是空气、物品、地面等常用的挥发性消毒剂，对人体的皮肤、黏膜、呼吸道、消化道、神经系统均有一定程度的影响。医疗护理员在医院工作时，可能会暴露在化学性危险因素中。工作中注意防护：①接触化学消毒剂时穿戴手套、口罩、防护眼镜；②配制消毒剂时，尽量用水剂代替粉剂；③不慎溅到皮肤和眼睛里，用生理盐水冲洗；④有蒸发性的消毒剂如戊二醛、甲醇等，必须加盖；⑤注意开窗通风，使用排风系统；⑥尽量选用其他高效广谱对人体无害的消毒剂代替戊二醛、甲醛等。

5.职业暴露的处理

医疗护理员在照护工作中，遭受血液、体液及一些药物的污染或锐器损伤后的紧急处理方法如下：

（1）皮肤、黏膜、角膜污染的处理 医疗护理员皮肤、黏膜、角膜被血液、体液或药物污染时，立即用流动清水冲洗被污染部位，眼睛可用生理盐水冲洗。

（2）皮肤锐器伤 首先在伤口近端轻轻挤压，挤出伤口血液，尽可能挤出污染的微生物，再用肥皂液和流动水进行冲洗；然后伤口用消毒液进行消毒、包扎。如遇患者用过的注射器、刀剪等锐器损伤皮肤，要立即报告护士，在局部伤口清洗消毒后再视情况作进一步处理。

（杭州医学院 邬维娜）

第四节 服药照护与冷热应用

本节主要介绍服药照护的注意事项及冷热应用的日常照护要求。医疗护理员初级要求掌握口服药、中药煎煮与服用，热水袋应用；医疗护理员中级需掌握其他给药方法、

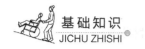
冷疗法;医疗护理员高级需掌握热敷疗法、酒精擦浴。

一、服药照护

1.给药基本知识

（1）常用药物

1）心血管系统常用药:如普萘洛尔（心得安）、美托洛尔（倍他乐克）、氯沙坦（科素亚）、卡托普利、硝酸甘油片、速效救心丸等。

2）呼吸系统常用药:如氨溴索、枇杷露、孟鲁司特钠咀嚼片、硫酸沙丁胺醇溶液（万托林）等。

3）消化系统常用药:奥美拉唑、硫糖铝、多潘立酮（吗丁啉）、甲氧氯普胺（胃复安）、乳果糖、蒙脱石散等。

4）神经系统用药:左旋多巴、溴隐亭、金刚烷胺、复方丙戊酸钠（德巴金）、地西泮、卡马西平等。

5）镇痛类药物:阿司匹林、布洛芬、复方对乙酰氨基酚片（Ⅱ）（散利痛）、曲马多等。

（2）常见药物不良反应

1）皮肤黏膜系统:如皮疹、瘙痒、红肿等,严重的皮肤不良反应可致剥脱性皮炎,甚至会危及生命。

2）呼吸系统:如憋气、胸闷、气短等。

3）心血管系统:如心悸、心动过速、体位性低血压等。

4）消化系统:恶心呕吐、腹痛腹泻等。

5）神经系统:精神症状,如抗抑郁药物可造成癫痫发作、精神错乱。

（3）常用药物照护

1）降压药物:密切观察患者的血压,不可随意增减药量、停用和更换药物。如发生体位性低血压,应立即让患者平卧休息。

2）抗心律失常药:密切观察患者血压、心率、心律的变化。

3）抗凝药:观察患者是否有出血及出血倾向,如有无皮肤、黏膜、牙龈、鼻出血等,观察小便颜色有无变红,大便颜色有无变黑。

4）降糖药:易发生低血糖反应,表现为头晕、心慌、恶心、饥饿感等,应立即监测血糖水平,予服用糖块、进食。

5）抗生素:按时服用,服药期间不能饮酒。

6）镇静安眠药:遵医嘱服用,不可滥用,服药后立即卧床休息,避免下床活动,防止发生跌倒。

2.口服给药

口服药是指需经口吞服或者舌下含服的药物。常用口服药有片剂、丸剂、胶囊、散剂、液体药等。口服给药的目的是帮助患者安全、正确地服下药物,有利于预防、诊断和治疗疾病。服药前需要核对药单上的姓名、药名、时间、剂量,向患者解释服药的目的、方法,取得患者配合。

(1)片剂、丸剂、胶囊 先给患者喂一口水,将药片整片放入患者口中,喂水服下。吞咽困难者,需在医务人员评估确认后,将药片研碎服用。缓释片不能研碎服用。

(2)液体药 摇匀药液,一手持量杯,拇指置于所需刻度,使其刻度与视线平齐;另一手将药瓶有标签的一面朝手心,倒入药液至所需刻度,将药液倒入药杯,喂入患者口中。液体药物如止咳糖浆类,会在咽喉部黏膜表面形成保护膜,所以不宜用温开水送服。

(3)散剂 将药物倒入杯中,加入适量温开水,搅匀后喂入患者口中。

(4)口含片和舌下含服药物 口含片多用于口腔及咽喉疾病,有局部消炎、杀菌、收敛、止痛等作用,嘱患者将药物放在口腔内含化,不可咀嚼、吞咽。舌下片是通过舌下黏膜或舌下腺直接吸收,如硝酸甘油片,嘱患者张开嘴巴,抬起舌,将药片放在舌下,让患者含住,等药片慢慢溶解吸收。

(5)注意事项

1)严格遵医嘱用药,不得擅自更改,不得盲目给药,取药时剂量准确。

2)严格查对,用药前仔细查对药单上的姓名、药物名称、药物剂量、服药时间和服药方法。

3)确认患者服下药物后方可离开。

4)注意观察用药后的疗效和不良反应,及时报告。

3.眼药、耳药、鼻药使用

眼药、耳药、鼻药是将药物外用于眼睛、耳朵和鼻子,使局部吸收,减轻疼痛、出血和炎症等症状。

(1)眼部用药 有眼药水、眼部药膏等,主要治疗眼部感染、抗疲劳及眼部疾患。常见眼药水有妥布霉素滴眼液、氧氟沙星滴眼液等。滴药时,用左手示指、拇指轻轻分开患者的病眼的上下眼睑,嘱患者向上看,右手拿药瓶距眼2厘米左右,将药液滴在下眼睑内,每次1~2滴,滴后嘱患者轻轻转动眼球。常见眼药膏有金霉素眼药膏、妥布霉素眼药膏等。涂药时,用左手示指、拇指轻轻分开患者的病眼的上下眼睑,嘱患者向上看,右手将眼膏挤在下眼睑内,嘱患者闭眼,轻轻揉搓。

(2)耳部用药 滴耳液主要用于治疗耳道感染或局部疾患。常见滴耳液有氧氟沙星滴耳液、氯霉素滴耳液等。滴药时,让患者侧头,将患耳朝上,将耳廓向后上方牵拉,使耳道变直,滴入1~2滴药液,轻轻按摩耳屏以使药液均匀、充分地进入耳道,保持侧位3~5分钟。

(3)鼻部用药 常用有鼻喷剂、鼻滴剂等,是通过鼻黏膜吸收而发挥局部和全身作用的制剂。常用鼻喷剂有布地奈德鼻喷剂、糠酸莫米松鼻喷剂等。用药时,清洁患者鼻腔,

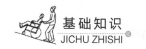

患者取坐位,头部向前倾,将鼻喷头置于患者患侧鼻孔中,勿对准中间鼻中隔,轻轻按压喷雾,根据说明书所示操作顺序操作,使药液在鼻腔内扩散,发挥疗效。

(4)注意事项

1)外用药物均为灭菌制剂,保存时应盖紧瓶盖,置于通风、阴凉处。

2)操作前注意手卫生,规范洗手。

3)严格遵医嘱用药,用药前仔细查对药单上的姓名、药物剂量、用药时间和用药方法。

4)几种药同时使用时,中间须间隔5~10分钟。

5)注意观察用药局部及全身反应。

4. 直肠给药

直肠给药是通过肛门把药物送入直肠,是药物在局部或者全身发挥治疗作用的一种方法。常见的直肠栓剂有甘油栓剂、消炎痛栓、痔疮栓等。

(1)甘油栓剂　使用甘油栓的目的是软化大便,有利于便秘、大便干结患者排出大便。患者取左侧卧位,将甘油栓剂插入患者肛门3~4厘米,将药液挤入直肠,嘱患者深呼吸,保持15分钟后,协助患者排便。

(2)药物栓剂　使用药物栓剂的目的是将特制的药物送入直肠,药物有效成分被直肠吸收,到达全身,发挥局部及全身治疗的作用,如退烧栓。患者侧卧位,戴手套将栓剂放入肛门,并用示指将栓剂沿肠壁送入3~4厘米,患者保持侧卧位15分钟。

(3)注意事项　使用甘油栓剂后注意观察患者腹部不适情况,如发生面色苍白,腹痛难忍的情况,及时汇报医务人员。要注意观察使用退烧栓患者的出汗情况,及时更换衣物,还要注意观察患者体温下降情况,做好记录。

5. 皮肤给药

皮肤给药是指通过皮肤用药,药物透过皮肤由毛细血管吸收进入全身血液循环达到有效需要浓度,并在各组织或病变部位起治疗或预防疾病的作用。常用的给药类型有贴剂、涂剂、软膏剂、气雾剂等。

(1)涂药法　软膏类、涂剂等。涂药前清洁皮肤,用棉签均匀将药物涂在皮肤上,面部涂药切忌入口、眼。

(2)贴药法　镇痛膏等。暴露患者贴药处皮肤,做好清洁,剃去毛发,将膏药贴于患处,根据说明书定期更换药物。

(3)注意事项

1)皮肤给药前应清洁局部,将余药擦净后再用新药。

2)用药次数按医嘱,水剂、酊剂用后须盖紧瓶盖,混悬液使用前应先摇匀,霜剂使用时应用手掌反复揉搓,使药物渗入皮肤。

3)皮肤用药时要注意密切观察皮肤的变化,若周围有红肿、奇痒、局部肿胀等过敏现象,应立即停止使用,必要时遵医嘱内服抗过敏药物。

6.雾化吸入

雾化吸入给药法是指用雾化装置将药液分散成细小的雾滴并以气雾状喷出,经鼻、口吸入到呼吸道和肺部,从而达到治疗效果的给药方法。目前常用的雾化吸入法有超声波雾化吸入法、氧气雾化吸入法和压缩空气雾化吸入法等。

(1)雾化吸入给药的目的　①预防、治疗呼吸道感染,消除炎症和水肿;②控制支气管痉挛,通畅气道,改善通气功能;③湿化气道,稀释痰液、祛痰。

(2)雾化吸入常用药物

1)支气管解痉药物:如氨茶碱、沙丁胺醇(舒喘灵)等。

2)稀释痰液药物:盐酸氨溴索(沐舒坦)、乙酰半胱氨酸(富露施)等。

3)减轻水肿药物:布地奈德、地塞米松等。

4)抗生素控制呼吸道感染药物:庆大霉素等。

(3)注意事项

1)雾化吸入时,应尽量让患者取坐位或者半卧位。

2)若患者出现呼吸困难、发绀等,应立即暂停,通知医生。

3)雾化后及时清洗面部及漱口。

4)每次雾化吸入时间15～20分钟。

5)多饮水,配合叩背、有效咳嗽,促进痰液排出。

7.中药煎煮与服用

中药汤剂是指中药饮片加水煎煮提取有效成分的液体药剂,是中医最常用的一种剂型。中药汤剂具有吸收快、易发挥疗效、便于加减配伍等特点,能全面、灵活地适应各种病证。中药汤剂煎煮前,请再次核对处方上的姓名、门诊号及贴数,确认无误后,打开药包,查看有无需要特殊处理的中药饮片,如有,应另行按中药特殊煎法处理或按医嘱操作。

(1)器具　首选陶瓷或砂锅,具有导热均匀、化学性质稳定、不易与药物成分发生化学变化等优点;次选不锈钢锅和搪瓷锅;忌用铜、铝、铁、锡等器具,如铁锅煎药会生成一种不溶于水的鞣酸铁,使药液变黑变绿,药味又涩又腥;忌用微波炉。

(2)浸泡　待煎药物应当先行浸泡,药物倒入器皿当中摊平,加凉水至高出平面2厘米,浸泡时间一般不少于30分钟,以药材浸透为原则,切勿沸水浸泡。浸泡是为了使干燥的中草药充分吸收水分恢复到新鲜状态,这样有利于有效成分的析出。

(3)火候　先武火(大火)后文火(小火),药液未沸前用武火,煮沸后用小火,保持微沸状态,减慢水分蒸发,以免药汁溢出或熬干。在煎煮过程中,尽量少开锅盖,以免药味挥发。

(4)煎煮时间　一日一剂,每剂药一般煎煮两次,内服中药汤剂头煎以沸腾后20～

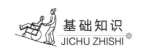
25分钟,二煎沸腾后15～20分钟比较合适。注明需要"先煎"的药物需要先煮沸10～30分钟,"后下"药物应在最后5～10分钟入锅。

(5)煎药量 药量根据儿童和成人分别确定,儿童每剂煎至100～300毫升,按一剂煎两次,即每次煎药量约50～150毫升。成人每剂煎至400～600毫升,按一剂煎两次,即每次煎药量约200～300毫升。

(6)煎煮注意事项 药料应充分煎透,做到无糊状块、无白心、无硬心。水应一次加足,不能中途加水。煎药时应当防止药液溢出、煎干或煮焦,煎干或焦者后有效成分都会遭到破坏,不可加水再煎,应禁止药用。中药汤剂可现煎现服,也可将两煎药汁混合后分次服用,未服完需冰箱冷藏保存。真空包装代煎汤剂,应放冰箱保存,如发现产气鼓起、变质,不宜服用。

(7)服用方法 正确服用中药汤剂可助药效充分发挥,反之则影响药物疗效。中药汤剂的服法根据病情、病位、病性和药物特点来决定。

1)服药次数:一般病证按医嘱每日服用一剂中药,每剂中药分2次(早、晚各一次)或者3次(早、中、晚各一次)服用。

2)温服:汤剂不冷不热时服用,为一般服药方法,以防过冷、过热对胃肠产生不良刺激。

3)冷服:汤剂放凉后服用,热证用寒药宜冷服,如服苦寒清热、凉血解毒、止血止吐药。

4)热服:汤剂趁热时服用,寒证用热药宜热服,如服辛温解表、祛寒通血脉药;需注意的是服发汗解表药后,宜多喝热开水或食热粥,安卧,以助药力促发汗,忌酸味食物及冷水。

5)顿服:药性峻烈的小剂量汤药一次服完,迅速发挥药效,在不伤正气的情况下,集中药力,发挥最大效应,多用于痛证、胀证,也有热证、出血证,多属急证重证。

6)频服:不同时段分数次频频服用,使汤药充分接触患部,见效快,如咽喉病者缓慢频服或随时含服,呕吐患者宜少量频服或先服少量姜汁后再服药。

7)冲服:用药液将不溶于水或不宜煎煮的药末冲服送下。

8)服药时间:饭前服,一般在饭前30分钟左右服药;饭后服,一般在饭后30分钟左右服药;餐间服,两餐之间服药;睡前服,一般在睡前15～30分钟服用;隔夜服,睡前服1次,隔日早晨空腹再服用1次;特殊服法遵医嘱。

9)中药汤剂服用期间饮食禁忌:服药期间忌烟酒,忌暴饮暴食,忌辛辣、生冷、油腻、腥膻等刺激性食物;忌喝浓茶,喝白开水为宜,因浓茶含鞣酸较多,与中药同服会降低疗效;若与西药联用,应错开时间服用;特殊禁忌遵医嘱。

二、冷热应用

冷热疗法是临床常用的一种物理疗法。该疗法使用冷或热的物体作用于人体的局部或全身,引起局部或全身血液重新分布和温度变化,从而达到消炎、止痛、止血、降温以及增进舒适等治疗目的。

1.冷疗法

冷疗法是用低于人体温度的物体,作用于人体的局部或全身,从而达到止血、止痛、消炎和降温作用的方法。主要方法有冷敷、冰袋使用和温水擦浴。

(1)冷敷 即用冰水混合物或者湿冷毛巾敷于病变部位,主要目的是促使局部血管收缩,控制小血管的出血和减轻疼痛,达到消肿止痛之功效。

1)每次冷敷 20～30 分钟,休息 30～60 分钟之后再继续进行冷敷,视需要重复进行。

2)冷敷时间过长,毛巾或敷布易变热失去治疗作用,使用时需要经常更换。

3)冷敷时,要注意观察局部皮肤颜色,出现苍白、发紫、麻木时要立即停用。

4)冷敷时间不宜过长,以免影响血液循环,防冻伤。

(2)冰袋使用

1)放置部位:高热降温时,冰袋置于前额、头顶部或体表大血管处,如颈部两侧、腋窝、腹股沟等处。为减轻局部充血和出血,或制止局部炎症和化脓,冰袋可置于患部。

2)禁忌放置部位:组织循环障碍、皮肤伤口部位、慢性炎症或深部化脓病灶禁忌用冷。枕后、耳廓、阴囊处禁忌用冷,以防冻伤。胸前区禁忌用冷敷,以防反射性心率减慢。腹部用冷敷易导致腹泻。足底禁忌用冷,以防反射性末梢血管收缩。

3)做好观察:随时观察患者的反应,如发现局部皮肤发紫、麻木感,应立即停止使用冰袋,防止冻伤。用于降温,30 分钟后监测体温,当体温降至 38℃ 以下时停止使用冰袋。

4)避免皮肤直接接触冰袋:避免冰袋与患者皮肤直接接触,冰袋外应包布套,连续使用不超过半小时。

(3)温水擦浴 用低于体温的温水进行擦浴,利用热传导原理增加散热。同时受冷刺激后,皮肤毛细血管先收缩后扩张,增加散热而降低体温。

1)水温:一般温水温度为 32～34℃,略低于体表温度就可,过低可反射性地引起皮肤血管收缩,反而影响降温效果,引起患者不适。

2)增加降温效果:温水擦浴时,冰袋置于头部,足底放置温水袋。头部放冰袋,增加散热,保护脑组织,以助降温;足底放温水袋,防反射性血管收缩,利于散热。颈部两侧、腋窝、肘窝、腘窝、腹股沟等处有大血管经过,应多擦拭。

3)擦浴后 30 分钟测体温,若体温降至 39℃ 以下,取下头部冰袋。

4)禁止擦拭胸前区、腹部及足底。

5)注意观察病情变化,一旦患者出现寒战、面色苍白等情况,应立即停止擦浴。擦拭全过程不宜超过 20 分钟。

6)全身擦拭时注意遮挡患者,保护患者隐私。

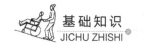

2.热疗法

热疗法是指用高于人体温度的物体作用于机体局部或全身,从而产生消炎、止痛、消肿和保暖效应的一种治疗方法。常用热疗的方法有热水袋应用、热敷。

(1)**热水袋** 热水袋常用来保暖,解除局部肌肉痉挛,减轻疼痛。

1)水温:热水袋水温成人一般为 60~70℃,而意识不清、老人、婴幼儿、麻醉未清醒、感觉迟钝、末梢循环不良等患者,水温不超过 50℃。

2)水量:热水袋水量灌至 1/2~2/3 满即可。

3)放置部位:热水袋灌好热水后,驱尽袋内空气,盖紧袋塞,擦干,倒提检查有无漏水,然后外套布袋,将热水袋放至所需部位。一般保暖用时,热水袋应离开皮肤 10 厘米左右放置,避免紧贴皮肤,且袋口朝外,防烫伤。

4)热疗时间:局部热敷时间不宜过长,用热 20~30 分钟后,撤掉热水袋。保暖用时注意定时更换。

5)观察用热情况:定时检查用热局部的皮肤情况,一旦出现皮肤潮红、疼痛等反应,应立即停止热水袋的使用。

6)妥善保管热水袋:用毕将热水袋内的水倒空,倒挂晾干后向袋内吹入少量空气,旋紧塞子存放阴凉处。布套清洗、晾干备用。

(2)**热敷** 局部热敷可以达到一定消炎、消肿、解痉、止痛的效果。

1)注意适应证:皮肤有伤口的热敷由护士执行。

2)适宜水温和持续时间:水温保持在 50~60℃,持续热敷时间一般为 15~20 分钟。

3)防止烫伤:热敷前用棉签在受敷部位涂上薄层凡士林,涂凡士林的范围应大于热湿敷面积,并在其上盖一层纱布,以保护局部皮肤。热敷前敷布放在手腕内侧测试温度,以不烫手为宜,敷于患处,敷布上盖塑料纸及棉垫。每 3~5 分钟更换一次敷布,并注意观察局部皮肤状况,防止烫伤。

4)防受凉:面部热敷后 30 分钟后方可外出,防止受凉。

3.酒精擦浴

酒精擦浴常用于高热患者降温,是一种全身用冷法。乙醇是一种挥发性液体,在皮肤上可迅速挥发,从而吸收和带走机体大量的热量。同时,皮肤接受冷刺激后,毛细血管先收缩,继而扩张,增加散热而降低体温。

(1)**温度与浓度** 酒精浓度为 25%~35%,温度为 32~34℃。

(2)**增加降温效果** 冰袋置于头部,热水袋置于足底。头部放冰袋,以助降温,并防止头部充血而致头痛;足底放热水袋,防反射性血管收缩;腋窝和肘窝、腹股沟等大血管经过处,多擦拭,利于散热。

(3)**擦浴手法** 在擦洗部位铺上浴巾,以防床单沾湿。小毛巾浸入酒精溶液中,拧至半干后将毛巾成手套状包在手上,以离心方向擦拭,边按摩边擦拭。擦拭全过程不宜超过 20 分钟。

（4）擦浴后 30 分钟测体温，若体温降至 39℃ 以下，取下头部冰袋。

（5）由于全身用冷，血管的收缩和扩张反应较强烈，应注意观察病情变化，一旦患者出现寒战、面色苍白等情况，应立即停止擦浴。

（6）禁止擦拭胸前区、腹部及足底，防止酒精入眼睛，勿擦会阴部黏膜。

（7）注意遮挡患者，保护患者隐私。

（浙江医院　陈春英）

第五节　压力性损伤预防与照护

本节主要介绍压力性损伤的原因、表现、危害、易患部位以及预防和日常照护要求。医疗护理员初级要求掌握压力性损伤的原因、易患部位以及预防和Ⅰ期压力性损伤的照护；医疗护理员中级需掌握Ⅱ期压力性损伤的照护；医疗护理员高级需掌握Ⅲ期压力性损伤的照护。

一、压力性损伤的发生原因、表现与危害

（一）压力性损伤的原因

压力性损伤（pressure injury，PI）即压疮（pressure sore），俗称褥疮，是指身体局部组织长期受压，血液循环障碍，局部组织持续缺血、缺氧、营养缺乏，致使皮肤失去正常功能而引起的局限性组织破损和坏死。2019 年，美国国家压疮咨询小组（NPUAP）将压疮更名为压力性损伤，定义为："压力性损伤是由于压力或压力联合剪切力引起的皮肤和（或）软组织的局部损伤。压力性损伤常常发生在骨隆突处，但也可能与医疗或其他器械有关。"压力性损伤本身不是原发疾病，大部分是由于其他疾病而引起的并发症。

压力性损伤是多因素相互作用的结果，但在骨隆突处受压过久是造成压力性损伤的主要因素。

1. 力学因素

压力性损伤不仅由垂直压力引起，还可由摩擦力和剪切力引起，通常是 2～3 种力联合作用所致。

（1）垂直压力　局部组织受到持续的垂直压力，当压力超过局部毛细血管内压力时，血流阻断，造成组织坏死。单位面积越大，引起组织坏死所需的时间越短，这是压力性损伤发生的直接要因。

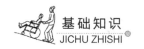

（2）剪切力 是指施加于相邻物体的表面，引起相反方向的进行性平行滑动的力量（图1-4-10）。剪切力作用于深层，引起组织的相对位移，能切断较大区域内软组织的血液供应，导致组织氧张力下降。它显著增加垂直压力的危害性，即使存在很小的剪切力，短时间也会造成皮肤软组织缺血性损害。

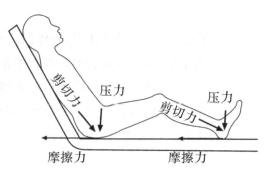

图 1-4-10 剪切力形成图

（3）摩擦力 是产生剪切力的直接原因，我们给患者翻身等操作时，采取拖、拉、推等粗暴操作，可使皮肤受损而破溃，从而发生压力性损伤。

2. 局部潮湿或排泄物刺激

大小便失禁、大量出汗、伤口引流液等刺激皮肤，可使皮肤抵抗力下降，易引发压力性损伤。

3. 营养状况

营养是影响压力性损伤发生的重要因素。当全身营养障碍时，营养摄入不足，蛋白质合成减少，出现负氮平衡，皮下脂肪减少，肌肉萎缩，患者一旦受压，骨隆突处皮肤要承受外界压力和骨隆突本身对皮肤的挤压力，受压处因缺乏肌肉、脂肪组织的保护，容易引起血液循环障碍，出现压力性损伤。

4. 年龄

老年人因老化过程导致皮肤在解剖结构、生理功能及免疫功能等方面均出现衰退现象，表现为皮肤松弛、干燥、缺乏弹性，皮下脂肪萎缩、变薄，皮肤抵抗力下降，对外部环境反应迟钝，皮肤血流速度下降且血管脆性增加，导致皮肤易损性增加。

5. 体温升高

体温升高时，机体新陈代谢率增高，组织细胞对氧的需求量增加。加之局部组织受压，使已有的组织缺氧更加严重。因此，伴有高热的严重感染患者存在组织受压情况时，压力性损伤发生概率升高。

6. 医疗器械使用不当

因医疗器械，如心电监护仪、吸氧面罩、呼吸机、气管切开导管、各种约束装置及矫正器使用不当，可在医疗器械使用的部位产生压力和（或）造成局部温湿度改变，进而发生不同程度的压力性损伤。因医疗器械固定使接触部位皮肤破损隐秘而难以被及时发现。

7. 机体活动和（或）感觉障碍

活动障碍多由神经损伤、手术麻醉或制动造成，自主活动能力减退或丧失使局部组织长期受压，血液循环障碍而发生压力性损伤。感觉受损可造成机体对伤害性刺激反应障碍,保护性反射迟钝,长时间受压后局部组织坏死而导致压力性损伤的发生。

8.急性应激因素

急性应激使机体对压力的敏感性增加,导致压力性损伤发生率增高。此外,急性应激引起体内代谢紊乱,应激激素大量释放,中枢神经系统和神经内分泌传导系统发生紊乱,机体内环境的稳定性被破坏,机体组织失去承压能力,从而引发压力性损伤。

(二)压力性损伤的表现与危害

1.压力性损伤分期

按照 NPUAP 压力性损伤分级系统,压力性损伤可分为以下几期:

(1)1 期压力性损伤 局部皮肤完好,出现压之不变白的红斑,深色皮肤区域可能表现不同;指压不变白或者感觉、皮温、硬度的改变可能比观察到皮肤改变更先出现。颜色改变不包括紫色或栗色变化,因为这些颜色变化提示可能存在深部组织损伤。

(2)2 期压力性损伤 部分皮层缺失伴有真皮层暴露。伤口床有活性、呈粉色或红色、湿润,也可表现为完整的或破损的浆液性水疱。脂肪及深部组织未暴露,无肉芽组织、腐肉、焦痂。该期损伤往往是由于骨盆皮肤微环境破坏和受到剪切力,以及足跟受到剪切力导致。该分期不能用于描述潮湿相关性皮肤损伤,比如失禁性皮炎、擦烂性皮炎、医疗黏胶相关性皮肤损伤或者创伤伤口(皮肤撕脱伤、烧伤、擦伤)。

(3)3 期压力性损伤 全层皮肤缺失,常常可见脂肪、肉芽组织和边缘内卷,可有腐肉和(或)焦痂。不同解剖位置的组织损伤的深度存在差异;脂肪丰富的区域会发展成深部伤口。可能会出现潜行或窦道。无筋膜、肌肉、肌腱、韧带、软骨和(或)骨暴露。

(4)4 期压力性损伤 全层皮肤和组织缺失,可见或可直接接触到筋膜、肌肉、肌腱、韧带、软骨或骨头,可见腐肉和(或)焦痂。常常会出现边缘内卷,窦道和(或)潜行。不同解剖位置的组织损伤的深度存在差异。

(5)深部组织损伤期(DTI) 完整的皮肤或破损的皮肤出现局部持续的非苍白性深红色、栗色或紫色,或表皮分离呈深色的伤口床或充血的水疱。疼痛和温度变化通常先于颜色改变出现。这种损伤是由于强烈和(或)长期的压力和剪切力作用于骨骼和肌肉交界面导致。该期伤口可迅速发展,暴露组织缺失的实际程度,也可能溶解而不出现组织缺失。

(6)不可分期 全层皮肤和组织缺失,由于被腐肉和(或)焦痂掩盖,不能确认组织缺失的程度,只有去除足够的腐肉和(或)焦痂,才能判断损伤处于 3 期还是 4 期。

(7)医疗器械相关性压力性损伤 该概念描述了损伤的原因。医疗器械相关性压力性损伤,是指由于使用用于诊断或治疗的医疗器械而导致的压力性损伤,损伤部位形状与医疗器械形状一致。这一类损伤可以根据上述压力性损伤分期系统。

(8)黏膜压力性损伤 由于使用医疗器械导致相应部位黏膜出现的压力性损伤。由于这些损伤组织的解剖特点,这一类损伤无法进行分期。

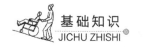

2.压力性损伤的危害

压力性损伤给患者带来的危害是巨大的,肉体上给患者增加痛苦,并加重基础病情,严重时可危及生命,不良的情绪会影响患者的进一步治疗,治疗费用会成倍增加。对医院来说,住院时间绝对延长,并占用和消耗大量的医疗资源,有可能引发医疗纠纷,同时也加重了医护人员的工作量。因此,做好压力性损伤的预防,减少压力性损伤的发生是医疗护理员至关重要的工作内容。

二、压力性损伤易患部位

1.仰卧位易患部位

患者仰卧位时压力性损伤好发于枕骨粗隆、肩胛部、肘部、脊椎体隆突处、尾骶部及足跟部(图 1-4-11)。

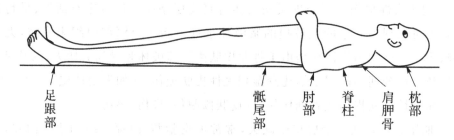

图 1-4-11　仰卧位易发生压力性损伤的部位

2.侧卧位易患部位

患者侧卧位时压力性损伤好发于耳廓、肩峰、肋骨、肘部、髋部、膝关节内外侧及内外踝处(图 1-4-12)。

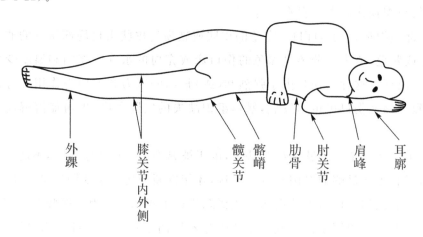

图 1-4-12　侧卧位易发生压力性损伤的部位

3.俯卧位时的易患部位

俯卧位时压力性损伤好发于面颊部、耳廓、肩部、女性乳房、男性生殖器、髂嵴、膝部及足尖处(图 1-4-13)。

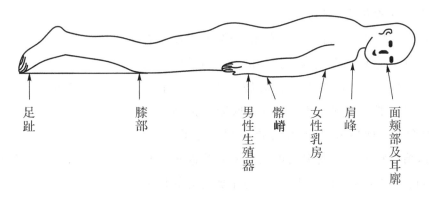

图 1-4-13　俯卧位易发生压力性损伤的部位

4.坐位时压力性损伤好发于坐骨结节处(图 1-4-14)。

三、压力性损伤的预防

压力性损伤是可以预防的。预防压力性损伤的关键在于消除诱发因素,做到"六勤":勤观察、勤翻身、勤按摩、勤擦洗、勤整理、勤更换。护理长期卧床患者,应做好以下几方面,以预防压力性损伤的发生。

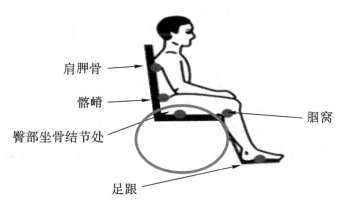

图 1-4-14　坐位易发生压力性损伤的部位

(一)避免局部长期受压

1.定时翻身

(1)鼓励和协助长期卧床的患者经常变换体位,一般每 2 小时翻身一次,必要时增加翻身次数;制订患者翻身计划表:时间＋体位;每次翻身后注意观察受压部位皮肤情况,如有异常及时告知医护人员。

(2)指导患者坐轮椅时,采用正确的自我减压方法,应每 15～30 分钟减压 15～30 秒,每小时需减压 60 秒,脊髓损伤患者使用轮椅时,应该采取多种坐姿(如前倾、斜倚、直立等)。

2.分散压力

尽量使用减压床垫,如气垫床、坐垫、三角垫等或软枕垫在身体的空隙处,使支撑体重的面积加大,降低骨突处皮肤所受的压力,抬空足跟,将小腿压力均匀分散在减

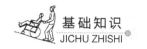

压装置上,以防止压力性损伤的发生。但必须记住,不管采用何种设施,不能忘记定时变换体位,这是因为压力仍然存在,即使较小的压力,压迫时间过长,一样会产生压力性损伤。

3. 避免产生摩擦力、剪切力

(1)使用提式布中单帮助患者在床上移动,可使患者皮肤与布中单之间无移动,这是避免在移动患者过程中发生皮肤擦伤的一个有效的办法。

(2)患者体位的采取,应根据患者病情及压力性损伤好发部位来安置。老年患者为避免误吸及坠积性肺炎的发生,一般采取床头抬高30°半卧位。但有文献报道,当床头抬高30°时会发生剪切力,导致尾骶部受损。为了避免上述并发症,应在患者床头抬高30°的同时,抬高膝下支架或用三角枕垫于患者膝下使患者屈髋30°。如此不仅可以防止身体下滑,还可以扩大身体的支撑面,防止剪切力的损害。

(3)半卧位或坐位时间每次在30分钟内。

(二)保持皮肤的清洁、完整

1. 保持皮肤清洁

(1)春、秋、冬季每天擦拭患者全身皮肤1次,夏季2次,保持患者皮肤清洁干燥,患者皮肤褶皱处应仔细擦拭,切忌反复用力擦洗。

(2)大小便失禁的处理:可使用尿套、大便收集袋等,尽量避免使用尿不湿;必要时留置导尿,观察有无尿路感染。

(3)及时清理患者大小便,每次清理后均需用温水清洗,避免使用肥皂或含酒精的清洁用品,防止理化因素刺激皮肤,局部可敷凡士林或者润肤露。

(4)涂抹专用的皮肤保护剂,维持患者皮肤正常酸碱度。

(5)对于多汗的患者或因发热等其他原因引起患者多汗的情况,要及时擦拭、更换衣物,防止患者皮肤处在潮湿状态。擦洗过程中,动作应轻柔,不可用力过度,防止损伤皮肤。

(6)及时擦拭并做好压力性损伤创面渗液的管理,注意保护患者正常完整的皮肤,避免渗液刺激。

2. 预防皮肤损伤

(1)要根据患者的体重、体型,选择合适的病员服,不要因过大造成病员服堆积患者身下,更不可因过小造成患者身体受挤压,保持患者衣着的平整、干燥,以免摩擦损伤皮肤。

(2)要根据减压床垫的大小选择合适的床单,将床单两头扎实,这样不会因为患者翻身或活动使床单移位,保证床单的平整。

(3)协助老人翻身,更换床单、衣服时,应将患者抬离床面,切记拖、拉、推,以免损伤皮肤。

（4）使用便盆时应协助患者抬高臀部，不可硬塞、硬拉，便盆应光滑、完整，不可使用有破损的便器。

（5）患者不能直接卧于橡胶单或塑料单上。

（三）预防营养不良

营养不良是压力性损伤发生的原因之一，也是影响压力性损伤愈合的重要因素。基本的营养对组织健康、痊愈能力和感染的免疫力是必需的。对易出现压力性损伤的患者饮食应富含纤维素和优质蛋白。对于不能经口进食的患者，应采用鼻饲管注入营养液或肠外营养支持。补充充足的蛋白质、维生素及微量元素，以提高皮肤对缺血、缺氧的耐受性。

（四）促进皮肤血液循环

1.检查、按摩受压部位

患者每次翻身后，要仔细检查局部受压部位皮肤情况。对受压局部进行轻按摩，以改善血液循环，但如果局部皮肤因受压而出现反应性充血则不主张按摩。皮肤正常情况下按摩方法分受压处局部按摩和背部按摩。

（1）局部按摩　蘸少许油性介质，用手掌的掌面掌根部位紧贴皮肤，带动皮下组织做环形运动，压力均匀，由轻到重，由重到轻，按向心方向按摩，每次 3～5 分钟。

（2）背部按摩　患者取侧卧位或俯卧位，照护者两手掌蘸少许油性介质，用手掌的掌面掌根，以环形方式进行按摩，从尾骶部开始，沿脊柱两侧向上按摩，至肩胛部时用力稍轻，再以环状动作沿背部的两侧向下按摩至臀部。然后再用拇指指腹蘸少量油性介质，从尾骶部沿脊柱按摩至颈部（图 1-4-15）。

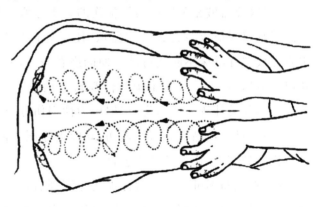

图 1-4-15　背部按摩方法

2.加强肢体活动

对长期卧床的患者，鼓励每日活动上下肢各关节。不能自己活动的患者，协助进行被动活动，保证关节的活动度和肌肉张力，并促进肢体血液循环，减少压力性损伤的发生。

四、压力性损伤照护

1.压力性损伤局部创面照护

（1）1 期压力性损伤的处理主要是加强翻身，避免再受压，观察局部发红皮肤颜色消

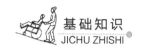

退状况;对于皮肤深色的患者,观察局部的皮肤颜色与周围的皮肤颜色的差异变化;减少局部摩擦力,局部皮肤可给予泡沫类或水胶体敷料涂抹保护,观察局部皮肤颜色的变化。

(2)2期压力性损伤,直径小于5毫米的小水疱可以让其自行吸收,局部粘贴透明薄膜保护皮肤,减少和避免摩擦,防止破裂感染;直径大于5毫米的大水疱请护士处理,可用无菌注射器抽出疱内液体,消毒局部皮肤,再用敷料包扎,按要求换药,切忌局部继续受压。

(3)3期和4期压力性损伤通常覆盖较多坏死组织,因此处理措施主要是进行彻底清创、去除坏死组织、降低感染机会,选择合适的伤口敷料促进伤口愈合。此时,照护者应注意观察患者伤口渗液的量、颜色、气味等情况,以及伤口有无疼痛等不适,及时汇报,并避免大小便失禁浸渍伤口敷料。

(4)深部组织损伤的病变发展快速,即使给予合适的护理,伤口也通常很快恶化。因此,应加强观察损伤发展趋势,谨慎处理,取得患者及家属的同意后选择合适敷料保护,严禁强烈和快速清创。

(5)不可分期压力性损伤的基本处理原则是观察和有计划地清创。足跟部等稳定干痂一般予以保留,不盲目清创。每班观察,保护局部受压部位,促进血液循环。

(6)医疗器械相关性压力性损伤的处理原则是保持医疗器械下面的皮肤清洁干燥,为患者翻身时应重新放置医疗器械,使压力再分布,并减少剪切力,翻身后确认器械并未直接放置在卧床不起或行动不便的患者身下,并每日检查医疗器械下方皮肤,调整位置以缓解压力,必要时使用预防性敷料来预防医疗器械相关性压力性损伤。一旦发生医疗器械相关性压力性损伤,根据压力性损伤分级处理。

(7)一旦发现黏膜压力性损伤,立即去除压力源,并立即汇报,根据黏膜损伤的情况进行换药处理,尽快促进黏膜愈合。

(8)Ⅳ期和不可分期压力性损伤经清创后,行封闭式负压引流术患者应注意观察引流液的性质、状态、颜色及液体量,负压压力是否稳定在所需范围,观察护创材料是否呈皱缩塌陷状态,敷贴是否处于密闭状态,有无卷边、脱落等。

2.压力性损伤整体照护

压力性损伤是全身和局部因素综合作用引起的局部组织变性、坏死,除局部处理外,全身性的照护也非常重要,如注意膳食结构调理,加强营养尤其是优质蛋白和维生素、微量元素的供给以提高创面的修复能力,积极控制原发病,纠正内环境的紊乱,加强康复锻炼促进肢体活动,重视局部减压,选择合适的体位,适当使用护肤用品,做好患者的皮肤基础护理等,都是照护压力性损伤患者的重要措施。

(浙江省中医院 叶富英 倪斐琳)

第六节 康复照护

本节主要介绍康复照护概述、功能位摆放、肢体被动运动和肢体主动运动。医疗护理员初级要在医护人员指导下进行功能位摆放和协助基本的主动和被动运动；医疗护理员中级需进一步掌握肢体被动运动和主动运动的方法，并在医护人员指导下协助进行完整的肢体被动运动和主动运动；医疗护理员高级需掌握康复照护的基本理论并对初级、中级医疗护理员进行操作指导。

一、康复照护概述

随着人口老龄化进程的加快、人口流动频繁、工作节奏加快、交通事故和工伤事故频发，我国老年人口、慢性病患者、残疾人数量增多，由此带来了沉重的康复负担。医疗护理员需要在康复护士指导下，对因伤、病、残而造成各种功能障碍者进行功能恢复与再建，使其尽快回归家庭和社会。

二、功能位摆放

功能位是指肢体发挥最大限度功能时所处的位置。在此位置上，肢体可以完成基本的生理功能和某些特殊的生活、工作的功能，如进食、梳洗等。功能位摆放主要包括良肢位摆放、各关节的功能位摆放。

（一）良肢位摆放

良肢位又称抗痉挛体位，是为了防止或对抗痉挛姿势的出现，保护患者的肩、肘、手、髋、膝、踝等大关节活动不受限制和早期诱发出分离运动而设计的一种治疗性体位。脑卒中偏瘫患者典型的痉挛姿势为：上肢肩下沉后缩、肘关节屈曲、前臂旋前、腕关节屈曲、手指屈曲；下肢外旋、髋膝关节伸直、足下垂内翻。因此，偏瘫患者的良肢位摆放具体如下。

1.健侧卧位

健侧卧位是指健侧在下、患侧在上、身体偏向一侧的卧位。将头部置于软枕上，躯干略为前倾、向健侧翻转，身体后方放置枕头支撑。患侧上肢充分前伸，放于胸前软枕上，患侧肩前屈大于$90°$，患侧肘关节、腕关节、指关节伸展，掌心向下。患侧下肢垫软枕，患侧下肢髋关节、膝关节均呈自然半屈曲位，小腿、足部置于软枕上。健侧下肢自然平放，稍屈髋、屈膝（图1-4-16）。

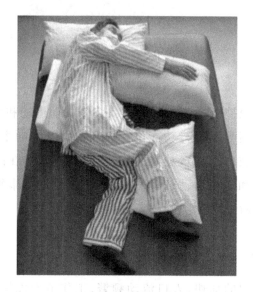

图 1-4-16　健侧卧位

2.患侧卧位

患侧卧位是患侧在下,健侧在上,身体偏向一侧的卧位。将头部置于高度合适的软枕上,躯干稍向后倾斜,背部放置枕头以放松背部。患侧上肢前伸,前臂外展,以避免患侧肩关节受压和后缩;肘关节伸直,前臂旋后;手指张开,掌心向上,掌心不应放置任何东西,避免抓握力反射的影响而引起手内收肌的痉挛。患侧下肢髋关节略后伸,患侧膝关节、踝关节微屈曲。健侧下肢屈曲并置于枕头上(图 1-4-17)。

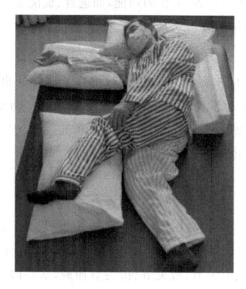

图 1-4-17　患侧卧位

3.仰卧位

仰卧位是身体朝上的卧位。将患者头部置高度适中的软枕上。患侧肩下垫一软枕，患侧上肢稍外展置于枕上，前臂旋后，手掌向上，手指张开，拇指指向身体外侧。患侧髋关节、膝关节下垫枕，使下肢处于自然的屈髋屈膝位，对抗下肢伸直痉挛和骨盆后缩；踝关节保持90°（图1-4-18）。

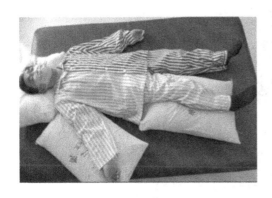
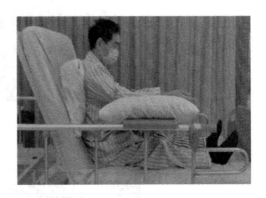

图1-4-18　仰卧位　　　　　　　　　图1-4-19　床上坐位

4.床上坐位

患侧后背、肩部、手臂、下肢用枕头支撑，患侧下肢微屈（图1-4-19）。

(二)各关节功能位摆放

肢体的各个关节都有各自的功能位。当身体肌肉、关节功能尚未恢复时，各关节功能位的正确摆放可使松弛的关节保持稳固，使躯干和肢体保持最大功能状态。在功能位状态下，即便该关节或肌肉发生挛缩或僵直，只需要最小的努力即可获得最基本的功能。各关节功能位如下。

1.上肢各关节的功能位

患者肩关节外展45°，前屈30°，外旋转15°。肘关节屈曲90°。腕关节背屈20°～30°。拇指掌侧外展，各掌指关节及近端指间关节半屈曲，而远侧指间关节屈曲。

2.下肢各关节的主要功能位

患者髋关节外展10°～20°，前屈15°～20°，外旋5°～10°。膝关节屈曲5°～10°。踝关节功能位即它的中立位，不背伸或跖屈，不外翻或内翻，足底平面不向任何方向偏斜。

三、肢体被动运动

肢体被动运动是针对伤、病、残等肢体功能差、不能主动运动的患者，被动活动其肢体，以预防肢体功能减退的锻炼方法。肢体被动运动的目的主要是促进肢体功能的恢复，预防肌肉萎缩、关节僵直和活动受限，促进肢体血液循环，预防压力性损伤等。

1.上肢被动运动

（1）肩关节

1）屈曲运动：医疗护理员一手扶住患者患侧的肘关节，使其处于伸展位，另一只手扶住患侧的腕关节，使其处于中立位。屈曲肩关节180°（图1-4-20）。

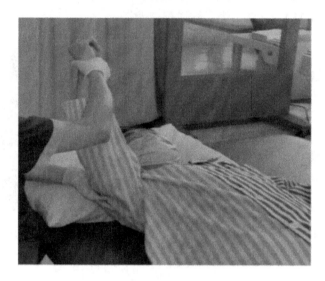

图1-4-20　肩关节屈曲运动

2）外展运动：预备工作与肩关节屈曲运动相同，被动外展患侧关节至90°，做肩关节外旋，再继续外展至180°，接着将其复位（图1-4-21）。

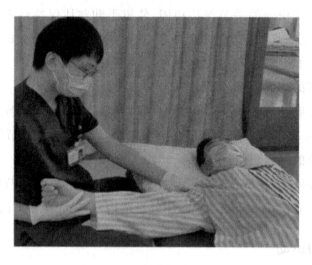

图1-4-21　肩关节外展运动

3）内旋、外旋运动：患者患侧肩关节外展90°，肘关节屈曲90°，医疗护理员一手握住患者肘关节，另一只手握住患侧腕关节，被动进行肩关节内旋和外旋运动（图1-4-22、图1-4-23）。

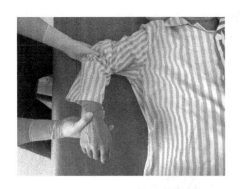
图 1-4-22 肩关节内旋运动

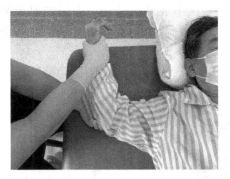
图 1-4-23 肩关节外旋运动

（2）肘关节屈曲运动 患者患侧上肢处于自然位，医疗护理员一手扶住患侧肘关节，另一手握住患侧腕关节，被动屈曲患侧肘关节至最大屈曲位，接着将其回归原位（图1-4-24）。

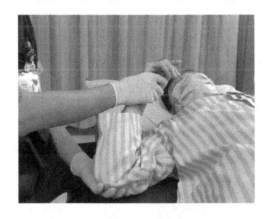
图 1-4-24 肘关节屈曲运动

（3）前臂旋前、旋后运动 患者患侧肘关节屈曲 90°，医疗护理员一手握住患侧上臂近肘关节端并将其固定，另一手握住患侧腕关节，并将患侧前臂旋前、旋后（图1-4-25、图1-4-26）。

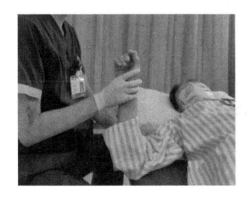
图 1-4-25 前臂旋前运动

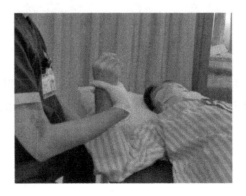
图 1-4-26 前臂旋后运动

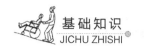

（4）腕关节屈伸运动　患者患侧肘关节屈曲90°，医疗护理员一手固定患侧腕关节，另一手握住患侧手指，被动进行腕关节前屈、后伸运动（图1-4-27、图1-4-28）。

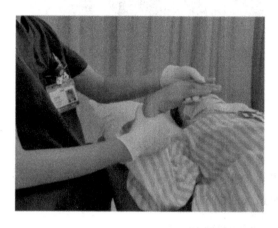

图1-4-27　腕关节前屈运动

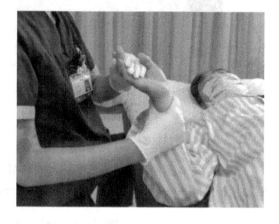

图1-4-28　腕关节后伸运动

（5）掌指关节屈伸运动　患者患侧肘关节屈曲90°，医疗护理员一手固定腕关节，另一手握住患侧手指，被动进行掌指关节的前屈、后伸（图1-4-29、图1-4-30）。同时，还须进行近端、远端指尖关节的屈伸运动。

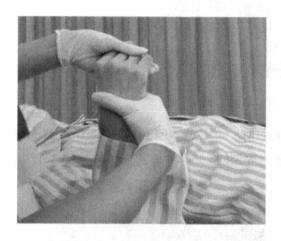

图1-4-29　掌指关节前屈运动

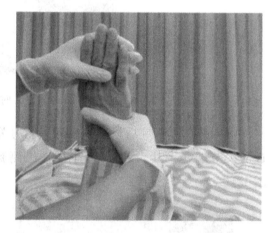

图1-4-30　掌指关节后伸运动

（6）拇指屈伸运动　患者肘关节屈曲90°，医疗护理员一手固定患侧掌指关节，另一手扶住拇指，进行屈曲和伸展运动（图1-4-31、图1-4-32）。

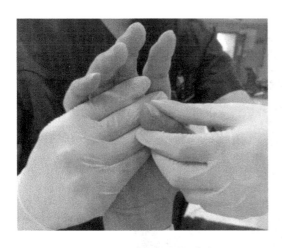
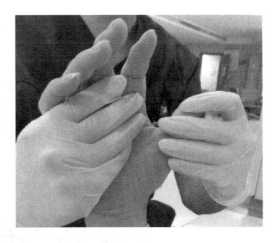

图 1-4-31　拇指屈曲运动　　　　图 1-4-32　拇指伸展运动

2.下肢被动运动

（1）髋关节

1）髋关节前屈运动：患者取仰卧位，医疗护理员立于患侧，一手托住患侧小腿近膝关节处，另一手托住足跟处，双手同时沿矢状面将患侧大腿向上弯曲（图1-4-33）。

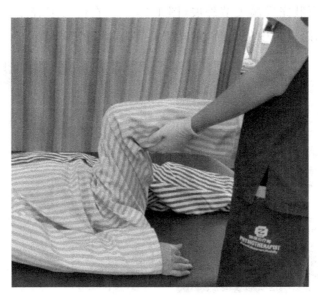

图 1-4-33　髋关节前屈运动

2）髋关节后伸运动：患者取侧卧位，一手置于骶骨处以固定骨盆，用前臂托住小腿和膝关节部位，用力向外伸展髋部（图1-4-34）。

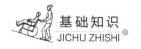

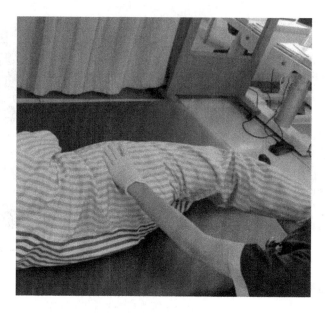

图 1-4-34　髋关节后伸运动

3）髋关节外展、内收运动：患者取仰卧位，医疗护理员一手固定膝关节，另一手握足跟，水平向外移动下肢完成髋关节外展（图 1-4-35）。在髋关节轻度屈曲的状态下，用同样的方法水平向内跨过正中矢状面，完成髋关节内收（图 1-4-36）。

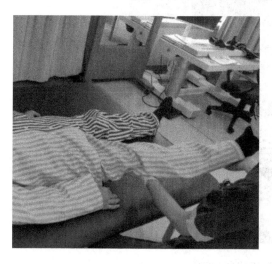

图 1-4-35　髋关节外展运动

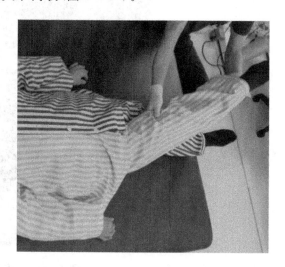

图 1-4-36　髋关节内收运动

4）髋关节外旋、内旋运动：患者取仰卧位，屈髋屈膝 90°，医疗护理员一手固定大腿，另一手固定足跟，以股骨为轴心，向内、外侧转动小腿，完成髋关节的外旋、内旋（图 1-4-37 和图 1-4-38）。

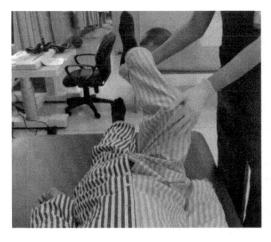

图 1-4-37 髋关节外旋运动

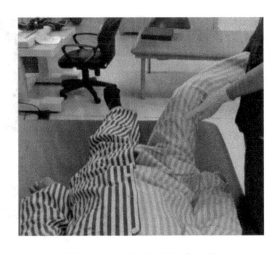

图 1-4-38 髋关节内旋运动

（2）膝关节 患者取仰卧位，医疗护理员一手固定膝关节上方，另一手握住足背进行膝关节的屈曲运动（图 1-4-39）。医疗护理员一手托住足跟，另一手托住腘窝处（也可在腘窝下放置稍硬的圆枕以支撑腘窝）完成膝关节的伸展运动（图 1-4-40）。

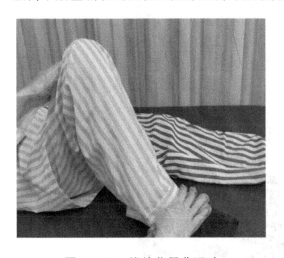

图 1-4-39 膝关节屈曲运动

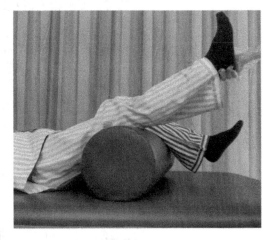

图 1-4-40 膝关节伸展运动

（3）踝、足关节

1）踝关节背屈运动：患者取仰卧位，下肢伸展。医疗护理员一手固定踝关节上方，另一手示指和中指触摸跟腱，手掌包握足跟，用前臂施加压力于足底，促使踝关节背屈（图 1-4-41）。

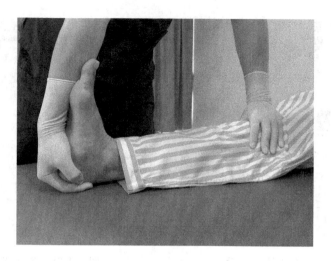

图 1-4-41　踝关节背屈运动

2)踝关节跖屈运动:患者取仰卧位,下肢伸展。医疗护理员一手固定踝关节上方,另一手将足背下压(图 1-4-42)。

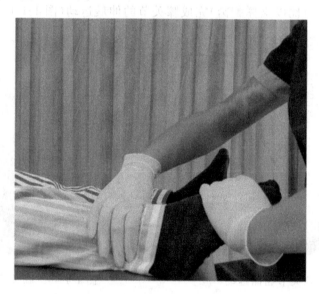

图 1-4-42　踝关节跖屈运动

3)踝关节内翻、外翻运动:患者取仰卧位,下肢伸展。医疗护理员一手固定踝关节上方,另一手进行内翻、外翻运动(图 1-4-43、图 1-4-44)。

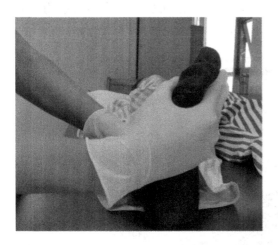

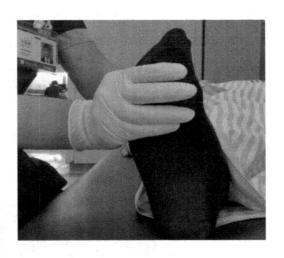

图 1-4-43 踝关节内翻运动　　　　　图 1-4-44 踝关节外翻运动

(三)被动运动注意事项

(1)锻炼原则:从近心端至远心端,从大关节至小关节,一手保护关节近端,一手扶关节远端,动作轻柔。

(2)每个关节在正常活动范围内进行,避免过度活动引起关节损伤。

(3)关节运动前,适当放松软组织,待肌肉放松后再做运动。

(4)骨折或肌腱缝合术后,要在充分固定和保护下进行。

(5)避免频繁体位变动,能在同一体位进行的运动尽量集中进行。

(6)医疗护理员为患者进行被动运动,要先在医护人员指导下进行。

(7)运动过程中,患者如出现明显疼痛,不再继续运动。

四、协助主动运动

(一)肢体上下肢主动运动

肢体上下肢主动运动与被动运动的活动范围、幅度一致,不同之处在于,当患者运动功能逐渐康复时,倡导患者自己主动活动各个关节,在肌力不足时,医疗护理员给予一定的协助,使之顺利完成各个关节的屈伸、内收、外收、内旋、外旋等活动。

(二)床上主动体位变换

1.协助床上翻身

协助患者床上翻身的目的是预防压力性损伤和肺部感染等并发症。卧床患者应每2小时更换一次体位。

(1)协助主动向患侧翻身　患者取仰卧位,双手交叉相握并上举(双手手指交叉相握,患侧大拇指置于健侧大拇指之上,即 Bobath 握手),肘关节伸直,向左右两侧摆动,摆动幅度可逐渐增大,利用摆动的惯性,使双上肢和躯干一起翻向患侧。当患者能力不足时,医疗护理员可在肩部和臀部给予协助(图1-4-45)。

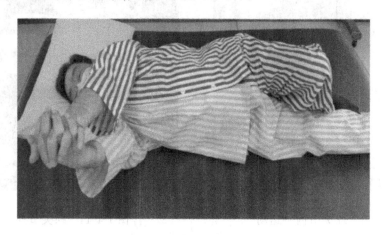

图1-4-45　主动向患侧翻身

(2)协助主动向健侧翻身　患者取仰卧位,健侧下肢屈曲,嘱患者健足从患侧腘窝插入,将患足置于健足上方。双手Bobath握手并上举,肘关节伸直,向左右两侧摆动,摆动幅度可逐渐增大,利用摆动的惯性,使双上肢和躯干一起翻向健侧。当患者能力不足时,医疗护理员可在肩部和臀部给予协助(图1-4-46)。

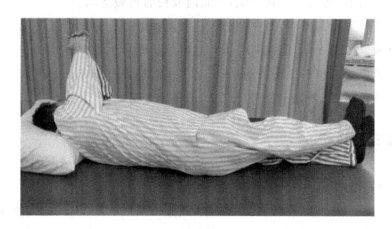

图1-4-46　主动向健侧翻身

2.桥式运动

桥式运动因其姿势像"桥"而得名,分为双桥式运动和单桥式运动。桥式运动的目的是增加躯干肌群核心肌力以及伸髋屈膝肌力,提高骨盆对下肢的控制和协调能力,抑制下肢伸肌痉挛模式,是成功站立和步行训练的基础。

(1)双桥式运动　患者取仰卧位,双上肢置于身体两侧,双腿屈曲,双足平踏在床面上,然后抬臀,并保持骨盆成水平位,保持该姿势一段时间并缓慢复位(图1-4-47)。

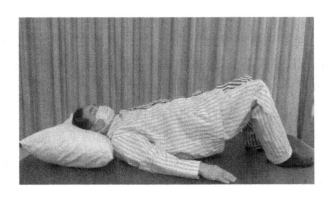

图 1-4-47　双桥式运动

（2）单桥式运动　嘱患者患侧腿屈曲，双上肢置于身体两侧，健足平踏在床面上，健侧腿悬空，然后抬臀，并保持骨盆成水平位，保持该姿势一段时间并缓慢复位（图 1-4-48）。

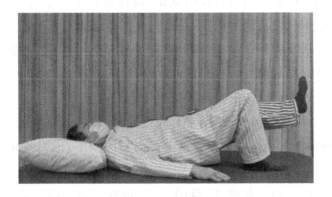

图 1-4-48　单桥式运动

（三）离床运动

离床运动是指患者离开床的活动，应遵循"床边坐起—站立—步行"的循序渐进的原则。

1.床边坐起训练

（1）坐起前准备　直接进行床边坐起可能会发生直立性低血压，因此不宜马上取直立位，可逐步取 30°、45°、60°、90°体位。

（2）床边坐起训练　①从健侧坐起时，患者将健侧腿置于患侧腿下，并将患侧腿推至床边，使膝关节屈曲，然后旋转躯干，并使用健侧肘部支撑上半身向上抬起，完成坐起活动。②从患侧坐起时，取仰卧位，患者使用健侧腿将患侧腿推至床边，使膝关节屈曲，然后旋转躯干，同时健侧上肢向前绕过胸部，立于床面，以支撑上半身向上抬起。然后摆动健侧的腿至床边外，并借助健侧上肢的支撑，完成坐起活动。必要时，医疗护理员可提供帮助。如患者从床边坐位躺下，则运动程序相反。

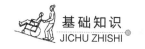

2. 站立训练

站立训练在床边坐起训练的基础上进行,是患者站立行走的重要前提。医疗护理员协助调整患者的坐姿,呈浅坐位,使患者双足平放于地面,双足分开与肩同宽。双手交叉而握,上肢充分伸展,身体前倾,使前额超过双膝前缘,重心前移,逐渐伸髋伸膝,缓慢站起。患者站起后,嘱其松开双手,自然垂于身体两侧,让患者保持一定时间的站位。当患者能够独立保持静态站位后,则着重训练其动态站位的平衡能力,嘱患者身体重心逐渐移向患侧,同时嘱患者双手交叉而握,双上肢伸向各个方向,并随着身体重心相应地摆动,逐步提高平衡能力。

3. 步行训练

当患者达到动态站位平衡以后,患腿负重达体重的 2/3 以上,开始步行训练。达到动态站位平衡的标准为:患者即使在受到突发外力的推拉时,仍能保持站位平衡。

(1)步行前准备　嘱患者进行扶持站立位,接着嘱其进行患侧腿前后摆动、踏步、屈膝、伸髋、患腿负重、双腿交替前后迈步,并进一步训练患腿的平衡。

(2)扶持步行　医疗护理员站在偏瘫侧,一手握住患手,掌心向前;另一手从患侧下穿出置于胸前,手背靠在胸前处,与患者一起缓慢向前步行。

(3)独立行走　患者在监护下行走和持拐行走。

(4)改善步态训练　步行训练早期常有膝过伸和膝打软(膝突然屈曲)现象,应进行有针对性的膝控制训练。如出现患侧骨盆上提的划圈步态,说明膝屈曲和踝背屈差,应重点训练。

(5)复杂步态训练　如高抬腿步、绕圈走、急转弯、跨越障碍、各种速度和节律的步行、闭目行走以及训练步行耐力,增加下肢力量(如上斜坡),训练步行稳定性(如在窄步道上行走)和协调性(如踏固定自行车)。

(四)协助主动运动的注意事项

(1)主动运动应当循序渐进,先协助床上主动运动,再进行离床活动;先坐起、站立,再缓慢行走。

(2)医疗护理员在协助患者主动运动前,应在医护人员指导下对患者的认知、四肢肌力做出准确的评估,以确定主动运动的项目和训练的强度。

(3)医疗护理员协助患者主动运动应在医护人员的密切监督和指导下进行,以防止意外事件的发生。

(4)医疗护理员需对患者及其家属做好防跌倒宣教。

(浙江大学医学院附属第二医院　宋剑平　李红炎)

第七节　标本采集

本节主要介绍各类标本采集的意义、方法及注意事项。医疗护理员初级要求掌握大小便常规标本采集的方法及意义;医疗护理员中级需掌握痰标本、中段尿及 12 或 24 小时尿标本采集的方法、意义、注意事项及出入量采集的方法及注意事项;医疗护理员高级应具备指导初级、中级医疗护理员进行标本采集的能力。

一、标本采集的意义

通过采集患者的血液、排泄物、分泌物、呕吐物、体液和脱落细胞等样品,送实验室经过物理、化学和生物学的检验,为判断患者有无异常存在、疾病诊断和治疗提供依据。

血液标本、体液标本、培养标本及其他特殊标本的采集由护士执行,医疗护理员在护士指导下可以采集粪、尿、痰等标本。标本采集的具体操作方法见下册(操作技能)。

二、各类标本的采集

(一)尿标本采集

尿液是体内血液经肾小球滤过,肾小管和集合管重吸收、排泄、分泌产生的终末代谢产物。尿标本一般用于检查尿液的颜色、透明度,测定比重,检查有无细胞和管型,进行尿蛋白和尿糖检测等。尿液的组成和性状不仅与泌尿系统疾病直接相关,而且还受机体各系统功能状态的影响,反映了机体的代谢状况。

1.尿标本

尿标本主要有常规标本、培养标本、12 小时或 24 小时标本。

(1)尿常规标本　尿常规标本主要用于检查尿液的颜色、透明度,测定比重,检查有无细胞和管型,并做尿蛋白和尿糖定性检测等。

使用清洁盛尿容器,留取晨起第一次尿,一般 30 毫升;测定尿比重需留尿 100 毫升。

(2)尿培养标本　尿培养标本主要用于细菌培养和细菌敏感试验,以便了解病情,协助临床诊断和治疗。

尿培养标本采集一般由护士执行,需要按无菌操作留取中段尿 5~10 毫升。尿培养标本采集方法为:先清洁、消毒会阴部(同导尿术消毒方法),待消毒液干后用无菌容器留取中段尿,嘱咐患者持续排尿不中断尿线。前段尿可以起到冲洗尿道口的作用。标本不可倒置,避免尿液污染。

(3)12 小时或 24 小时尿标本　主要用于各种尿生化检查和尿浓缩查结核杆菌等,

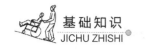

需要收集这个时间段的全部尿液。

有盖清洁容器内加入适量防腐剂,核对好检验单标签上的患者信息,注明起止日期和时间。留 12 小时尿标本,从晚上 7:00 至次晨 7:00;留 24 小时尿标本,时间为早晨 7:00 至次晨 7:00。嘱咐患者晨 7:00(24 小时尿标本)或晚 7:00(12 小时尿标本)排空膀胱,弃去尿液,然后将所有尿液留在容器内,至次晨 7:00 留完最后一次尿,将 24 小时或 12 小时全部尿液按要求送检,或在护士指导下测量尿量,摇匀,根据化验要求留取部分送检。

2.尿标本采集注意事项

(1)医疗护理员核对患者信息并确认标本种类与容器相符后协助患者留取尿标本,及时送检,避免久放变质。

(2)避免尿标本污染。为保证化验结果的准确性,不可将粪便混于尿液中。女性患者月经期不宜留取尿标本。会阴部分泌物过多时,应先清洁会阴部再收集标本。

(3)避免尿标本变质。12 或 24 小时尿标本采集,为避免尿液变质,根据检验要求加入适量的防腐剂。

(4)保护患者隐私,如果患者卧床不能如厕,排尿过程中注意保护患者隐私,为其进行适当的遮挡。

(二)粪便标本采集

1.粪便标本

正常粪便是由已消化和未消化的食物残渣、消化道分泌物、大量细菌和水分组成。

粪便标本通常有粪便常规标本、细菌培养标本、隐血标本和寄生虫或虫卵检查标本。

(1)常规标本　用于检查粪便的性状、颜色、细胞等。

(2)培养标本　用于检查粪便中的致病菌。

(3)隐血标本　用于检查粪便内肉眼不能察见的微量血液。

(4)寄生虫标本　用于检查粪便中的寄生虫、幼虫及虫卵等。

2.粪标本采集及注意事项

(1)正确取标本　用检便匙取粪便中央部分或黏液脓血部分 5 克,约蚕豆大小。若患者无便意,用长棉签蘸 0.9%氯化钠溶液,由肛门插入 6～7 厘米,顺一个方向轻轻旋转后退出,将棉签置于培养瓶内,盖紧瓶盖。对不能自理的患者,医疗护理员应协助其留取粪便。

(2)防标本污染　避免尿液混入大便,嘱患者先排尿,然后将大便排在清洁便器内。大便培养标本:用无菌棉签或检便匙取便放入无菌容器内送检。培养标本采集一般由护士执行。

(3)医疗护理员核对患者信息并确认标本种类与容器相符后协助患者留取粪标本,及时送检。

(4)患者腹泻时的水样便一般留取 15～30 毫升,应盛于容器中送检。

（5）卧床患者用隔帘或屏风遮挡，保护隐私。

（三）痰标本采集

1.痰标本

痰液是气管、支气管和肺泡所产生的分泌物，正常情况下分泌很少。临床上常用的痰标本有常规痰标本、痰培养标本、24 小时痰标本等。

2.痰标本采集及注意事项

（1）收集痰液一般选在清晨，医疗护理员协助患者晨起并漱口（注意用清水漱口，去除口腔中杂质），深呼吸数次后用力咳出气管深处的痰液，置于痰盒中送检。不可将唾液、漱口水、鼻涕等混入痰中。

（2）如痰液不易咳出，可配合雾化吸入等方法。

（3）如检查癌细胞，需要立即送检。

（4）操作时佩戴口罩及手套，注意自我防护。

（浙江爱加康健康管理有限公司　高　娇）

第五章　消毒隔离与垃圾分类

【重要知识点】

1.基本概念：清洁、消毒、灭菌、隔离、清洁物品、清洁区、污染物品、污染区。

2.医院清洁区与清洁物品的管理、常用清洁消毒方法及常用物品消毒方法、常用隔离技术等。

3.生活垃圾和医用垃圾的分类与处理、日常照护垃圾的分类处理。

第一节　消毒隔离

清洁、消毒、灭菌以及隔离等是保证医院生物环境安全、预防与控制医院感染的重要措施。医疗护理员主要是做好患者、物品以及周围环境的清洁，并在护士的指导下开展消毒工作。医疗护理员初级应学习常用清洁清毒方法，以及常用隔离技术。医疗护理员中级在初级内容学习的基础上，还应学习清毒隔离的基本知识、隔离的种类，以及含氯清毒剂的配制。医疗护理员高级在初、中级内容学习的基础上，还应学习清洁区、清洁物品的管理。

一、基本概念

(一)清洁

清洁是指清除物体表面的污垢、尘埃和有机物的过程，其目的是减少微生物。常用的清洁方法有水洗、机械去污以及去污剂去污。

(二)消毒

消毒是指清除或杀灭外环境中媒介物上除细菌芽孢以外的病原微生物，使之达到无害程度的过程。消毒的方法有日光照射、施康消毒液浸泡、紫外线照射等。

（三）灭菌

灭菌是指清除或杀灭外环境中媒介物上一切微生物，包括细菌芽孢，使之达到无菌水平的过程。灭菌工作由经过专业培训的人员执行。

（四）隔离

隔离是指采用各种方法、技术，防止病原体从患者及携带者传播给他人的措施。

（五）清洁物品

清洁物品是指经过清洁处理后并且未被污染的物品。

（六）清洁区

清洁区是指没有受到患者血液、体液以及病原微生物等物质污染及传染病患者没有进入的区域。包括医护人员的值班室、更衣室、浴室、储物间以及配餐间等。

（七）污染物品

对于医疗护理员，被患者的血液、体液、分泌物、排泄物等污染的物品均应视为污染物品。

（八）污染区

污染区是指传染病患者和疑似传染病患者接受诊疗的区域，以及被其血液、体液、分泌物、排泄物等物质污染的物品暂存和处理的场所，包括病室、污物间、患者出入院处理室等。

（九）潜在污染区

潜在污染区是指位于清洁区与污染区之间，有可能被患者血液、体液和病原微生物等物质污染的区域，包括护士站、内走廊、患者用过的物品或医疗器械等的处理室等。

二、医院清洁物品与清洁区的管理

（1）清洁物品与污染物品应分别放置在清洁区和污染区相对固定的位置，避免清洁物品被污染。

（2）凡被污染的物品，应及时按要求分别放置于专用污物容器内，必须经过先消毒、再清洁，最后灭菌的一系列处理后，物品才能再次给其他人使用。

（3）接触或可能接触到患者污染物品时，要做好个人防护，如戴好帽子、口罩以及手套。必要时在护士的指导下戴护目镜或面屏，穿防水隔离衣或围裙，穿防护专用鞋等。

（4）每接触一位患者或污染物品后，都应严格地清洗消毒双手，注意手部卫生。

（5）病区一般设立两个通道，工作人员与患者、清洁物品与污染物品分通道进出，避免人流、物流交叉导致感染。

（6）严格执行区域划分流程，按程序要求进出病区。

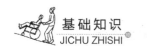

(7)严格按照《医院消毒卫生标准》对医院环境进行消毒。

1)地面:在无明显污染时,通常采用湿式清扫或清水拖地,每日1~2次;当受到病原微生物污染时,在护士指导下用消毒液擦拭或喷洒消毒。

2)墙面:墙面的污染情况一般轻于地面,通常不需要进行常规消毒。当受到病原微生物污染时,可用消毒液对2米以下的墙体进行喷雾或擦拭消毒。

3)物体表面:病床、床头柜、椅子、桌子、门窗及把手等,一般只用清洁湿抹布或蘸取消毒液的抹布擦拭;如受到病原微生物污染,必须用消毒液擦拭或将消毒液喷洒物品表面,或用紫外线灯照射消毒。

三、常用清洁消毒方法

(一)洗手法

洗手法是用洗手液和流动的水进行洗手,去除手部皮肤污垢、碎屑和部分致病微生物,避免通过手的接触引起感染的方法。在洗手过程中,严格按照"七步洗手法"揉搓双手,注意指尖、指缝、拇指等部位的清洗。洗完手后用一次性纸巾擦干双手,或者使用红外线烘干器烘干双手。洗手时每步揉搓双手至少持续15秒,全程洗手不超过2分钟。

医疗护理员在护理患者前后,均应进行洗手。洗手的水龙头最好使用脚踏或感应式开关进行开启。若遇下列情况时先洗手,再进行卫生手消毒:

(1)接触患者的血液、体液、分泌物、排泄物及其污染物品之后。

(2)直接为传染病患者进行生活护理或处理传染病患者污物之后。

(二)紫外线消毒法

紫外线消毒法是利用紫外线杀灭各种微生物的方法。紫外线属于一种低能电磁辐射,其波长为210~328纳米,一般认为具有最大杀菌作用的波长为253.7纳米,可杀灭各种微生物,适用于空气及物体表面的消毒。用于物品表面消毒,有效距离为25~60厘米,照射时间为20~30分钟。用于空气消毒,首选高强度紫外线空气消毒器,可在室内有人活动时使用,开机消毒30分钟即可达到消毒合格;选用悬吊式或移动式紫外线灯消毒时,有效照射距离不超过2米,消毒时间为30~60分钟。紫外线消毒应注意以下事项:

(1)空气消毒时房间内应保持清洁、干燥。空气中不要有过多的灰尘或水雾,以减少对紫外线的影响。若温度过低(<20℃)或相对湿度过高(>60%),应适当延长照射时间。

(2)保持紫外线灯管外表洁净。一般每周用无水乙醇(即95%酒精)擦拭。关灯后,待灯管冷却3~4分钟后再开启或移动灯管,以免损坏灯管。

（3）合理掌握照射时间和照射方法。照射时间应从开灯 5～7 分钟后计时。被消毒物品不可遮挡,尽可能全部暴露在紫外线消毒灯可照射范围之内,且应达到规定的照射时间。工作人员如果需要进入房间翻动被消毒的物品,一定要佩戴好紫外线防护眼镜和保护手套,穿好工作服,确保眼睛和皮肤不被紫外线照射到。

（4）有效防护。紫外线对人的眼睛、皮肤均有强烈的刺激,照射时产生的臭氧也对人体不利,故使用紫外线消毒时人应尽量离开房间。患者因疾病或治疗需要不能离开房间时,应戴防护目镜和穿防护衣,或用纱布遮盖双眼,用被单遮盖暴露的肢体。照射后应及时开窗通风。

（5）建立使用登记卡。一般国产品牌的灯管使用时间是 2000 小时左右,进口品牌的灯管使用时间是 5000 小时以上。使用中的紫外线灯应每 3～6 个月做一次强度检测,强度低于 70 微瓦/厘米^2 时应予以更换。

（三）日光消毒法

日光消毒法是利用太阳光中的紫外线进行消毒的方法,适用于布类、纸张等物品的消毒,如衣服、床单、棉被、枕头以及床垫等。日光消毒应注意以下事项:

（1）物品在日光的直接照射下暴晒 4～6 小时。不可隔着玻璃窗照射。

（2）暴晒时应注意定时翻动物品,一般每隔 2 小时翻动一次,保证物品的各个面都能直接受到日光的照射。

（3）照射完毕,清扫物品表面,并将物品放回原处。

（四）煮沸消毒法

煮沸消毒法是指将物品刷洗干净,再放入水中加热煮沸进行消毒的方法。煮沸消毒法简便、有效,是医疗机构及家庭常用的消毒方法,适用于不怕湿、不怕热的任何物品,如搪瓷类、金属类、玻璃类、橡胶类、棉布类物品等。塑料、毛皮、化学纤维织物等怕热物品则不能用煮沸法消毒。煮沸消毒应注意以下事项:

（1）将需要消毒的物品放入水中加热煮沸前要先清洗干净。水沸后开始计时,一般消毒时间为 5～15 分钟。

（2）消毒物品必须全部浸没在水中,打开器械的轴节及容器盖子,空腔导管内灌水,形状、大小不同的容器不能重叠放置。水面应至少高于物品最高处 3 厘米,加盖煮沸。

（3）玻璃类物品要用纱布包裹,冷水或温水时放入,避免热水放入时炸裂;橡胶类物品应水沸时放入,避免变软、变形;棉织品在水沸后应适当搅拌。

（4）煮沸中途需添加物品时,消毒时间应从再次水沸后重新计时。

（5）水的沸点受气压影响,因此海拔高的地区应适当延长消毒时间。一般海拔每增高 300 米,消毒时间需延长 2 分钟。

（6）消毒后的物品应及时取出、晾干、放置在清洁干燥的橱柜内备用。

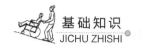
（五）擦拭消毒法

擦拭消毒法是指用化学消毒剂擦拭被污染物体表面或进行皮肤消毒的方法，适用于桌椅、床档、台面、地面以及墙面等的消毒。通常选用易溶于水、渗透性强、无显著刺激性的消毒剂。如常选用碘伏溶液消毒局部皮肤，用含氯消毒液擦拭墙壁、地面等。擦拭消毒应注意以下事项：

（1）消毒剂应现用现配，保证有效的溶液浓度。

（2）消毒剂对人体有一定的毒性，接触前须戴好手套。

（3）湿的抹布、拖布不能放入消毒液中，避免因稀释浓度而影响消毒效果。

（4）擦拭时，保证一床一套，一桌一抹布。

（5）擦拭地面后应放置防滑倒示牌，防止滑倒。

（六）浸泡消毒法

浸泡消毒法是将需要消毒的物品浸没于消毒溶液中，在有效的浓度和时间内达到杀灭微生物的方法。适用于餐具、便器、剪刀以及体温表等耐湿物品的消毒，也可用于布类的消毒。浸泡消毒应注意以下事项：

（1）浸泡消毒时，器械的轴节要打开，管腔内要灌满药液，并使所有消毒的物品全部浸没在消毒液中，并注意加盖以保持其密封性。

（2）消毒时间根据被消毒物品以及消毒剂的性质、浓度来决定。如消毒一般细菌繁殖体污染的物品，用含有效氯 500 毫克/升的消毒液浸泡，至少需要 10 分钟；如消毒经血传播的病原体、结核分枝杆菌和细菌芽孢污染的物品，用含有效氯 2000～5000 毫克/升的消毒液浸泡消毒 30 分钟以上。

（3）物品在消毒前应先去除污渍，清洗、晾干。

（4）浸泡中途如另加入新的消毒物品，则应重新计时。

（5）消毒后的物品，在使用前须用清水冲洗干净方可使用。

（七）含氯消毒剂的配制方法

1.次氯酸钠消毒液的配制

市场上销售的次氯酸钠消毒液（如施康消毒液、康威达消毒液、84 消毒液等）通常含有效氯 5% 左右，其中 5% 是指每 100 毫升溶液中含 5 克溶质。其配制计算方法举例如下：

【例】 用含有效氯 5% 的消毒剂配制 2 升浓度为 2000 毫克/升的含氯消毒液，如何配制？

解 设需取 5% 的消毒液 X 毫升，则 $X = (2 \times 2000)/(5\% \times 1000) = 80$（毫升），即取有效氯 5% 的消毒液 80 毫升，加水至 2 升便得到所需浓度的消毒液。

2.泡腾片(三氯异氰尿酸)的配制

泡腾片每片含有效氯 500 毫克,取 1 片放入装有 1 升水的容器内,5～10 分钟后泡腾片会完全溶解,稍搅拌即成含有效氯 500 毫克/升的消毒液;放入 2L 水中就配成含有效氯 250 毫克/升的消毒液。

3.漂白粉的配制

漂白粉原粉约含有效氯为 25%,称 2000 毫克放入装有 1 升水的容器内搅拌至全部溶解,待溶液澄清后取其上清液即为含有效氯 500 毫克/升(2000 毫克×25%＝500 毫克)的消毒液;如称 1000 毫克放入 1 升水中按前法配制,就配成了含有效氯 250 毫克/升的消毒液。

四、常用隔离技术

感染的发生与传播是因为感染链的存在,预防和控制感染的主要手段是利用各种医疗措施来阻止感染链的形成,隔离技术就是阻断感染链,防止疾病传播最直接而有效的措施之一。

(一)穿脱隔离衣

隔离衣是用于保护医务人员避免受到患者血液、体液和其他感染性物质污染,或用于保护患者避免感染的防护用品。一般应穿隔离衣的情况有:①接触经接触传播的感染性疾病患者时;②对患者实行保护性隔离时;③可能受到患者血液、体液、分泌物、排泄物喷溅时。

1.穿隔离衣时应注意的事项

(1)选择长短合适、无破损的隔离衣。

(2)隔离衣在身后对折时,应遮盖背面的衣服。

(3)穿好隔离衣后,手不可触及隔离衣的内面(清洁面),不得进入清洁区;如是保护性隔离,隔离衣外面是清洁面。

2.脱隔离衣时应注意的事项

(1)清洁后的手不可接触隔离衣的外面。

(2)隔离衣挂在污染区时污染面向外,挂在潜在污染区时清洁面向外。

(3)隔离衣应每日更换,如有潮湿或污染时,应立即更换。

(二)戴脱无菌手套

医疗护理员在接触患者的血液、体液、分泌物、排泄物前,或任何一方皮肤有伤口时均应戴无菌手套,以保护自身或患者免受感染。戴脱无菌手套时应注意以下事项:①戴手套前修剪指甲,以防刺破手套,在戴手套操作中如发现有破损应立即更换;②选择大小合适的号码;③戴手套时,防止手套外面触及非无菌物品;④护理不同的患者时必须

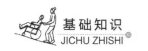

更换手套;⑤脱下手套时,手套内面(清洁面)应在外,手套外面(污染面)应在内;⑥操作完成后脱下手套,必须按规定程序与方法洗手,必要时进行手消毒。

(三)戴脱口罩

口罩的使用是为了保护患者和护理人员,避免互相传染,防止飞沫污染物品、伤口等。使用时应根据不同的防护要求选用不同种类的口罩。①一次性外科口罩:除适用于一般诊疗活动外,在进行手术、体腔穿刺等有创操作或护理免疫功能低下患者时,需戴外科口罩;②医用防护口罩:接触经空气传播或经飞沫传播的呼吸道传染病患者时,应戴医用防护口罩。

戴脱口罩时应注意以下事项:①一般情况下,口罩不能重复使用,一次性外科口罩使用时间不超过4小时,医用防护口罩可持续使用6～8小时;②若潮湿或受到患者血液、体液等污染时,应立即更换,更换时手勿接触口罩的外面(污染面);③摘下口罩前,需先洗手,再把废弃的口罩投入医疗废物垃圾桶;④短时间使用且没有接触到其他人时,可以摘下口罩,放置到干净、透气的纸袋中保存,不可将口罩挂在胸前或其他部位。

(四)戴脱帽子

进入污染区、层流区或进行无菌操作时须戴帽子。戴帽子应遮住全部头发,防止头屑掉落或头发被污染。布制帽子应保持清洁,每次或每天更换。一次性帽子应一次性使用。戴脱帽时应注意以下事项:①戴脱帽子前,需先洗手,使用一次性帽子时将废弃帽子投入医疗废物垃圾桶;②操作时若帽子、口罩、手套以及隔离衣等被患者的血液、体液等污染,或接触传染病患者时应将废弃物投入感染性医疗废物垃圾桶。

(五)隔离种类及措施

1.严密隔离

严密隔离是防止具有高度传染性及致命性的病原体经空气、粪便和接触等途径传播而采取的隔离方法和措施,如霍乱、鼠疫、非典型肺炎、禽流感、新型冠状病毒肺炎等传染病。严密隔离一般采用黄色标识。隔离的主要措施有:

(1)患者应单间隔离,房间外有醒目的隔离标志,房间内备有隔离基本用物,如洗手消毒液、器械浸泡盆、隔离衣等,并限制其活动范围。

(2)医务人员进入患者病房时,应戴帽子、戴医用防护口罩,必要时戴护目镜或防护面罩,穿防护服、戴手套,并尽量集中治疗和护理。

(3)凡接触患者及伤口污物后应彻底洗刷、消毒双手。手部有伤口的护理人员不得参与治疗与护理。

(4)专用治疗、护理用具置于房间内,如听诊器、血压计、体温表、输液用物等,固定专用,解除隔离后彻底消毒。

（5）使用过的物品，应先用消毒液浸泡后再清洗，最后再用高压蒸汽消毒灭菌。对污染程度大的布类、敷料一律予以焚烧。

（6）严格空气消毒。

（7）谢绝探视。

（8）解除隔离或出院后严格进行终末消毒。

（9）医疗护理员照护此类患者时，必须经过专门的培训并在护士的指导下开展工作。

2.一般隔离

一般隔离是防止具有高度传染性的病原体经空气、粪便和接触等途径传播而采取的隔离方法和措施，包括呼吸道隔离、消化道隔离、接触隔离、血液和体液隔离等。如流行性感冒、肺结核、细菌性痢疾、病毒性肝炎、破伤风、乙型脑炎等均采取一般隔离。一般呼吸道隔离采用蓝色标识，消化道隔离采用棕色标识，接触隔离采用橙色标识，血液和体液隔离采用红色标识，飞沫隔离采用粉色标识等。隔离的主要措施有：

（1）患者应单间隔离或同种患者可住一室，但相互之间不可借用物品和传阅书籍。

（2）接触患者时要根据传染途径做好个人防护，如呼吸道传染病强调戴外科口罩、定期更换，并限制其活动范围、严格空气消毒；消化道传染病强调餐具、手以及膳食卫生，防止病从口入；医务人员接触患者血液、体液、分泌物、排泄物等物质时，应戴手套，严格手卫生，从事可能有血液、体液飞溅的护理操作时应穿防渗透性隔离衣、戴口罩、戴护目镜或面屏。

（3）接触不同种类患者时须更换隔离衣，并消毒双手。

（4）病室环境、患者分泌物、排泄物以及个人用物应按规定进行严格消毒处理。

3.保护性隔离

保护性隔离是防止由他人（包括医护人员）将病室外的致病菌带入病室内，引起患者感染而采取的隔离方法。保护性隔离适用于抵抗力低下或易感染的患者，如大面积烧伤患者、早产婴儿、白血病患者以及脏器移植患者等。保护隔离一般采用绿色标识。隔离的主要措施有：

（1）患者应住单间病室，病室内的空气以及物品应严格按规定进行消毒处理。

（2）严格控制探视人员，禁止患有传播性疾病，尤其是呼吸道感染患者前来探视。

（3）接触患者前要洗手、戴口罩、帽子，穿隔离衣、鞋套等。

（4）患者的治疗护理操作应尽量集中进行，避免过多人员流动将细菌带入病室。

第二节　常用物品消毒

常用物品消毒包括布类、餐具、便器、尿壶以及痰杯消毒等。不同级别的医疗护理员

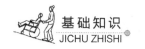

要求学习掌握相应级别的内容。医疗护理员高级要求学习掌握全部内容。医疗护理员初、中级应学习掌握除床单位终末消毒以外的所有内容。

一、布类消毒

常用的布类包括衣服、被单、床单、毛巾、抹布以及墩布等物品,可采用清洗法、高压蒸汽灭菌法、日光暴晒法等进行消毒。为了避免交叉感染,被服需分类洗涤消毒:医务人员的工作服应与患者的被服分开洗涤;感染科室患者的被服应与普通科室患者的被服分开洗涤;婴儿衣被应单独洗涤;棉制品(如患者的床单、衣服)经洗涤后可用高温消毒;不能洗涤的棉胎、枕芯、垫褥等,可通过日光暴晒、紫外线照射消毒;毛巾、抹布及墩布类应分类清洗,晒干后,分类放在通风干燥处备用。没有高温消毒条件消毒的棉织品、毛巾等,必要时也可以用煮沸法进行消毒。

二、餐具消毒

通常采用煮沸法进行消毒。必要或有条件时,还可采取以下方法进行消毒:

(一)蒸汽消毒法

蒸汽消毒可使用蒸锅,水烧开冒出蒸汽后蒸 10～15 分钟。也可用高压锅,加一定量的水,将碗筷放入高压锅内的蒸架上,水烧开产生蒸汽后再蒸 5 分钟。

(二)远红外线消毒柜消毒法

远红外线消毒柜采用干热消毒法,温度达 125℃,维持 15 分钟。消毒后待餐具冷却再打开柜门,以免烫伤及防止碗盘破裂。此方法消毒效果较好,但对碗筷的损坏也较大。

(三)消毒剂浸泡消毒法

不耐高温的餐具可采用此种方法消毒。常用含有效氯 500 毫克/升的消毒液浸泡。消毒时需将碗筷完全浸没于消毒液中,浸泡时间一般至少为 10 分钟。消毒后的餐具,在使用前须用清水冲洗干净。

三、便器、尿壶以及痰杯消毒

通常采用浸泡法消毒。消毒前,先将容器内的污物倒掉,并用去污粉刷洗干净。再倒入含有效氯 500 毫克/升的消毒液,如施康消毒剂或 0.5% 过氧乙酸对其进行浸泡。对于传染病患者的便盆,常用含有效氯 1500 毫克/升的消毒液浸泡,消毒时间一般为 30 分钟以上。对于肺结核患者使用的一次性痰杯,通常采用定期收集、统一焚烧的处理方法。

四、被体液、血液等污染的物品消毒

对于被经血液、体液传播的微生物污染的物品，先用含有效氯2000~5000毫克/升的消毒液浸泡30分钟以上，然后再进行清洗消毒。

五、肝炎、结核、痢疾等常见传染病患者排泄物、分泌物的消毒

通常将干漂白粉或含氯消毒液加入排泄物、分泌物中，搅拌混匀，加盖放置2~6小时后才可倒入厕坑中。

(一)肝炎患者排泄物的消毒

(1)成形的粪便不能用干漂白粉消毒，可用含有效氯10000毫克/升的消毒液2份加入1份粪便中消毒。

(2)每1000毫升尿液可加入干漂白粉5克，或含有效氯10000毫克/升的消毒液100毫升消毒。

(3)稀薄的粪便或呕吐物，每1000毫升可加干漂白粉40克消毒。

(二)痢疾患者排泄物的消毒

消毒方法同肝炎患者排泄物的处理，但作用时间可以减少到2小时。

(三)结核患者分泌物和排泄物的消毒

对于结核患者的痰液，可加入84消毒液或含有效氯2000~5000毫克/升的消毒液，消毒时间至少30分钟。肠结核患者排泄物的处理同肝炎患者排泄物。

六、床单位终末消毒

终末消毒是指对出院、转科或死亡患者及其所住病室、用物、设施等进行的消毒。床单位终末消毒主要包括以下几类：

(一)被服类消毒

将被污染的被服放入污物袋，直接送洗衣房清洗消毒。

(二)床垫床褥类消毒

竖起床垫，摊开棉被，可用消毒液熏蒸、紫外线照射或床单位消毒机消毒，也可在日光直射下暴晒6小时。

(三)空气、家具、地面等消毒

病室内空气可采用紫外线灯照射法消毒，或用消毒液如过氧乙酸进行熏蒸消毒，消毒后开窗通风30分钟。家具、地面、床档等可用消毒液进行擦拭消毒。

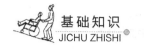

第三节 垃圾分类

目前由垃圾产生的问题日益突出,推行垃圾分类势在必行。垃圾分类管理办法也正在从国家、各地区层面推广,垃圾分类将成为垃圾管理最有效的科学管理方式之一。作为医疗护理员,做好垃圾分类是工作职责的一项重要内容。所有级别的医疗护理员都应学习掌握垃圾分类的全部知识。

一、垃圾分类概述

垃圾分类是指按规定或标准从源头开始将垃圾分类储存、分类投放、分类收集、分类运输和分类处理的一系列活动的总称。垃圾分类的目的是:节约使用资源、促进经济效益;减少环境污染,促进人民健康;减少垃圾的处理量,节约土地资源的消耗;加强生态文明型社会的建设水平,提高全民族的生态文明素质。

二、生活垃圾和医用垃圾的分类与处理

(一)生活垃圾

生活垃圾是指无直接或间接感染性、毒性以及其他危害性的废弃物。生活垃圾因无感染和其他危害性,收集和处理按照分类储存、分类投放、分类收集、集中处理的原则进行。

根据住房和城乡建设部2019年11月15日发布的《生活垃圾分类标志》新标准,生活垃圾的类别调整为四种:可回收垃圾、餐厨垃圾、有害垃圾以及其他垃圾。但对于分类垃圾桶和垃圾袋的颜色,各地的要求略有不同。做好垃圾分类,就要充分了解当地的垃圾分类政策和指南要求,如浙江省统一采用蓝色、绿色、红色以及灰色来标识:蓝色垃圾桶和垃圾袋收集可回收再利用垃圾,绿色垃圾桶和垃圾袋收集餐厨垃圾,红色垃圾桶和垃圾袋收集生活有害垃圾,灰色垃圾桶和垃圾袋收集其他垃圾。

1.可回收垃圾

可回收垃圾主要包括废纸、废塑料、废金属、废弃的各种包装纸、废旧织物、废弃的电器以及电子产品等。再生资源回收利用企业分类收集后,进行资源化处理并再次利用。

2.餐厨垃圾

餐厨垃圾也称易腐垃圾,主要包括餐厨产生的蔬菜瓜果、剩余饭菜、腐肉碎骨、蛋壳等。易腐垃圾可以作为植物养分的肥料使用,土壤掩埋后可被大自然微生物和植物分解吸收,起到废物再利用的作用。

3.有害垃圾

有害垃圾主要包括废电池、废灯管、废水银温度计及血压计、废油漆、过期药品、废消毒剂及其包装物等。有害垃圾由于量比较少,可集中设置投放回收点,独立储存,物业公司负责监督,垃圾处理公司须定时收运并进行特殊处理。

4.其他垃圾

除上述几类垃圾之外的砖瓦陶瓷、渣土、卫生间废纸、纸巾等难以回收的废弃物,一般采取填埋的方法处理,可有效减少对地下水、地表水、土壤以及空气的污染。

(二)医用垃圾

医用垃圾是指医疗卫生机构在医疗、预防、保健以及其他活动中产生的具有直接或间接感染性、毒性以及其他危害性的废物。主要包括:①感染性废物,如被患者血液等污染的物品、传染病患者的排泄物以及废弃的血清等;②损伤性废物,如废弃的针头、刀片以及玻璃试管等;③病理性废物,如废弃的人体组织、器官以及实验动物的尸体等;④药物性废物,如废弃的一般药品、毒性药物以及疫苗等;⑤化学性废物,如废弃的实验室化学试剂、消毒剂以及血压计等。医用垃圾须用专用的黄色垃圾桶和黄色的垃圾袋统一收集。

三、日常照护垃圾的分类处理

(一)垃圾的处理原则

1.分类收集原则

减少有害有毒废物和带传染性废物的数量,有利于废物的回收利用和处理。严禁将医用垃圾和生活垃圾混淆收集。

2.回收利用原则

避免浪费。

3.减量化原则

通过重新利用、破碎、压缩、焚烧等手段减少固体废物的体积和数量。

4.无公害原则

废物处理必须遵守环保及卫生法规标准要求。

5.分散和集中处理相结合的原则

分类收集的废物分别进行集中处理。

(二)医院生活垃圾的处理

医院生活垃圾可作为一般生活垃圾进行处理,分类投入生活垃圾桶内。

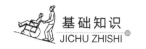

(三)医用垃圾的消毒处理

医用垃圾具有空间污染、急性传染和潜伏性传染等特征,对其进行及时、正确的消毒处理,可避免污染环境,或引发传染性疾病的流行。

(1)医疗废物应当分类收集,同一类别放置于符合标准的包装物或容器内。

(2)存放医疗垃圾的容器必须有盖,随时关闭。

(3)在盛装医疗废物前,应当对医疗包装物或者容器进行认真检查,确保无破损、无渗漏。盛装的医疗废物不得超过容器的3/4,已放入容器中的医疗废物严禁取出。

(4)隔离的传染病患者或者疑似传染病患者产生的具有传染性的排泄物,应当严格消毒处理,达标后才能排入污水处理系统。

(5)隔离的传染病患者或者疑似传染病患者产生的医疗垃圾,应当使用双层包装物包裹并及时密封。

(6)一次性使用的医疗垃圾须经初步消毒、毁形处理,再用双层黄色垃圾袋包装运送,集中回收统一处置。

(7)医疗垃圾暂时储存室及区域每日可选用含有效氯1000~2000毫克/升的消毒剂对墙壁、地面或物体表面进行喷洒或拖地消毒。

(8)医疗垃圾转运推车及容器每日可用含有效氯1000毫克/升的消毒剂喷洒或擦拭消毒。

(9)当医疗垃圾包装物表面被污染时,可立即采用含有效氯2000毫克/升的消毒剂喷洒消毒。

(10)一旦发生医疗废物溢出、散落,立即收集并进行消毒处理。

(杭州师范大学　范亚峰)

第二篇 以孕产妇和新生儿为主要服务对象的医疗护理员基础知识

第一章 母婴照护相关知识

【重要知识点】

1.《中华人民共和国母婴保健法》相关知识、产科规章制度。

2.母婴照护职业基本素养、职业道德、仪容举止、卫生健康意识、安全知识及岗位职责。

第一节 母婴照护相关法律知识及规章制度

本节主要介绍《中华人民共和国母婴保健法》相关知识、妇产科医院规章制度。医疗护理员初级、中级要求掌握并遵守母婴照护工作的规章制度、法律相关知识，医疗护理员高级具有一定的制定相关规章制度的能力。

一、《中华人民共和国母婴保健法》相关知识

《中华人民共和国母婴保健法》于1994年10月27日第八届全国人民代表大会常务委员会第十次会议通过，自1995年6月1日起施行。《中华人民共和国母婴保健法》共分七章三十九条，分别对婚前保健、孕产期保健、母婴医学技术鉴定、母婴保健行政管理工作以及违反母婴保健法的法律责任做了规定。医疗保健机构应当为育龄妇女和孕产妇提供孕产期保健服务。孕产期保健服务包括下列内容：

(1)母婴保健指导 对孕育健康后代以及严重遗传性疾病和碘缺乏病等地方病的发病原因、治疗和预防方法提供医学意见。

(2)孕妇、产妇保健 为孕妇、产妇提供卫生、营养、心理等方面的咨询和指导以及产

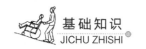

前定期检查等医疗保健服务。

(3)胎儿保健　为胎儿生长发育进行监护,提供咨询和医学指导。

(4)新生儿保健　为新生儿生长发育、哺乳和护理提供医疗保健服务。

医疗保健机构应当为公民提供婚前保健服务,县级以上地方人民政府可以设立医学技术鉴定组织,负责对婚前医学检查、遗传病诊断和产前诊断结果有异议的进行医学技术鉴定。生育过严重缺陷患儿的妇女再次妊娠前,夫妻双方应当到县级以上医疗保健机构接受医学检查。国家发展母婴保健事业,提供必要条件和物质帮助,使母婴获得医疗保健服务。医疗保健机构和从事家庭接生的人员按照国务院卫生行政部门的规定,出具统一制发的新生儿出生医学证明;有产妇和婴儿死亡以及新生儿出生缺陷情况的,应当向卫生行政部门报告。医疗保健机构为产妇提供科学育儿、合理营养和母乳喂养的指导。医疗保健机构对婴儿进行体格检查和预防接种,逐步开展新生儿疾病筛查、婴儿多发病和常见病防治等医疗保健服务。国家鼓励、支持母婴保健领域的教育和科学研究,推广实用的母婴保健技术,普及母婴保健知识。

二、产科及妇产医院的规章制度

(一)规章制度概述

产科和妇产医院的服务对象是特殊生理状态的妇、儿群体,不是真正意义上的患者,但在孕育和生殖下一代的特殊过程中,孕妇、产妇、胎儿、新生儿有特殊的身心需求,家庭也需要面对新的状态,需要医务人员、医疗护理员忠于职守,不仅需要有高超的技术和高尚的职业素养,还需要严格遵守各类规章制度,使日常工作有序开展、紧密衔接,避免不当服务甚至差错、事故的出现。

产科和妇产医院规章制度有很多,如岗位职责、作息制度、交接班制度、值班制度、查对制度、院内感染防控制度、消毒隔离制度、母婴同室工作制度、住院患者进出管理制度、病区探视陪护管理制度、母乳喂养管理制度等。此外,还有一系列服务规范需要遵照执行。

医疗护理员在医院工作,目前有两种管理模式:①由医院的某个部门如护理部或者其他部门统一管理;②由某些人力资源管理公司管理,由公司派遣医疗护理员到医院工作。不管哪一种管理模式,医疗护理员都要遵守相应的岗位职责、服务规范和相应的规章制度。

(二)产科医疗护理员规章制度

在产科工作的医疗护理员须遵守产科的规章制度,服从产科的统一管理。目前全国没有统一的产科医疗护理规章制度,以下是某医疗护理员管理机构的规章制度,供参照。

(1)在医院陪护期间,应遵守医院的各项规章制度。

(2)工作期间遵守医院《促进母乳喂养成功的10项措施》《国际代乳品销售守则》。

（3）工作上虚心听取医生、护士的建议，不允许和医生、护士发生争执。

（4）陪护期间，医疗护理员之间不允许扎堆聊天，不允许串岗、空岗，抱着宝宝在走廊闲逛。

（5）工作期间，应主动熟悉雇主生活习惯，做到"眼勤、手勤、嘴勤"。

（6）在岗期间要将手机静音，严禁暗示或明示客户索要小费。

（7）严禁参与雇主家庭纠纷，不向客户索要任何物品及额外经济补贴。

（8）在岗期间不得私自答应客户的额外要求，要及时与公司沟通，否则一切后果自负。

（9）严禁挑选雇主的家庭情况，找各种理由不进户。

（10）严禁未经公司批准与客户私下签订协议、接活。

（11）由于工作失误、责任心不强等其他原因，给孕、产、婴造成伤害，造成公司赔偿的，由责任人承担。

（12）医疗护理员请假必须填写请假单，经理签字后方可生效，对未请假擅自离岗者视为旷工。

（13）严格遵守工作流程，认真填写工作记录表。

（14）不得随意为产妇或家属讲解与医疗有关的问题，如果有异常建议去医院。

（15）严禁利用工作便利私自宣传、推销母婴产品。

（16）在岗期间不得带自己的客人去雇主家，不得随意翻阅、拿取雇主家的物品，做到不该看的不看、不该动的不动、不该说的不说。

（17）工作中使用文明用语，如"您、请、谢谢"。

（18）耐心正确地将自己的育儿知识与经验教给孕产妇及家属，有意见分歧时不允许与雇主发生争执。

（19）积极参加公司及医院组织的培训，学习新的知识。

第二节 母婴照护职业及岗位职责

本节主要介绍母婴照护职业所需的基本素养、职业道德、仪容举止、卫生健康意识、安全知识及母婴照护职业的具体岗位职责。医疗护理员初级需掌握母婴照护职业的具体要求及岗位职责，医疗护理员中级需掌握相关理论知识，医疗护理员高级具有监督、指导初级、中级医疗护理员的能力。

一、母婴照护职业

母婴照护职业是特殊的职业，科学护理孕产妇及新生儿是产科医疗护理员的基本

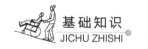

职责,其照护工作质量的优劣、工作水平的高低直接关系到家庭的幸福,只有具备医疗护理员基本素养、遵守母婴照护职业守则、注重自身仪容举止且具备一定安全知识的人才能从事母婴照护这份责任重大又高尚的职业。

(一)母婴照护职业基本素养

(1)富有爱心、耐心、责任心。爱是母婴医疗护理员的基础品质,要有爱心、耐心和责任心,只有具备了最基础的优秀品质,才能够照顾好产妇和宝宝。

(2)提供专业的产妇护理。观察产妇母乳分泌情况,指导正确母乳喂养,处理母乳喂养过程中出现的涨奶、溢奶等相关问题;观察产后恶露情况,指导产妇个人卫生;合理安排产妇饮食起居,为产妇制定科学营养的食谱;指导并协助产妇定期进行产后康复操。

(3)掌握新生儿护理的基本技能。掌握新生儿母乳喂养的知识与技能,如沐浴、脐部护理、五官护理、更换纸尿裤、穿脱衣服、洗涤衣物、拆洗被褥等日常护理技能;正确进行婴儿喂养用具消毒。能够了解母乳喂养、人工喂养、混合喂养方法。

(4)正确处理婴儿日常护理中出现的问题。知道新生儿黄疸、脐炎、脓疱疮的症状;能观察新生儿大小便及测量体温的方法;正确给婴儿拍嗝、抚触、脐带护理,会放置婴儿正确睡姿。

(5)培养新生儿良好的生活习惯。从哺乳、睡眠等方面培养新生儿良好的生活规律,促进早期生长发育。

(二)母婴照护职业守则

(1)遵纪守法,爱岗敬业。遵纪守法是社会主义职业的基础要求,爱岗敬业则是做好某个职业的必备要求。

(2)诚实守信,尊重雇主。用真诚的态度对待工作,尊重雇主家庭习惯和喜好,如作息时间、饭菜口味等,不干涉雇主家事,不搬弄是非,尊重他人隐私。

(3)勤劳朴实,钻研业务。合理安排工作时间,主动、热情、周到地做好本职工作。注重工作细节,不遗漏、不疏忽。

(三)母婴照护职业仪容举止

(1)讲卫生,面部清洁,头发整齐,发型大方。

(2)穿着得体,不穿透露、紧身衣服,材质以全棉为宜。

(3)生活习惯良好,勤洗手、修剪指甲,不涂指甲,不化浓妆,保持口腔清洁和口气清新。

(4)精神饱满,和蔼可亲,保持微笑,目光温和慈祥。

(5)坐姿、站姿端正,避免歪脖、斜腰、屈腿等不雅姿势。

(6)注意使用礼貌用语,不对他人指指点点,不当众搔头、挖鼻子、剔牙、抓痒、抠脚。

(四)母婴照护人员必知的卫生健康意识

(1)上岗前进行体检,持健康证上岗。患有慢性肝炎、肺结核等传染性疾病者不能从事医疗护理员工作。

（2）做好手卫生。进食前、接触宝宝前、接触妈妈乳房前、给宝宝喂奶前、给产妇配餐前要洗手，便前、便后要洗手。

（3）注意食品安全，配餐过程讲卫生。烹煮食物前洗净双手，使用在保质期内的食材，餐具使用前后必须洗净、定期消毒。

（4）内衣和外衣分开洗涤，大人的衣物和宝宝的衣物分开洗涤，宝宝的衣物要用专门的婴幼儿洗涤剂洗涤，并且最好手洗，洗好后的衣物分开晾晒、放置。

（5）宝宝的生活用具不和妈妈共用。母婴医疗护理员要为宝宝准备专用的脸盆、毛巾、毛毯、枕头等。不给宝宝穿着开裆裤。

（五）母婴照护人员必知的其他安全知识

（1）不抱着孩子烧饭、倒开水。

（2）不将钥匙挂在孩子脖子上，以防被盗。

（3）不给陌生人开门。当只有你一人或只有你和孩子在家时，决不能给陌生人开门。

（4）绝不委托旁人照料雇主家孩子，带孩子外出时，无论什么场合对孩子都要做到放手不放眼，严防孩子被盗。

（5）不给孩子用电热毯，以免烫伤或孩子尿床引起触电。

（6）不用的电器及时将插座拔除，避免孩子触碰。

（7）不给孩子吃花生等坚果类食品，以免不小心呛入气管，给孩子带来痛苦甚至威胁生命。

二、母婴照护岗位职责

母婴照护职业的服务对象主要是产妇和新生儿，新生儿的照护占绝大部分，产妇的护理主要集中在产褥期。明确母婴照护职业的岗位职责是做好工作的前提。

（一）产妇护理方面

（1）指导产褥期休息与活动，根据产妇的需求制订合适的休息与活动计划，提醒、协助产妇合理休息与下床活动，有利于产妇恶露排出，促进身体恢复。

（2）指导产褥期饮食，根据产褥期营养要求，制定科学食谱，指导产妇进食富含维生素、纤维素及蛋白质的清淡食物，保持大便通畅，禁食滋补食品，如人参，禁食活血的食品，如新鲜的桂圆、荔枝等。

（3）协助做好基础护理，如沐浴、擦身、洗头、更换衣物、清洁伤口、整理房间、清洗产妇的衣物等。

（4）指导并帮助产妇做好伤口护理，实时关注伤口愈合情况，发现伤口异常及时提醒就医。

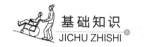

(5)做好乳房护理,协助早开奶,定期乳房按摩,协助产妇及时排空淤积的乳汁,做好乳房的清洁工作。

(6)做好产妇产后心理疏导,保持产妇心情愉悦,及时发现异常情绪,预防产后抑郁。

(二)新生儿护理方面

(1)基础护理:洗脸、新生儿沐浴、更换纸尿裤、清洗衣物、脐部护理、臀部护理等。

(2)支持并鼓励母乳喂养,根据爱婴医院的要求做好母乳喂养,做到早开奶、早接触、早吸吮和按需哺乳,掌握母乳喂养的四种姿势、哺乳要点及含接要点。

(3)掌握配方奶的正确配制方法。

(4)适时进行新生儿抚触及新生儿智护训练,促进新生儿生长发育及智力开发。

(5)掌握新生儿的生理特点,照顾新生儿的夜间睡眠及母乳喂养。

(6)发现新生儿黄疸、脐炎、大小便异常、体重下降过多等异常情况,及时告知并提醒就医。

(浙江大学医学院附属妇产科医院　林莉莉　徐雪芬)

第二章 孕产妇照护

【重要知识点】

　　1.孕妇、产妇身心特点及其照护要求。

　　2.孕妇一般照护、平衡膳食、心理照护、常见症状照护;产妇照护、会阴伤口照护、常见症状照护。

　　3.乳房护理、盆底康复、心理调适相关知识。

　　4.产妇营养需求、产后食谱及照护要求。

　　5.常见围产期健康问题照护要点。

第一节 孕产妇身心特点

　　本节主要介绍孕产妇的身心特点,孕早期、孕中期和孕晚期主要身心特点,介绍产妇各部位的恢复情况。医疗护理员初级需知晓孕产妇主要身心特点及基本照护方法,医疗护理员中级知晓相关原因,医疗护理员高级具备一定的指导能力。

一、孕妇身心特点

(一)孕早期(孕12周前)

　　(1)症状　持续停经,出现早孕反应和尿频症状。

　　(2)体重　初期体重增加不明显,若早孕反应重、进食少,则有可能使体重下降。

　　(3)体征　子宫随停经月份的增加逐渐增大,呈球形。

　　(4)乳房　妊娠8周后乳房开始增大,乳头及乳晕着色,并出现深褐色结节状小突起(蒙氏结节)。

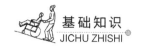

(二)孕中期(孕13～28周)

1.体型

随着妊娠的进展,子宫逐步增大,妊娠12周后,腹部逐渐隆起,腰部变粗,体重逐渐增加,孕20周左右,孕妇可感觉到胎动。

2.自我感觉

随着早期的妊娠反应缓解,胎儿虽然迅速长大,但还不至于使母亲感到负担太重,相反,妊娠期的生理变化使孕妇容光焕发,自我感觉亦特别良好,食欲增进。

3.皮肤

孕妇除乳头、乳晕、外阴等处有明显色素沉着外,面颊部会出现蝶状褐色斑(妊娠斑)。有些孕妇在下腹正中可以出现一条黑线。

4.其他

母体其他系统继续发生代偿性改变,明显的变化如下:

(1)消化系统 在孕激素的作用下,胃肠道平滑肌运动减弱,蠕动减慢,加之子宫逐渐增大,使原处于正常解剖位置的胃肠脏器发生一定的位置改变,导致胃排空延迟、饭后胃部有胀满感和烧灼感,部分孕妇可有便秘等不适感觉。

(2)血容量 在此期间仍逐渐增加。

(3)甲状腺功能 孕妇活动后容易出汗,锻炼的时候可以出现气促等。

(4)牙齿 受孕期激素的影响,牙龈增厚,稍显松软。

(三)孕晚期(孕28～40周)

1.子宫

随着胎儿的生长,加之逐渐增多的羊水,子宫的重量和体积进一步增大,肌壁变薄。在临产前的一两周可出现不规则无痛性宫缩,特别在夜间。

2.体重

体重增加明显,平均每周增加500克。由于受孕期激素和身体重心改变的影响,妊娠晚期孕妇可以出现腰背疼痛,下腹部及大腿感觉沉重。如果增大的子宫压迫一侧坐骨神经,还可能出现受累侧下肢疼痛。

3.胎先露

妊娠36周后,胎头逐渐入盆,胃部不适及气急会减轻,但会使孕妇常有尿频的感觉。少数可见下肢或会阴部静脉曲张。

4.血容量

血容量在妊娠32～34周时达高峰,平均增加1500毫升,维持此水平直至妊娠结束。血液处于高凝状态,凝血因子Ⅱ、Ⅴ、Ⅶ、Ⅸ、Ⅹ均增加。

5.乳房

乳房丰满,乳头增大。妊娠末期,尤其接近分娩期挤压乳房时,可有少量淡黄色稀薄液体自乳头溢出称为初乳。

(四)孕妇心理特点

妊娠期,孕妇及家庭成员的心理会随着妊娠的进展发生不同的变化。虽然妊娠是一种自然的生理现象,但对妇女而言,仍是一生中一件独特的事件,是一种挑战,是家庭生活的转折点,因此会伴随不同程度的压力和焦虑。日常生活中,孕妇常见的心理特点如下:

1.惊讶和震惊

在怀孕初期,不管是否是计划中妊娠,几乎所有的孕妇都会产生惊讶和震惊的反应。

2.矛盾心理

在惊讶和震惊的同时,孕妇可能会出现爱恨交加的矛盾心理,尤其未计划妊娠的孕妇。此时,既享受妊娠的欢愉,又觉得妊娠不是时候,可能是因工作、学习等原因暂时不想要孩子所致,也可能是由于初为人母,既缺乏抚养孩子的知识和技能,又缺乏可以利用的社会支持系统,还可能是认为经济负担过重,或者是第一次妊娠,对恶心、呕吐等生理性反应无所适从所致。当孕妇自觉胎儿在腹中活动时,多数孕妇会从心里接受妊娠。

3.接受

妊娠早期,孕妇对妊娠的感受仅仅是停经后的各种不适反应,并未真实感受到"孩子"的存在。随着妊娠的进展,尤其是胎动的出现,孕妇真正感受到"孩子"的存在,计划为孩子购买衣服、婴儿床等,关心孩子的喂养和生活护理等方面的知识,给未出生的孩子起名字、猜测性别。妊娠晚期,随着预产期的临近,孕妇常因胎儿将要出生而感到愉快,又因可能产生的分娩痛苦而焦虑,担心能否顺利分娩、分娩过程中母儿安危、胎儿有无畸形,也有的孕妇担心胎儿的性别能否为家人接受等。

4.情绪波动

孕妇的情绪波动起伏较大,易激动,常为一些极小的事情而生气、哭泣,常使配偶觉得茫然不知所措,严重者会影响夫妻感情。

5.内省

妊娠期孕妇表现出以自我为中心,变得专注于自己及身体,注重穿着、体重和一日三餐,喜欢独处,这种专注使孕妇能计划、调节、适应,以迎接新生儿的来临。内省行为可能会使配偶及其他家庭成员感受冷落而影响相互之间的关系。

二、产妇身心特点

(一)生殖系统

子宫是产褥期生殖系统变化最大的器官。妊娠子宫自胎盘娩出后逐渐恢复至未孕

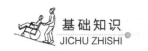

状态的过程,称为子宫复旧,一般为6周。

(1)子宫体肌纤维的缩复 胎盘娩出后,子宫逐渐缩小,产后第1日子宫底平脐,以后每日下降1～2厘米,至产后1周缩小至妊娠12周大小,在耻骨联合上可扪及;产后10日子宫降至盆腔内,腹部检查触不到子宫;产后6周恢复到正常未孕期大小。伴随子宫体积的缩小,子宫重量也逐渐减少,由分娩结束时的100克降到非孕时的50克。

(2)子宫内膜的再生 分娩后2～3天内,基底层蜕膜表面坏死随恶露排出。接近基层的子宫内膜基底层再生新的功能层,胎盘附着处的子宫内膜修复约需6周,其余部位的子宫腔内膜于产后3周基本完成修复。

(3)子宫颈 胎盘娩出后,子宫颈外口松软、壁薄皱起,呈环状,如袖口。产后2～3日宫口可容纳2指,产后1周,宫颈内口关闭,宫颈管复原,产后4周时宫颈完全恢复至非孕时状态。

(4)阴道及外阴 分娩后阴道腔扩大、阴道壁肌肉松弛、阴道黏膜皱襞减少甚至消失,导致阴道壁松弛、肌张力下降。产褥期阴道壁肌张力逐渐恢复,黏膜皱襞约在产后3周开始复现,但在产褥期结束时阴道壁肌张力仍不能完全恢复至妊娠前状态。分娩后外阴有轻度水肿,产后2～3日后自行消退。若有会阴轻度撕裂或有会阴侧切缝合,均可在3～4日愈合。

(5)盆底组织 盆底肌肉及筋膜常因分娩时过度扩张导致弹性降低,且常伴有盆底肌纤维部分撕裂,因此,产褥期应避免过早进行重体力劳动。产褥期坚持居家盆底康复训练,有利于盆底肌恢复,产后42天产后复查时建议至有资质的盆底康复中心进行产后盆底肌电筛查。

(二)内分泌系统

分娩后雌激素、孕激素水平急剧下降,至产后1周时已降至未孕时水平。非哺乳产妇一般在产后6～10周恢复月经,在产后10周左右恢复排卵。哺乳产妇因催乳素的分泌可抑制排卵,月经复潮延迟,可以在整个哺乳期间不来月经,平均在产后4～6个月恢复排卵。产后月经复潮较晚者,复潮前多有排卵,故哺乳妇女虽无月经来潮,仍有受孕的可能。

(三)乳房

乳房的主要变化是泌乳。妊娠期孕妇体内雌激素、孕激素、胎盘生乳素升高,使乳腺发育及初乳形成。分娩后在催乳素的作用下,乳房腺细胞开始分泌乳汁。当婴儿吸吮乳头时,促进乳汁分泌。吸吮是保持不断泌乳的关键环节,不断排空乳房也是维持泌乳的重要条件。乳汁的分泌还与产妇的营养、睡眠、情绪及健康状况密切相关。因此,保证产妇的休息、足够的睡眠、营养丰富的饮食,避免精神刺激非常重要。

初乳是产后7天内分泌的乳汁,含有丰富的蛋白质、矿物质及多种抗体,是新生儿早期最理想的天然食物。产后 7～14 天分泌的乳汁为过渡乳，14 日后分泌的乳汁为成熟乳。从过渡乳到成熟乳，蛋白质含量逐渐减少，脂肪和乳糖含量逐渐增多。初乳和成熟乳均有大量的免疫抗体，有助于新生儿抵抗疾病的侵袭。因多种药物可经过母体血液渗入乳汁，故哺乳期间用药需考虑药物对新生儿的影响，应遵医嘱用药。

产妇以自身乳汁哺育婴儿的时期为哺乳期。母乳喂养对母儿均有益处，母乳喂养有利于产妇生殖器官及相关器官组织的恢复。

(四)腹壁

腹部皮肤受妊娠子宫增大影响，部分弹力纤维断裂，腹直肌呈不同程度分离，使产后腹壁明显松弛。妊娠期紫红色妊娠纹，于产褥期逐渐消退，成为永久性白色妊娠纹。

(五)血液及循环系统

妊娠期血容量增加，于分娩后 2～3 周可恢复至未孕状态。产褥早期血液仍处于高凝状态，有利于减少产后出血，但也可促进产后盆腔及下肢静脉内血栓形成，故产后应早期活动。产后 3 日内，由于子宫收缩，胎盘循环停止，大量血液从子宫进入体循环，使回心血量增加，特别在产后 24 小时内，因此，患有心脏病的产妇易在此时期发生心力衰竭。

(六)泌尿系统

妊娠期留在体内的大量水分，于分娩后的最初几日经由肾脏排出，故产后 1 周内尿量明显增加，通常产后 1 周内妇女每天尿量为正常成人尿量的 2～3 倍。因分娩过程中膀胱受压，导致膀胱黏膜充血、水肿，肌张力降低，加之产后外阴伤口疼痛、产后疲乏等原因，容易发生产后尿潴留。膀胱充盈可影响子宫收缩而导致产后出血，因此要及时处理。

(七)消化系统

妊娠期胃肠肌张力及蠕动力均减弱，胃酸分泌量减少，产后需 1～2 周逐渐恢复。因分娩时能量的消耗及体液流失，产妇产后 1～2 日内常感口渴，喜进流质或半流质饮食，但食欲逐渐好转。产褥期妇女因卧床时间长，缺少运动，腹直肌及盆底肌肉松弛，加之肠蠕动减弱，易发生便秘和肠胀气。

(八)产妇心理特点

产褥期妇女需要从妊娠期和分娩期的不适、疼痛、焦虑中恢复，接纳家庭新成员及适应新家庭状况，需要进行心理调适。因为产褥期妇女心理处于脆弱和不稳定状态，面临着潜意识的内在冲突及初为人母的情绪调整，家庭、社会支持系统的寻求等，对产妇进行产褥期心理调适指导和支持十分重要。

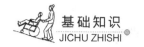

1.产褥期妇女的心理变化

产褥期妇女的心理变化与分娩经历、伤口愈合、体态恢复、婴儿性别、哺乳情况和健康问题等变化有关,表现为情绪高涨、希望、高兴、满足感、幸福感、乐观、压抑及焦虑等。部分产妇可能因为理想与现实中母亲角色的差距而发生心理冲突;因为新生儿外貌及性别与理想中的不相吻合而感到失望;因为家人注意力转移到新生儿身上而感到失落等。产后初期,应加强对产妇的陪伴、关心及照护,协助克服身体与心理不适,陪伴产妇进行确立家长与孩子的关系及承担母亲角色的责任两方面的心理调适。

2.产褥期妇女心理调适

产褥期妇女的心理调适过程一般经历3个时期。

(1)依赖期 产后前3日。表现为产妇的很多需要通过别人来满足,如对孩子的关心、喂奶、沐浴等,同时产妇喜欢用语言表达对孩子的关心,较多地谈论自己妊娠和分娩的感受。较好的妊娠和分娩经历、满意的产后休息、丰富的营养和较早较多地与孩子间的目视及身体接触将有助于产妇较快地进入第二期。

(2)依赖—独立期 产后3~14日。产妇表现出较为独立的行为,开始注意周围的人际关系,主动参与活动,学习和练习护理孩子。但这一时期容易产生压抑,严重者表现为哭泣,对周围漠不关心,拒绝哺乳和护理新生儿等。此时,应及时提供护理、指导和帮助,促使产妇纠正这种消极情绪。加倍地关心产妇并督促其家人参与。

(3)独立期 产后2周至1个月。此时,新家庭形成,产妇、家人和婴儿已成为一个完整的系统,形成新的生活形态。夫妇两人共同分享欢乐和责任,开始逐渐恢复分娩前的家庭生活;但是,产妇及丈夫会承受更多的压力,出现兴趣与需要、事业与家庭间的矛盾,哺育孩子、承担家务及维持夫妻关系等各种角色的矛盾。

第二节 孕产妇日常照护

本节主要介绍孕妇、产妇照护的具体要求,其中产后照护是重点。医疗护理员初级需掌握孕产妇各时期照护的具体工作,医疗护理员中级需掌握孕产妇照护相关理论知识,医疗护理员高级需具有指导他人开展照护的能力。

一、孕妇照护

(一)一般护理

1.做好孕前准备

做好婚前医学检查,及时发现影响生育的因素,如遗传因素、感染性疾病等,遵医嘱做必要的治疗和生育选择,达到优生。另外,在心理、物质及照护条件上做好生育的准备。

2.预防胎儿畸形

孕期特别是怀孕前三个月内(孕早期),要避免各种可能影响胎儿发育的因素,主要有家庭遗传、环境影响等。

(1)防感冒 冬春、秋冬季节是呼吸道传染病高发流行季节,孕妇尽量不去人员集中的公共场所,平时要注意避免过度疲劳和受凉,预防感冒。

(2)避免接触放射线 孕妇就医,要告知医生怀孕情况,孕期避免做 CT、拍片等检查,避免接触放射线。

(3)避免用药 许多药物会影响胎儿的发育,孕期尽量不用药,如必须服用则在医嘱指导下应用。

(4)避免喝酒、抽烟和情绪紧张等,食物新鲜,避免进食发霉、变质的食物。

(5)定期检查 确定怀孕后立即到当地社区卫生服务中心建立围产保健卡,按要求定期检查。

3.平衡膳食

(1)孕早期膳食 孕妇可因早孕反应而影响食欲,此时饮食宜清淡易于消化,少量多餐,以保证各类营养素均衡摄入。此期注意提供富含叶酸的食物(如动物肝脏、豆类、蛋类、绿叶蔬菜、坚果类等),如早孕反应重,因呕吐进食过少,可遵医嘱适当补些叶酸片。

(2)孕中、晚期膳食 增加鱼、禽、蛋、瘦肉、海产品的摄入,以保证蛋白质的摄入量。增加奶类以保证钙质摄入量;应保证每周有一至两次提供海带、紫菜、海鱼等海产品,如在缺碘地区,则使用含碘盐,以保证碘的摄入量;提供含铁丰富的食物如动物血、肝脏、精肉及木耳、蘑菇等;每天保证有足量的新鲜蔬菜和水果,以保证各类维生素的摄入;戒烟酒,避免刺激性食物和餐后喝咖啡、浓茶等。孕晚期视情况适当减少碳水化合物的摄入量,控制能量摄入,以防止胎儿过大而引起难产。

(二)心理照护

(1)妊娠早期的心理照护 妊娠早期,几乎所有孕妇都会产生惊讶和震惊的反应,常同时伴有矛盾、焦虑和情绪不稳定等心理变化,尤其是未计划妊娠的孕妇。由于妊娠早期的感受仅仅是停经后的各种不适反应,并未感受到"孩子"的存在,因此孕妇把注意力过多地放在自己身上,如乳房的变化、体重增加和早孕反应等,同时也会担心整个妊娠期能否顺利度过。在此期间,医疗护理员应鼓励孕妇表达内心感受和想法,针对需要解决问题。

(2)妊娠中期的心理照护 妊娠中期后,早期妊娠的不适渐渐消失,孕妇逐渐接受怀孕的事实。同时开始关心自己体内的胎儿,对与妊娠、分娩有关的信息感兴趣,更由于胎

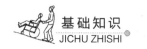

动的出现增加了对胎儿的幻想和期望,并感到兴奋和骄傲,从而建立起母子一体的亲密感。在此期间,医疗护理员可通过让孕妇抚摸、对着宝宝讲话等行为表达感情,同时应针对个体需要给予适当建议。

(3)妊娠晚期的心理照护 进入晚期妊娠后,孕妇腹部逐渐增大,行动和控制力较差,容易疲倦,同时,焦虑感也会随身体不适的增加而增加。由于接近分娩,对分娩的恐惧与害怕、对胎儿及自身健康的忧虑成为一种普遍存在的现象。医疗护理员应给予更多的支持和安慰,帮助孕妇更好地适应这个阶段,适当给予分娩相关信息。

(三)症状护理

(1)恶心、呕吐 半数孕妇在妊娠6周左右出现早孕反应。在此期间,医疗护理员应指导孕妇晨起避免空腹,平时少量多餐,进清淡食物,避免油炸、不易消化的食物。

(2)尿频、尿急 常发生在妊娠前3个月和末3个月。如因妊娠子宫压迫所致,且无任何感染征象,给予解释后可不做处理,产后会逐渐消失。

(3)白带增多 于妊娠前3个月及末3个月明显,告知孕妇每日清洗外阴,保持外阴清洁,有异常情况及时提醒就诊。

(4)水肿 妊娠晚期孕妇易发生下肢水肿,经休息后可消退,属正常现象。医疗护理员可协助孕妇左侧卧位,下肢稍垫高,避免长时间地站或坐,以免加重水肿的发生。适当限制孕妇对盐的摄入,但不必限制水分。若下肢有明显凹陷性水肿或经休息后不消退者,应及时诊治,警惕妊娠期高血压的发生。

(5)下肢、外阴静脉曲张 孕妇应避免两腿交叉或长时间站立、行走,并注意经常抬高下肢;可指导孕妇穿弹力袜,避免穿紧身衣裤,以促进血液回流。会阴部有静脉曲张的孕妇,可用垫枕抬高臀部休息。

(6)便秘 便秘是妊娠期常见的症状之一,尤其是妊娠前已有便秘者。医疗护理员应帮助孕妇养成每日定期排便的习惯,多吃蔬菜、水果等含纤维素多的食物,同时增加每日饮水量,注意适当的活动。未经医生允许,不可随意用药。

(7)腰背痛 指导孕妇穿低跟鞋,在俯拾或抬举物品时,保持上身直立,弯曲膝部,用两下肢的力量抬起物品。若工作要求长时间弯腰,妊娠期应适当给予调整。疼痛严重者,必须卧床休息(硬床垫),可局部热敷。

(8)下肢痉挛 指导孕妇饮食中增加钙的摄入,告知孕妇避免腿部疲劳、受凉。发生下肢肌肉痉挛,协助孕妇背屈肢体或站直前倾以伸展痉挛的肌肉,直至痉挛消失。必要时遵医嘱口服钙剂。

(9)仰卧位低血压综合征 嘱左侧卧位后症状可自然消失,不必紧张。

(10)失眠 坚持每日户外活动,如散步等。睡前用梳子梳头、温水洗脚,或喝热牛奶等方式均有助于入眠。

(11)贫血 适当增加含铁丰富的食物,如动物肝脏、瘦肉、蛋黄等。若病情需要补充铁剂,可用温水或水果汁送服,以促进铁的吸收,且应在餐后服用,以减轻对胃肠道的刺激。向孕妇解释,服用铁剂后大便会变黑,或可能导致便秘或轻度腹泻,不必担心。

(四)异常状况的护理

如孕妇出现阴道流血,妊娠3个月后仍持续呕吐、寒战发热、腹痛,头痛、眼花、胸闷、心悸、气短,出现阴道流液、胎动计数突然减少等情况立即提醒就诊。

二、产妇照护

(一)分娩期照护

(1)分娩环境　为孕妇营造安静而舒适的分娩环境,帮助孕妇尽快熟悉环境,增加产妇的安全感。

(2)休息与活动　指导并帮助分娩期产妇根据子宫收缩情况进行同频休息,子宫收缩期采用拉玛泽呼吸法进行放松以减轻疼痛,子宫收缩间歇期安静休息以保存体力;在产妇精神状态允许的情况下,协助产妇床上及床边活动,以尽可能地加快产程进展。

(3)饮食　鼓励产妇进流质饮食或清淡半流质饮食,以保证足够热量和水分。

(4)加强心理支持　分娩过程中的心理支持非常重要。医疗护理员应尽量陪伴产妇,做好生活护理,倾听她们的诉求,给予针对性的心理支持。

(5)指导家属给予支持　家属尤其是丈夫的陪伴是产妇最有力的心理支持。鼓励家人特别是丈夫陪伴产妇,并教会他们通过语言、按摩等表达对产妇的理解、关心和爱。

(二)产褥期照护

1.一般护理

(1)环境　为产妇提供空气清新、舒适安静的休息环境,保持床单位的清洁、整齐,保证产妇足够的营养和睡眠。护理活动应不打扰产妇休息。

(2)休息　充足的休息对保证乳汁分泌十分重要。嘱产妇与婴儿同步休息,生活要有规律,为产妇提供良好的休息环境。

(3)活动　医疗护理员应根据产妇的情况鼓励其产后尽早下床适宜活动,按时做产褥期保健操。

(4)饮食与营养　产后1小时鼓励产妇进流质饮食或清淡半流质饮食,以后可进普通饮食。食物应富含营养,含足够热量和水分。哺乳期妇女应多进蛋白质和汤汁食物。

2.产后2小时的护理

产后2小时内极易发生严重并发症,如产后出血、产后心衰、产后子痫等,故医疗护理员应在产后协助医护人员观察生命体征、子宫收缩情况及阴道出血量,发现阴道出血多应及时汇报医护人员。协助产后多饮水,尽早排尿。在此期间应协助产妇首次

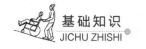

哺乳。

3.口腔护理

由于产妇体内激素水平的改变,口腔对细菌和有害物质的抵抗力下降,容易造成牙龈炎和口腔炎症,易出血以及牙龈乳头肥大增生等,因此产妇要特别注意口腔卫生,饭后及睡前用软毛牙刷刷牙,刷牙时用温水。

4.子宫复旧的观察及护理

产后第一天子宫底稍上升平脐,以后每日下降1～2厘米,产后10日子宫降入骨盆腔内。每日在同一时间手测子宫底高度以了解子宫复旧情况,测量前嘱产妇排尿。

5.产后宫缩痛的观察及护理

产褥早期因子宫的收缩常引起阵发性腹部剧烈疼痛,尤其是经产妇更为明显,称为"产后宫缩痛"。当婴儿吸吮产妇乳房时,可反射性刺激神经垂体分泌缩宫素增加,使产妇腹部疼痛感加重。如果产后宫缩痛造成产妇不适,医疗护理员应指导产妇进行深呼吸,以减轻产后痛,必要时遵医嘱给予止痛药。

6.恶露的观察及护理

在正常情况下,恶露有血腥味但无臭味,持续4～6周。血性恶露约持续3日,以后转为浆液性恶露,约2周后变为白色恶露,持续2～3周后干净。恶露的评估应包括恶露量、颜色和气味。产后2小时内在产房中观察,回病房后至产后24小时内,仍应严密观察阴道流血情况。24小时后,可每日评估一次恶露,若恶露有异味,医疗护理员应及时告知医护人员。

7.褥汗的观察及护理

产后1周内,孕期潴留的水分通过皮肤排泄,产妇表现出汗多,尤其以夜间睡眠和初醒时更明显,习称"褥汗",不属病态。产后第一次沐浴时间可根据产妇个人体质恢复情况而决定,一般自然分娩的产妇产后24～48小时后即可淋浴,剖宫产产妇根据身体情况适当延迟。沐浴时注意保暖,以防着凉。注意事项:①产后6周内不宜洗盆浴,以免不洁澡水流入生殖道,引起感染;②洗澡时间不宜过长,每次5～10分钟即可;③室温24℃以上为适宜,水温调节至36～38℃;④洗澡前应避免空腹,防止发生低血糖,引起头晕等不适;⑤如果分娩产程时间长,出血过多,或平时体质弱,不宜勉强过早淋浴,可给予擦浴;⑥第一次洗澡最好门口有家人守护,以防头晕、跌倒;⑦洗净后迅速擦干,如洗头,最好用吹风机吹干头发;⑧剖宫产产妇在腹部伤口完全愈合前淋浴时注意保护伤口,不直接冲淋伤口。

8.外阴清洁和会阴创口的观察及护理

分娩后,外阴及阴道可能有伤口,宫颈尚未闭合,子宫腔内胎盘剥离后有较大创面,且残留在阴道和会阴部的恶露,为细菌生长提供有利环境,所以产后会阴部易感染,并上行至宫内感染或引起泌尿系统的感染。因此,须做好外阴的清洁卫生,预防感染,促进愈合,增加产妇舒适感。每次清洗外阴时要观察恶露量、性质以及伤口愈合情况。如有侧切伤口,应协助产妇取健侧卧位,勤换会阴垫,以免恶露浸泡会阴伤口。

9.产后尿潴留和便秘的预防及护理

产妇尿量增多,充盈的膀胱可影响子宫收缩。医疗护理员应于产后 4~6 小时内督促并协助排尿,但产妇常因产后会阴伤口疼痛、卧床小便不习惯以及分娩过程中膀胱受压肌张力减低等原因影响排尿。医疗护理员应及早协助产妇坐起或下床小便、用温开水冲洗外阴或听流水声音诱导排尿反射,若上述方法无效,及时告知医护人员。产妇因卧床时间长、活动减少、食物缺乏纤维素、肠蠕动减弱、腹肌松弛等容易发生便秘。产后应鼓励产妇多饮水,多食蔬菜水果,尽早下床运动,以防便秘。已发生便秘者,在医生指导下服用缓泻剂。

10.乳房护理

医疗护理员应于产后半小时内协助早吸吮。每次哺乳前柔和地按摩乳房,刺激泌乳反射。哺乳时应让新生儿吸空乳房,若乳汁充足尚有剩余,应用吸乳器将剩余的乳汁吸出,以免乳汁淤积影响乳汁分泌。建议哺乳期产妇使用棉质乳罩。每次哺乳前协助产妇用清水将乳头洗净,清洗双手,给母亲及婴儿均取一个舒适的姿势,哺乳后协助产妇在乳头上涂羊脂膏。

(1)哺乳时间　原则上是按需哺乳。一般产后半小时内并始哺乳,此时乳房内乳量虽少,但通过新生儿吸吮动作可刺激乳汁分泌。产后 1 周内哺乳次数应频繁。

(2)哺乳方法　哺乳时,先挤压乳晕周围组织,挤出少量乳汁以刺激婴儿吸吮,然后把乳头和大部分乳晕放入婴儿口中,用一只手托扶乳房,防止乳房堵住婴儿鼻孔。哺乳结束时,用示指轻轻向下按压婴儿下颏,避免在口腔负压情况下拉出乳头而引起局部疼痛或皮肤损伤。哺乳后,挤出少许乳汁涂在乳头和乳晕上。

(3)注意事项　①每次哺乳时都应该吸空一侧乳房后,再吸吮另一侧乳房;②每次哺乳后,应将婴儿抱起轻拍背部 1~2 分钟,排出胃内空气,以防吐奶;③哺乳后产妇佩戴合适棉制乳罩;④乳汁不足时,可添加按比例配制配方奶。

(4)特殊情况处理

1)痂垢处理:乳头处如有痂垢,应先用油脂浸软后再用温水洗净,切忌用乙醇等洗,以免引起局部皮肤干燥、皲裂。

2)平坦及凹陷乳头护理:有些产妇的乳头凹陷,可指导产妇做乳头伸展和乳头牵拉。①乳头伸展练习:将两示指平行放在乳头两侧,慢慢地由乳头向两侧外方拉开,牵拉乳晕皮肤及皮下组织,使乳头向外突出(图 2-2-1)。②可协助产妇采用多种喂奶姿势以利婴儿含住乳头,在婴儿饥饿时可先吸吮平坦一侧,因此时婴儿吸吮力强,容易吸住乳头和大部分乳晕。

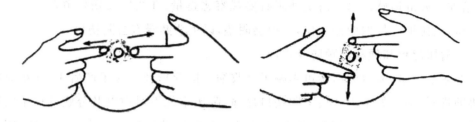

图 2-2-1　乳头伸展练习

3）乳房胀痛，可用以下方法缓解：①尽早哺乳：于产后半小时内开始哺乳，促进乳汁畅流；②外敷乳房：哺乳前热敷乳房，可促使乳腺管畅通，在两次哺乳间冷敷乳房，可减少局部充血、肿胀；③按摩乳房：哺乳前按摩乳房，方法为从乳房边缘向乳头中心按摩，可促进乳腺管畅通，减少疼痛；④配戴乳罩：乳房肿胀时，产妇穿戴合适的具有支托性的乳罩。

4）乳腺炎护理：对于轻度乳腺炎，在哺乳前湿热敷乳房 3～5 分钟，并按摩乳房，轻轻拍打和抖动乳房，哺乳时先喂患侧乳房，因饥饿时婴儿的吸吮力强，有利于吸通乳腺管。每次哺乳时应充分吸空乳汁，同时增加哺乳的次数。哺乳后充分休息，饮食要清淡。若病情严重，需及时就医。

5）乳头皲裂护理：哺乳时产妇取舒适的姿势，哺乳前湿热敷乳房 3～5 分钟，挤出少许乳汁使乳晕变软，让乳头和大部分乳晕含吮在婴儿口中。哺乳后，挤出少许乳汁涂在乳头和乳晕上，短暂暴露使乳头干燥。

6）催乳护理：对于乳汁分泌不足的产妇，应指导其正确的哺乳方法，建议按需哺乳、夜间哺乳，调节饮食，同时鼓励产妇树立信心。

7）退乳护理：产妇因疾病或其他原因不能哺乳时，应尽早回奶。最简单的方法就是停止哺乳，不排空乳房，少进汤汁，但有半数产妇会感到乳房胀痛，可遵医嘱使用麦芽和维生素 B_6。

11. 产后盆底康复

产后 1 年内是盆底康复的黄金时期，产后建议尽早盆底康复锻炼。产妇应在产褥期循序渐进行产褥期保健操（图 2-2-2），一般在产后第 2 日开始，每 1～2 日增加 1 节，每节做 8～16 次。医疗护理员应督促、协助产妇每日进行产褥期保健操。

第 1 节：仰卧，深吸气，收腹部，然后呼气。

第 2 节：仰卧，两臂直放于身旁，进行缩肛与放松动作。

第 3 节：仰卧，两臂直放于身旁，双腿轮流上举和并举，与身体呈直角。

第 4 节：仰卧，髋与腿放松，分开稍屈，足底支撑，尽力抬高臀部及背部。

第 5 节：仰卧起坐。

第 6 节：跪姿，双膝分开，肩肘垂直，双手平放床上，腰部进行左右旋转动作。

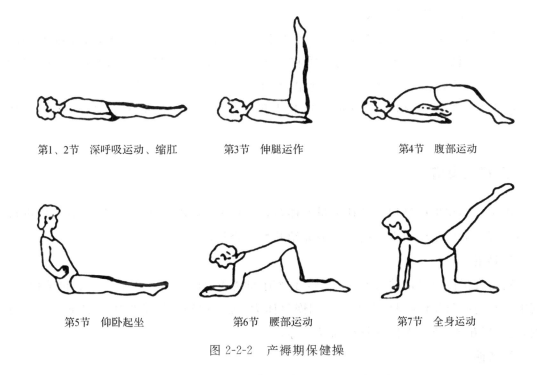

第1、2节　深呼吸运动、缩肛　　　第3节　伸腿运作　　　第4节　腹部运动

第5节　仰卧起坐　　　第6节　腰部运动　　　第7节　全身运动

图 2-2-2　产褥期保健操

第 7 节：全身运动，跪姿，双臂伸直支撑，左右腿交替向背后抬高。

12. 产后心理调适

产妇心理需要从妊娠期及分娩过程中的不适、疼痛、焦虑中恢复，需要接纳家庭新成员及适应新家庭的角色转换。医疗护理员应做好产妇的生活照料，在医护人员的指导下协助产妇减轻不适，促进恢复，与产妇建立信任关系，倾听产妇诉说，疏导不良情绪。

第三节　产妇饮食照护

本节主要介绍产妇产褥期饮食原则及各类食材、食谱。医疗护理员初级需掌握产褥期食材的挑选及烹饪方法；医疗护理员中级需掌握产褥期饮食的基本原理；医疗护理员高级需具备食谱制作及指导家属及医疗护理员初、中级的能力。

一、产妇营养需求

产褥期妇女因组织修复及泌乳的特殊营养需求，中国营养学会建议：①热能摄入量增加，乳母每日能量摄入应在原来基础上增加 200 千卡；②优质蛋白质摄入量增加；③增加脂肪摄入量，与婴儿的脑发育有密切关系；④增加无机盐与维生素摄入量，同时多晒

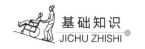

太阳或服鱼肝油,促进钙的吸收。

产褥期妇女的膳食以多样化饮食、平衡膳食、满足营养需要为原则,需按以下要求准备膳食:①清淡不油腻;②多吃流质和半流质食物,少量多餐;③粗细搭配,营养均衡;④保证优质蛋白质的摄入;⑤忌食温燥、生冷、酸涩类食物,忌烟酒,忌产后滋补过度,适当进食催乳的食物;⑥重视蔬菜和水果的摄入,多食各种汤类,增加钙和铁的摄入。

二、产妇食谱

由于产妇在生产过程中消耗大量的能量,并且马上又要哺乳婴儿,所以对产妇进行适当的营养补充是极为重要的。下面介绍几种适合给产妇进补的食物。

1. 鸡蛋

鸡蛋含蛋白质丰富并且利用率高,还含有卵磷脂、卵黄素及多种维生素和矿物质,其中含有的脂肪易被吸收,有助于产妇恢复体力,维护神经系统的健康。鸡蛋可以做成煮鸡蛋、蛋花汤、蒸蛋羹仁或打在面汤里等。

2. 红糖

红糖含铁量比白糖多1倍,含钙量比白糖多2倍,并含有胡萝卜素、维生素B、烟酸及微量元素锰和锌等,这些成分都是十分重要的营养素。另外,红糖对于帮助子宫收缩,促进恶露排出有益处,对产后出血有抑制作用。但应注意的是,食用红糖不宜过量。

3. 小米粥

小米中的维生素B、胡萝卜素、铁、锌含量比一般的米、面高。要注意小米粥不宜太稀薄,而且在产后也不能完全以小米为主食,以免缺乏其他营养。

4. 牛奶

牛奶中含有丰富的蛋白质、钙、维生素A、维生素D,且易被人体吸收利用,有助于产妇健康的恢复以及乳汁分泌。

5. 红枣、红豆

此类食品富含铁、钙等,可提高血色素帮助产妇补血、祛寒。

6. 鱼类

鱼类营养丰富,通脉催乳,味道鲜美。产妇饮食首选鲫鱼和鲤鱼,可清蒸、红烧或炖汤。鲤鱼富含蛋白质、钙、磷、铁和B族维生素等。

7. 蔬菜

蔬菜含有丰富的维生素C和各种矿物质,有助于消化和排泄,能增加食欲。如西芹纤维素含量很高,多吃可预防产妇便秘;胡萝卜也含丰富的维生素A、维生素C,是产妇的最佳菜肴之一。

8.水果

水果含维生素和矿物质较多,能帮助消化,促进排泄,产后吃水果有利于身体恢复和增加抗病能力以及分泌乳汁。冬天如果水果太凉,可以先用热水烫一下再吃。

9.汤品

可适量食用一些汤类食品,如猪蹄炖黄豆汤、莲藕排骨汤、牛肉汤、公鸡汤等营养丰富,将不同品种的汤轮换着吃,喝汤的同时也要吃汤内的肉,对产妇产后身体的恢复有益,但不宜过量,以免影响进食其他食物,造成膳食结构不均衡。也可用这些汤品的汤做面汤、蛋汤,这样营养更全面、丰富。

第四节　常见围产期健康问题照护

本节主要介绍双胎妊娠、妊娠期高血压疾病、妊娠期糖尿病、羊水过多、羊水过少、前置胎盘、胎盘早期剥离、早产、产后出血、乳腺炎、产后抑郁症、焦虑等围产期常见问题的日常照护要求。医疗护理员初级要求掌握具体疾病的照护要点;医疗护理员中级需掌握妊娠相关疾病的概述及其临床表现;医疗护理员高级具备指导能力。

一、双胎妊娠

1.概述

一次妊娠子宫腔内同时有两个胎儿时称为双胎妊娠。

2.临床表现

妊娠期早孕反应较重。妊娠中期后体重增加迅速,子宫增大明显。妊娠晚期常有呼吸困难,活动不便,胃部受压、胀满、食欲下降,摄入量减少;孕妇感到极度疲劳和腰背部疼痛、下肢水肿、静脉曲张等压迫症状。

3.照护要点

(1)营养指导　母婴医疗护理员应鼓励孕妇少量多餐。指导孕妇多进食含高蛋白质、高维生素、含必需脂肪酸丰富的食物,尤其是注意补充铁、钙、叶酸、维生素等,预防贫血、妊娠期高血压疾病、胎儿生长发育受限,满足妊娠需要。

(2)休息与活动　保证充足的睡眠,保持适当的活动量,活动以孕妇不感劳累、不出现不良反应为宜。不建议一直卧床休息,指导孕妇采取左侧卧位、半坐卧位、抬高下肢等不同体位以增加舒适度。

(3)病情观察　双胎妊娠应按照高危妊娠进行管理,增加产前检查的次数和项目,积极防治妊娠期并发症。动态监测孕妇的宫高、腹围、体重。加强病情观察,及时发现异常情况并协助就诊。提醒孕妇每天定时监测胎动,发现异常要高度重视,及时告知医护人

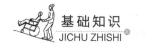

员。妊娠晚期提醒并协助孕妇提前住院待产。

二、妊娠期高血压疾病

1.概述

妊娠期高血压疾病是妊娠期特有的疾病,包括妊娠期高血压、子痫前期、子痫、慢性高血压并发子痫前期以及妊娠合并慢性高血压。多数病例在妊娠期出现一过性高血压、蛋白尿症状,分娩后随即消失。该病严重影响母婴健康,是孕产妇及围产儿患病和死亡的主要原因之一。

2.照护要点

（1）预防指导

1）加强孕期教育:医疗护理员应告知孕妇孕期健康教育工作的重要性,使孕妇及其家属了解妊娠期高血压疾病知识及其对母儿的危害,从而促使孕妇自觉于妊娠早期开始接受产前检查,并主动坚持定期检查,以便及时发现异常,及时得到指导和治疗。

2）进行休息及饮食指导:孕妇应采取左卧位休息以增加胎盘绒毛血供,同时保持心情愉快也有助于妊娠期高血压疾病的预防。医疗护理员应指导孕妇合理饮食,减少过量脂肪和盐的摄入,增加蛋白质、维生素以及富含铁、钙、锌的食物,对预防妊娠期高血压疾病有一定作用。从妊娠20周开始,每天补充钙剂1～2克,可降低妊娠期高血压疾病的发生。

（2）一般护理

1）保证休息:轻度妊娠期高血压疾病孕妇可住院也可在家休息,但建议子痫前期患者住院治疗。保证充分的睡眠,每日休息不少于1小时。在休息和睡眠时,以左侧卧位为宜。

2）调整饮食:轻度妊娠期高血压疾病孕妇需摄入足够的蛋白质,补充维生素、铁和钙剂。食盐不必严格限制,因为长期低盐饮食可引起低钠血症,易发生产后血液循环衰竭,而且低盐饮食也会影响食欲,减少蛋白质的摄入,对母儿均不利;但全身水肿的孕妇应限制食盐入量。

（3）密切监护母儿状态　询问孕妇是否出现头痛、视力改变、上腹不适等症状。每日测体重及血压,每日或隔日复查尿蛋白。定期提醒孕妇监测血压、胎儿发育状况和胎盘功能,督促每日自数胎动。

三、妊娠期糖尿病

1.概述

妊娠期糖尿病为妊娠前糖代谢正常,妊娠期才出现的糖尿病。糖尿病孕妇中,90%以上为妊娠期糖尿病,多数患者血糖于产后恢复正常,但将来患2型糖尿病的概率增加。

2.照护要点

（1）妊娠期照护

1）健康教育：医疗护理员应提醒孕妇通过多媒体授课、手机短信、微信、QQ群、健康教育短片、床边一对一等多种方式，获取妊娠期糖尿病相关知识。帮助孕妇听一些优美抒情的音乐，在专业人员指导下，保持身心愉悦。陪同孕妇外出时携带糖果，避免发生不良后果，提醒孕妇发生异常情况时及时就医。

2）孕期母儿监护：提醒患糖尿病的孕妇早期应每周产前检查1次至第10周，妊娠中期每2周检查1次，妊娠32周后每周检查1次。

3）营养治疗：①控制能量摄入：根据孕前体重指数（BMI）遵医嘱给予妊娠期能量；②饮食指导：请营养师协助制订营养配餐，碳水化合物应多选择血糖生成指数较低的粗粮，如莜麦面、荞麦面、燕麦面、玉米面、薯类等富含维生素B、多种微量元素及食物纤维的主食；鱼、肉、蛋、牛奶、豆类食品等富含蛋白质，能降低血清胆固醇及甘油三酯；不宜吃各种糖、糖制糕点等，若食用易出现高血糖；不宜吃含高胆固醇的食物及动物脂肪，如动物的肝、蛋黄等，否则易使血脂升高；不宜饮酒；增加富含铁、钙等微量元素的食物摄入，适当限制钠盐的摄入；③体重管理：医疗护理员应遵医嘱协助孕妇做好体重管理。

4）运动干预：安全、有效的运动有利于改善妊娠期糖尿病患者对葡萄糖的有效利用，改善葡萄糖代谢异常，降低血糖水平。医疗护理员应提醒并协助糖尿病孕妇遵医嘱进行运动干预，并注意孕妇安全。避免在空腹的情况下运动，以有氧运动最好，如瑜伽、散步、上臂运动、太极拳、孕妇操、游泳等方式，强度以孕妇自己能够耐受为原则。先兆流产或者合并其他严重并发症者遵医嘱采取运动疗法。

5）合理用药：多数妊娠期糖尿病孕妇通过饮食、运动等生活方式的干预可使血糖达标；不能达标的妊娠期糖尿病患者，为避免低血糖或酮症酸中毒的发生，遵医嘱用药。

6）心理支持：孕妇了解糖尿病对母儿的危害后，可能会因无法确保自己及胎儿安全顺利地度过妊娠期和分娩期而产生焦虑、恐惧及低自尊的反应，严重者造成身体意象紊乱。若妊娠分娩不顺利，则孕妇心理压力更大。因此，医疗护理员应多陪伴孕妇，倾听孕妇的问题，并耐心进行解答或告知医护人员解决。

（2）产褥期

1）预防产褥感染：糖尿病患者抵抗力下降，易合并感染，医疗护理员需为患者提供整洁、舒适的环境，做好生活护理；关注产妇的主诉，发现体温身高及时提醒就医；鼓励糖尿病产妇实施母乳喂养，做到尽早吸吮和按需哺乳。

2）调整胰岛素用量：由于胎盘娩出，抗胰岛素激素迅速下降，妊娠期应用胰岛素者需经医生重新评估胰岛素的量，医疗护理员应根据医嘱提醒产妇根据血糖情况遵医嘱使用胰岛素。妊娠期无须胰岛素治疗的糖尿病产妇产后可恢复正常饮食，但应避免高糖及高脂饮食。

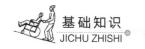

3）建立亲子关系：及时提供有关新生儿的各种信息，积极为母亲创造各种亲子互动机会，促进家庭和谐关系的建立与发展。

4）复查提醒：提醒产妇遵医嘱定期接受产科和内科复查，提醒妊娠期糖尿病产妇在产后6～12周进行随访，建议所有妊娠期糖尿病产妇产后行口服葡萄糖耐量试验。

四、羊水过多

1.概述

妊娠期间羊水量超过2000毫升者，称为羊水过多。

2.临床表现

（1）急性羊水过多　多发生于妊娠20～24周。由于羊水量急剧增多，在数日内子宫急剧增大，横膈上抬，孕妇出现呼吸困难，不能平卧，甚至出现孕妇表情痛苦，腹部因张力过大而感到疼痛，食量减少。子宫压迫下腔静脉，影响静脉回流，导致孕妇下肢及外阴部水肿、静脉曲张。子宫明显大于妊娠周数，胎位不清，胎心音遥远或听不清。

（2）慢性羊水过多　较多见，多发生于妊娠晚期，羊水可在数周内逐渐增多，多数孕妇能适应，常在产前检查时发现。孕妇子宫大于妊娠周数，腹部膨隆，腹壁皮肤发亮、变薄，触诊时感到皮肤张力大，胎位不清，胎心音遥远或听不到。

3.照护要点

（1）一般护理　指导孕妇摄取低钠饮食，多食蔬菜和水果，防止便秘。减少增加腹压的活动。给予吸氧，每日2次，每次30分钟。

（2）病情观察　应动态监测孕妇的宫高、腹围、体重，及时发现胎膜早破、胎盘早剥和脐带脱垂的征象，发现异常情况及时告知医护人员。

（3）增加舒适度　尽量卧床休息，活动以不出现不良反应为宜。指导孕妇采取左卧位、半坐卧位、抬高下肢。及时倾听孕妇主诉，了解孕妇需求，协助孕妇做好日常生活护理。多陪伴孕妇，保持孕妇愉悦的心情。

五、羊水过少

1.概述

妊娠晚期羊水量少于300毫升者，称为羊水过少。

2.临床表现

孕妇于胎动时感腹痛，检查时发现宫高、腹围小于同期正常妊娠孕妇，子宫的敏感度较高，轻微的刺激即可引起宫缩，临产后阵痛剧烈，宫缩不协调，宫口扩张缓慢，产程延长。妊娠早期可导致胎膜与胎体相连，妊娠中晚期可造成胎儿斜颈、屈背、手足畸形等异常。

3.照护要点

（1）一般护理　指导孕妇休息时取左侧卧位，改善胎盘血液供应；教会孕妇自我监测宫内胎儿情况的方法和技巧。胎儿出生后应认真进行全面评估，识别畸形。

（2）病情观察　观察孕妇的生命体征，协助医护人员测量孕妇腹围和体重，及时发现异常并汇报医护人员。提醒孕妇每日定期自数胎动，发现胎动异常等其他异常及时汇报医护人员。

（3）心理护理　鼓励孕妇说出内心的担忧，了解孕妇的需求，医疗护理员在倾听过程中给予及时、恰当的反馈，针对孕妇焦虑的原因给予心理疏导，增加孕妇信心，减轻孕妇焦虑，使其乐观地接受治疗与护理，理性对待妊娠和分娩结局，必要时将情况告知医护人员。

六、前置胎盘

1.概述

胎盘正常位置在子宫体部的后壁、前壁或侧壁。若妊娠 28 周后，胎盘位置在子宫下段，下缘达到或覆盖宫颈内口，胎盘位置低于胎先露部，称为前置胎盘。

2.临床表现

典型的症状为妊娠晚期或者临产时突然出现无诱因、无痛性的阴道流血。阴道出血发生的时间、阴道出血次数、出血量的多少与前置胎盘类型有关。按照胎盘边缘与宫颈内口的关系，前置胎盘可分为 3 种类型（图 2-2-3）：①完全性前置胎盘；②部分性前置胎盘；③边缘性前置胎盘。

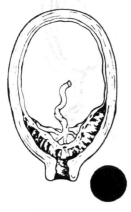 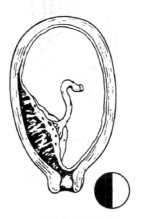 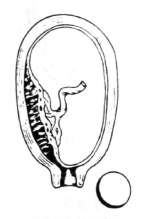

(1) 完全性前置胎盘　　　　　(2) 部分性前置胎盘　　　　　(3) 边缘性前置胎盘

图 2-2-3　前置胎盘类型

3.照护要点

（1）一般护理　对于已经诊断为前置胎盘期待治疗的孕妇，要嘱其尽量卧床休息，减

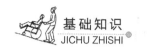

少活动；协助孕妇上厕所、穿衣、洗漱等。协助护士每日监测生命体征及胎心音，督促孕妇正确自数胎动。

（2）病情观察　尤其注意观察孕妇阴道出血及宫缩的情况，发现阴道出血或出现宫缩及时通知医护人员。

（3）饮食指导　建议孕妇多摄入高蛋白、高热量、高维生素、含铁丰富的食物，如鱼类、肉类、蛋黄、蔬菜等。多食用粗纤维食物，如玉米、番薯等，保持大便通畅；饮食注意卫生，不吃生冷食物；避免因便秘或者腹泻引起宫缩。

（4）预防感染　前置胎盘有少量出血的孕妇，应及时更换护理垫，帮助孕妇清洗会阴部，保持孕妇会阴部清洁干燥。保持房间空气流通，每日通风 2 次，每次半小时。

七、胎盘早剥

1.概述

妊娠 20 周后或分娩期，正常位置的胎盘在胎儿娩出前，部分或全部从子宫壁剥离，称为胎盘早剥。胎盘早剥是妊娠中晚期出血最常见的原因之一。严重时出现弥散性血管内凝血、急性肾功能衰竭等危及母儿生命，是妊娠期一种严重并发症。胎盘早剥可分为 3 种类型（图 2-2-4）：①显性剥离或外出血；②隐性剥离或者内出血；③混合型出血。

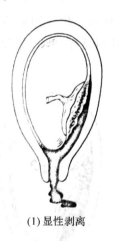
(1) 显性剥离

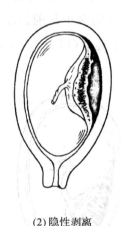
(2) 隐性剥离

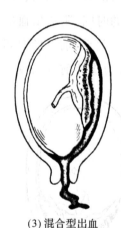
(3) 混合型出血

图 2-2-4　胎盘早剥分类

2.临床表现

胎盘早剥的典型症状是阴道出血、腹痛、子宫收缩和子宫压痛。而产妇的症状和体征与胎盘早剥的类型、剥离时间及出血量有关。随着剥离面积的增大，病情逐级加重，甚至危及胎儿及孕妇生命。

（1）阴道流血　实际出血量与阴道流血量不相符，易发生贫血甚至休克。

（2）腹痛　阴道出血的同时伴有腹痛，严重者子宫硬如板状，在宫缩间歇期仍感腹痛,腹部不能完全放松。腹部有压痛,特别是胎盘附着处。如果是后壁胎盘,可表现腰背部酸痛等症状。

(3)胎心异常　严重者出现胎心减弱甚至胎心消失,胎儿死亡。

(4)体征改变　随着胎盘剥离面积的增大,孕妇可出现恶心、呕吐、面色苍白、四肢湿冷等症状。

3.照护要点

(1)病情观察　对于妊娠晚期孕妇突发剧烈腹痛,有血压下降、面色苍白、恶心呕吐、大汗淋漓的情况,要高度重视,及时告知医护人员。

(2)分娩期护理　临产期间,如孕妇出现宫缩不能缓解,伴有腰背部酸痛等症状时,应及时告知医护人员。若医生诊断发生胎盘早剥,应协助医护人员做好抢救工作,并且及时安慰孕妇和家属,配合医护人员的治疗。

(3)产褥期护理　产后要注意观察阴道流血及子宫收缩情况,出血大于月经量时及时告知医护人员。保持外阴部清洁,预防产褥期感染。

(4)乳房护理　如果发生母婴分离,应保持产妇正常的泌乳功能,产后6小时进行挤奶,及时将初乳送至新生儿科,夜间也要坚持,并且及时发现有无乳房肿块。

八、早产

1.概述

早产是指妊娠满28周到不满37周分娩者。在此时间段出生的新生儿称为早产儿,出生体重多在1000~2499克。早产儿的各个器官未发育成熟,容易发生新生儿湿肺、呼吸窘迫综合征、脑瘫、低血糖、严重黄疸等并发症。

2.临床表现

主要表现为子宫收缩,最初为不规则宫缩,常伴有少量阴道出血或者血性分泌物。之后可发展为规律有效宫缩,使宫颈管消失和宫口扩张。子宫收缩表现为子宫体体部发硬,持续一段时间后子宫松软。

3.照护要点

(1)一般护理　保持孕妇良好的身心状况,保持平静的心境。避免抬举重物、性生活等诱发宫缩。对于高危孕妇,孕期应多卧床休息,以左侧卧位为宜,改善胎盘血液循环。

(2)病情观察　早期识别孕妇出现早产的征兆,包括子宫收缩并伴少量阴道出血或者血性分泌物。如果子宫收缩越来越频繁,并且有肛门坠胀感,应立即告知医护人员。

(3)药物护理　对于使用药物治疗后宫缩被抑制者,应关注药物的副反应。如孕妇出现胸闷、气急、恶心、呕吐、呼吸困难等症状,应及时告知医护人员。

(4)心理护理　教会孕产妇一些放松的方法,及时给予孕产妇及家属心理安慰和帮助。若早产不可避免,应给予孕产妇心理安慰,并且鼓励孕产妇配合治疗。

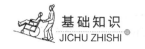

九、产后出血

1.概述

产后出血指阴道分娩胎儿娩出后 24 小时内失血量超过 500 毫升,剖宫产时超过 1000 毫升,是分娩期严重并发症,居我国产妇死亡原因首位。

2.临床表现

胎儿娩出后阴道流血量过多及(或)伴有因失血而引起的相应症状。

(1)阴道出血　不同原因所致产后出血临床表现不同。①子宫收缩乏力所致出血:常表现为胎盘娩出后阴道大量出血,色暗红,子宫软,轮廓不清。②胎盘因素所致出血:多在胎儿娩出数分钟后出现大量阴道出血,色暗红。③软产道裂伤所致出血:多表现为胎儿娩出后即出现阴道流血,色鲜红。隐匿性软产道损伤常伴阴道疼痛或肛门坠胀感,而阴道流血不多。急产、巨大儿等可造成软产道损伤。④有凝血功能障碍出血:产妇在胎儿娩出后可出现持续性且不凝的阴道出血(应与羊水栓塞区别)。

(2)低血压症状　阴道出血多时,产妇可出现面色苍白、出冷汗、诉口渴、心慌、头晕脉搏细数、血压下降等,甚至休克。

3.照护要点

(1)妊娠期

1)孕期保健:督促孕妇定期接受产前检查,及时发现高危妊娠,及时做好终止妊娠的准备。对于具有高危因素的孕妇,如前置胎盘、妊娠期高血压疾病、妊娠合并血液系统疾病及肝病、贫血、多胎妊娠、巨大胎儿、羊水过多、子宫手术史等的孕妇,要加强产前检查。

2)心理支持:精神因素是决定分娩的四大要素之一,为孕妇提供积极的心理和情感上的支持,使其树立分娩的自信心。

(2)分娩期

1)饮食指导:临产后孕妇胃肠功能减弱,加上宫缩疼痛等原因,孕妇多数不愿意进食。分娩期应鼓励孕妇在宫缩间歇期少量多次进食高热量、易消化、清淡饮食,防止长时间的呼吸运动和流汗。

2)病情观察:对于使用药物催产的孕妇,应注意观察孕妇宫缩及阴道出血情况。

3)正确使用腹压:分娩期协助护士及助产士指导产妇正确使用腹压,避免胎儿娩出过急过快而出现产道损伤性阴道出血。

(3)产褥期

1)病情观察:产后 2 小时是发生产后出血的高峰期。阴道分娩的产妇应留在产房接受严密观察 2 小时;对于剖宫产术后回到病房的产妇,医疗护理员应密切关注阴道出血情况。正常情况下产后子宫缩复成球状,阴道流血少于月经量。如果子宫软、流血量多,应及时报告医护人员,并协助记录出血量。所有带有血的卫生纸和护理垫都要保留,待医护人员查看后再处理。同时,观察产妇的生命体征及症状,如有血压下降、面色苍白、出冷汗、口渴、心慌等症状,及时报告医护人员。

2)排尿情况:督促并协助产妇产后及时排空膀胱,以免膀胱充盈影响子宫收缩,导致产后出血。

3)促进子宫收缩:若无特殊情况,应尽早协助母乳喂养,以帮助子宫收缩,减少阴道出血。

4)提供心理支持:如出现产后出血情况,应及时安抚孕妇和家属,给予心理安慰,并且积极配合医护救治工作。

5)饮食指导:大量失血后,产妇抵抗力下降,应鼓励产妇进食营养丰富易消化的食物,多进食含铁、蛋白质、维生素丰富的食物。

6)预防感染:做好会阴护理,保持会阴部清洁,避免出现压力性损伤,并且告知产妇产褥期禁止盆浴及性生活。

十、乳腺炎

1.概述

乳腺炎分为非哺乳期乳腺炎和哺乳期乳腺炎,本节重点讲解哺乳期乳腺炎。哺乳期乳腺炎是指在各种原因造成的乳汁淤积的基础上引发的乳腺炎症反应,伴或不伴细菌感染。

2.临床表现

乳房疼痛,排乳不畅,乳腺局部出现肿块,乳腺皮肤局部红肿、疼痛,乳房皮肤温度升高,患侧淋巴结肿大,伴或者不伴发热,体温可升至 38.5℃ 以上,严重者伴有寒战、全身出汗、头晕、乏力等症状。

3.照护要点

(1)一般护理 指导产妇保证充足的睡眠,如体温不超过 39℃,一般不中断母乳喂养,以有效移除乳汁。

(2)按摩乳房 对于因乳汁淤积导致导管堵塞引起的乳腺炎,应进行有效的乳房按摩,可以排出淤积的乳汁,刺激泌乳反射,保持乳管通畅,减轻乳房肿胀。但在乳房严重水肿时应避免局部直接按摩。按摩前注意洗手、保暖,按摩的力量要适度,避免乳房遭受外力损伤,切忌暴力按摩。若经哺乳及家庭护理 24 小时仍无缓解,需及时到医院就诊。

(3)物理治疗 哺乳或者挤奶前热敷促进乳汁流出;哺乳或者挤奶后冷敷可减少炎

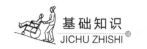

症渗出,促进组织修复,加强炎性物质吸收,从而减轻产妇乳房疼痛的症状。

(4)营养指导　应保证足够的营养摄入,保证水、电解质的均衡。指导产妇多进食含碳水化合物、蛋白质、维生素丰富的食物。

(5)用药护理　若产妇出现高热、肌肉酸痛、乏力等症状,应在医生指导下,帮助产妇选用解热镇痛的药物。使用抗生素的产妇,应根据药物的不良反应及医生指导,协助产妇做好乳房疏通。

十一、产后抑郁症

1.概述

产后抑郁症是指产妇在产褥期出现抑郁症状,是产褥期非精神病性精神综合征中最常见的一种类型。产后抑郁症不仅影响产妇的身心健康,还影响婴儿的健康成长和家庭的稳定。

2.临床表现

无明显诱因的悲伤、激动、烦躁等。一般多在产后2周内发病,产后4～6周症状明显,病程可持续3～6个月。还会出现以下症状:

(1)冷漠、恐惧、易怒,夜间加重,有时莫名伤心、流泪,甚至不愿意见人。

(2)对身边的人充满敌意,初期多表现为不想抱孩子,一亲近孩子就出现哭泣尖叫。

(3)觉得生活没有意义,出现厌食、失眠等症状。严重者出现幻觉、自杀或杀婴倾向。

3.照护要点

(1)一般护理　为产妇提供温暖、舒适的环境。注意休息,入睡前让产妇喝热牛奶、洗热水澡等协助产妇入睡,保证足够的睡眠。合理安排饮食,保证产妇营养摄入。鼓励产妇白天可进行适当的活动,保持良好的情绪。

(2)心理护理　要重视产妇的情绪,让产妇感到被支持、尊重、理解。多与产妇沟通交流,态度温和,并且鼓励产妇宣泄、抒发自身的感受,耐心倾听产妇诉说心理问题,给予鼓励和安慰。同时,让家人给予产妇更多的关心和爱护,有舒适的家庭氛围,减少或避免不良的精神刺激和压力。

(3)协助产妇角色适应　鼓励、协助产妇母乳喂养,使产妇和婴儿进行交流接触,并且能保持良好的哺乳能力。还应多鼓励产妇参与婴儿照护,增加其自信心。

(4)病情观察　及时发现产妇的不良情绪和行为,如产妇出现发呆、易怒、哭泣、不愿意亲近婴儿等症状立即告知家属,提醒及早就医。

(5)防止发生意外　注意安全保护,警惕产后抑郁的产妇出现自杀、自伤等意外事件。产妇外出活动时应陪同。

(6)健康指导　对于已经诊断为产后抑郁症的产妇,鼓励产妇积极配合医护人员治疗,在医护的指导下帮助产妇按时服用药物。

十二、焦虑

1.概述

正常孕产妇面对即将要发生不利的情况或者危险时,可产生焦虑情绪,这种情绪通常不构成疾病,是一种正常的心理状态。只有当焦虑的程度和时间超过一定的范围才构成焦虑症状,妨碍问题的处理,甚至正常生活。

2.临床表现

(1)情感脆弱,不愿独处,希望获得安全感,总是想要依赖身边的亲人朋友,希望有人陪伴,独处时总会不停打电话或者发信息,与亲朋好友保持联系。

(2)恐慌和紧张,总把事情想到最坏,孕期担心胎儿在宫内的安全,担心生产的过程;产后担心婴儿出现的各种情况,担心家庭关系不和谐,担心产后与职场的脱节等。总是坐卧不安,提心吊胆,心烦意乱,对外界事物失去信心。

(3)严重者可出现入睡困难、做噩梦、面色苍白或者潮红、容易出汗、四肢发麻、肌肉跳动、眩晕甚至有窒息感,部分还伴有胃肠道症状,如食欲不振、恶心、腹部发胀、消化不良、便秘等。

3.照护要点

(1)妊娠期 孕期多让孕妇看看周围健康的宝宝,播放胎教或者新生儿抚触等可爱的视频,增加孕妇分娩的信心。

(2)活动与休息 保证孕妇充足的睡眠,可以给予孕妇按摩、洗热水澡、听舒缓的音乐等缓解焦虑的情绪。孕期指导孕妇做感兴趣的活动以转移注意力,如插花、针织、瑜伽等。产后指导产妇适当户外活动,保持良好的情绪。

(3)心理护理 当孕产妇出现心理依赖、喋喋不休时,要多理解孕产妇情绪上的波动。给予精神上的鼓励和安慰,让孕产妇得到心理上的满足。若发现孕产妇有不良情绪反应,及时与家人沟通,帮助消除不良情绪反应。

(浙江大学医学院附属妇产科医院 林莉莉 徐雪芬)

第三章 新生儿照护

【重要知识点】

　　1.新生儿外观特点及主要生理现象。

　　2.新生儿环境、衣着要求,常用物品清洁消毒方法,新生儿眼部、鼻腔、口腔、脐部清洁及沐浴,臀部护理,呼吸暂停、呛奶、窒息、跌落、烫伤及预防失窃、错换等安全照护。

　　3.初乳、过渡乳、成熟乳特点,母乳喂养优点及促进母乳喂养的方法、技巧、常见问题的处理及母乳存储、母乳解冻方法,人工喂养、混合喂养定义、方法及注意事项。

　　4.新生儿黄疸、尿布疹、脐炎、湿疹、腹泻、肺炎、败血症等常见疾病的照护要点。

第一节 新生儿生理、行为特点

　　本节主要介绍新生儿生理特点和行为特点。医疗护理员初级要求了解新生儿生理特点和行为特点;医疗护理员中级需熟悉新生儿生理特点和行为特点;医疗护理员高级需掌握新生儿生理特点和行为特点,具备指导能力。

一、新生儿生理特点

新生儿是指从脐带结扎至生后满 28 天这一期间的小儿。

1.外观特点

正常足月儿肤色红润、哭声响亮、肌肉有一定张力、皮下脂肪丰满;胎毛少、头发分条清楚;头占全身比例 1/4,耳廓软骨发育好,耳舟成形;乳腺结节>4 毫米,平均 7 毫米;足纹遍及足底;指(趾)甲到达或超过指(趾)端;男婴睾丸已降至阴囊内,女婴大阴唇遮盖住小阴唇。早产儿的特点如下:体重大多在 2500 克以下,身长不到 47 厘米,头占全身比例大于 1/3;皮肤红嫩、胎脂丰富、皮下脂肪薄、胎毛多,水肿,皮肤发亮;耳廓软、缺乏软骨,耳舟未成形;指(趾)甲未达指(趾)端;足底纹理少;乳腺结节常较小或不能触及;男婴睾丸未降或未完全下降,女婴大阴唇不能盖住小阴唇。

2.解剖生理特点

(1)心率、呼吸　新生儿心率波动较大,平均为 120～140 次/分。新生儿以腹式呼吸为主,由于呼吸中枢发育不成熟,呼吸节律常不规则,频率为 40～60 次/分。早产儿容易屏气而出现面色发绀。

(2)消化、泌尿　新生儿的胃呈水平位,易出现溢乳和呕吐。一般来说,新生儿生后 24 小时内排尿,生后 12～24 小时排泄胎粪,呈墨绿色,约 2～3 天内排完。

(3)神经、感觉　新生儿大脑皮层兴奋性低,睡眠时间长,每天睡 20～22 小时。早产儿神经兴奋性高,易出现惊跳和抖动。新生儿期间视觉、听觉、味觉、触觉、温度觉发育良好,痛觉、嗅觉(除对母乳外)相对较差。

(4)体温、免疫　新生儿体温调节功能差,容易受外界环境的影响。特别是早产儿容易因为保暖不够而导致体温不升,因外界环境温度过高而发生体温过高。新生儿免疫力差,易患呼吸道、消化道感染。

3.常见生理现象

(1)生理性体重下降　新生儿出生后 2～4 天,由于丢失水分较多、胎粪排出以及摄入量少等原因可使体重下降 6%～9%,但一般不超过 10%,10 天左右恢复到出生体重。

(2)生理性黄疸　于新生儿出生后 2～3 天出现,4～5 天达高峰,2 周内消退,除皮肤及巩膜黄染外无其他表现。

(3)乳腺肿大、假月经　生后第 3～5 天出现,男、女新生儿均可发生乳腺肿胀,如蚕豆到鸽蛋大小,一般不需处理,多在 2～3 周内消退,切勿强行挤压或挑破,以免继发感染。假月经发生于女婴,部分女婴在生后 5～7 天阴道可见带血性分泌物,持续 2～3 天,一般不必处理,1 周后可自行消失。乳腺肿大和假月经均因妊娠后期母亲雌激素进入胎儿体内而生后突然中断所致。

(4)"马牙"和"螳螂嘴"　新生儿上腭中线和齿龈切缘常有黄白色、米粒大小隆起,俗称"马牙"和"板牙",于生后数周至数月自行消失。新生儿口腔两侧的颊部各有一个隆起的脂肪垫,俗称"螳螂嘴",对吸吮有利,不宜挑割,以免感染。

(5)粟粒疹及红斑　出生后 1～2 天,新生儿头部、躯干部和四肢出现大小不等的红色斑丘疹,为"新生儿红斑",1～2 天可自行消退;鼻尖、鼻翼、颜面部可见米粒大小的黄白色皮疹,称"粟粒疹",系新生儿皮脂腺功能未完全发育成熟所致,多自行消退,一般不必处理。

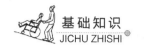
二、新生儿行为特点

1.视觉

新生儿生后即有完整的视觉传导通路,但处于初级形成阶段,随着机体发育而不断完善。正常新生儿在觉醒状态下能注视物体和移动眼睛以及追随物体移动的方向,这是中枢神经系统监测指标之一。新生儿的头和目光能随着物体的移动而转动的行为,称为"寻觅行为"。

2.听觉

胎龄 28 周的早产儿仅对外界噪声刺激有眨眼或惊跳的反应,而足月儿对声音的反应逐渐敏感和明确,如受声音刺激后终止进行中的动作、停止啼哭。正常新生儿在觉醒状态下在其耳边柔声呼唤或者说话,头会慢慢转向发声方,眼睛寻觅声源;但如果音频过高或过强,新生儿头反而转离声源或者用哭声来表示抗拒。

3.嗅觉、味觉和触觉

新生儿出生后即存在嗅觉和味觉,表现为将新生儿抱在怀中,其可自动寻找乳头。出生后给新生儿吸吮母亲的乳头,可出现吸吮动作。新生儿出生后即有触觉,如口周的皮肤接触东西后,新生儿会出现寻找动作,即觅食反射;触及其手心和足心时,新生儿会出现指(趾)屈曲动作;轻柔抚摸新生儿皮肤时,可以使新生儿产生安静、舒适和满足感。

4.与成人的互动

90%以上的新生儿能对移动并说话的人出现注视、追随动作,对父母会有潜意识的选择性;新生儿哭是引起成人反应的方式,使其要求得到满足。此外,新生儿的表情如注视、微笑和皱眉目的也是引起母亲的反应。

第二节　新生儿照护

本节主要介绍新生儿居住环境照护、日常照护要求以及安全照护。医疗护理员初级要求掌握新生儿清洁照护,医疗护理员中级掌握新生儿身体特殊部位的清洁照护和安全照护,医疗护理员高级具备一定的指导能力。

一、环境照护

1.居室要求

(1)足月儿室温要求 22～24℃,早产儿室温要求 24～26℃,相对湿度要求 55%～65%。

（2）空气清新,采光、照明以及通风良好,但避免对流风;有条件的医院应该安装层流装置。

（3）保持病室安静,禁止大声讲话,保证新生儿睡眠充足。

（4）每张病床最好占有 3 平方米空间,床间距为 1 米以上。

（5）每个早产儿暖箱上面都有专门隔光的布帘覆盖,除必要的护理外,通常不打开布帘,以使早产儿可以在一个相对幽暗的环境中休息。

2.衣着

（1）用料要光滑柔软,清洁干燥,以纯棉制品为佳;不要用粗糙、发硬的衣料以及化纤、羊毛、兔毛织物。

（2）衣服要宽松,但不可宽大到卷折起来,也不可过于紧束。

（3）每天更换衣服 1 次,衣服因吐奶潮湿后须及时更换。

（4）遇低温及时采取保暖措施,各种操作、外出检查避免受凉。

3.室内环境清洁和消毒

（1）新生儿室内环境应当保持空气清新与流通,每天通风不少于两次,每次 15～30 分钟。有层流或新风装置的病室不需要定期开窗通风。

（2）室内的桌面、地面使用含氯消毒液（500 毫克/升）每天擦拭两次,污染时随时擦拭;保持墙面和门窗清洁、干燥,无污迹、霉斑。

（3）有层流装置的病室,通过系统 24 小时对空气过滤、层流以及维持室内正压状态来确保室内无菌环境,因此不需要再进行空气消毒。未安装层流装置的病室,每日定时紫外线循环风空气消毒,每天紫外线空气消毒 1 次。每月 1 次空气培养,监测室内空气菌落数是否达标。

4.配奶间清洁和消毒

（1）进入配奶间须进行手卫生、穿隔离衣、戴口罩,配奶前再次洗手。配奶时戴手套,防止感染。

（2）配奶间应保持清洁,与配奶间无关的物品严禁带入室内。每日用 500 毫克/升含氯消毒液拖地 2 次,奶汁污染地面时随时拖地。清洁卫生工具专用,拖把单次使用,用后集中清洗消毒。

（3）冰箱每日清洁、消毒湿巾擦拭 1 次,每月除霜 1 次;消毒柜每日用消毒湿巾擦拭 1 次,并做好记录。

（4）每次配奶结束后用消毒湿巾擦拭台面,保证清洁、干燥。

（5）奶具一用一换一灭菌,用后的容器送营养室刷洗后经压力蒸汽灭菌;对患有传染性疾病的新生儿,使用一次性奶具,每次喂奶后,奶具须放入指定黄色垃圾袋中,双层结扎后贴好指定标签。

（6）每月空气培养 1 次,若监测出菌落数不符合要求,须检查原因,重新采样培养。

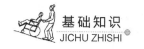

5.卫浴设施清洁

（1）每天一次使用消毒湿巾或含氯消毒液（500毫克/升）擦拭消毒卫浴设施，包括洗浴池、洗浴架、台面及台面上的所有物品表面。

（2）新生儿沐浴后及时重新消毒卫浴设施一遍。

6.物品清洁和消毒

（1）医疗器械、诊疗物品及办公用品的表面每天使用消毒湿巾或含氯消毒液（500毫克/升）擦拭消毒1次。公用的氧饱和度监测仪、血压计等接触新生儿的医疗用品每次使用后均需用消毒湿巾擦拭消毒。每月由感控管理员对各类仪器表面进行细菌培养，如表面检出有致病菌的仪器予重新消毒，再次进行细菌培养，阴性后方可再次使用。

（2）奶瓶、奶嘴、盛放奶瓶的容器统一由营养室回收清洗、高温或高压消毒；隔离新生儿的奶瓶、奶嘴均为一次性，用后扔入黄色垃圾袋按感染性医疗废弃物处理。

（3）暖箱、婴儿床上如果有血渍、奶渍污染，输液泵上若有液体残留，需及时擦拭，防止细菌生长。

（4）出院后新生儿床单位进行终末消毒，换下的衣服、包被送出清洗消毒；用后的医疗器械、物品等用消毒湿巾擦拭或者含氯消毒液（500毫克/升）擦拭消毒，床垫、被芯和枕芯用臭氧消毒。

二、清洁照护

在为新生儿清洁前先洗手，指甲长者剪短指甲，防止划伤患儿皮肤。操作完成后也需用免洗手消毒液消毒双手后再去清洁下一个新生儿。若操作过程中双手被新生儿的体液污染，则需在流动水下用洗手液清洁双手。

1.沐浴

（1）新生儿沐浴频次不可过勤，夏天每天1次，冬天可隔天1次。

（2）沐浴时间应在新生儿吃奶前或吃奶后1～2小时进行。

（3）沐浴前关闭门窗，测试水温；依次清洁患儿的眼睛、头发、前额、脸颊、下颚、耳朵（洗耳时反折耳廓）和全身皮肤，皮肤清洁到位，尤其是褶皱处皮肤。

（4）沐浴时动作轻柔，沐浴露不得直接倒在新生儿皮肤上，水或者沐浴露泡沫不得进入新生儿的五官内。

（5）沐浴过程中密切观察新生儿面色、呼吸，发现异常及时停止操作。

（6）沐浴结束后及时擦干皮肤，必要时用爽身粉扑皮肤褶皱处；做好脐部和臀部护理。

（7）新生儿洗浴用品做到一人一用一消毒。

2.眼部清洁

新生儿眼部分泌物较多,每天用专用婴儿面巾纸从靠近鼻子的内眼角向外眼角擦拭,擦拭完一只眼睛后用另一干净面擦拭对侧眼睛后弃去。如发现分泌物很多或呈脓性,或者有流泪、眼部发红等症状,应及时告知医务人员处理。

3.鼻腔清洁

新生儿鼻腔小,毛细血管丰富,容易鼻塞。一般无流涕及鼻塞的新生儿,不需做日常清洁。当新生儿有鼻痂堵塞鼻腔或者张口呼吸时,可用棉签蘸取生理盐水或者温水,伸进其鼻腔轻轻转动几下,常可将鼻痂带出。也可以往鼻腔内滴 1～2 滴生理盐水,使鼻痂湿润,再轻揉鼻子,当新生儿打喷嚏时可将变软的鼻痂带出。

4.口腔清洁

经口喂养的新生儿每日清洁口腔 1 次,用棉签蘸取 1‰碳酸氢钠溶液依次擦拭新生儿硬腭、舌面和颊部黏膜等部位;管饲或禁食患儿每班 1 次口腔清洁。清洁口腔时动作应轻柔,一旦发现有鹅口疮、口腔黏膜溃疡等问题,告知医护人员及时处理。

5.脐部护理

脐带残端未脱落或虽已脱落但仍有脐部潮湿的新生儿,每日用 5‰聚维酮碘溶液消毒 1～2 次,注意保持脐部的清洁干燥,避免纸尿裤包裹时盖过脐部。如有分泌物,用生理盐水棉球自内向外轻轻拭净;若有脓性分泌物,护士会根据医嘱使用抗菌外用药物,每日 2 次进行擦拭,必要时根据分泌物培养结果使用敏感抗生素治疗。

6.臀部护理

(1)新生儿皮肤娇嫩,应选择吸水性强、质地细软的纸尿裤。使用纸尿裤时,为了减少纸尿裤造成的皮肤浸渍,应经常更换,至少每 2～3 小时更换一次,尤其在夏季。

(2)为了预防新生儿红臀,每次大便后应及时更换纸尿裤,用湿纸巾或蘸温水的小毛巾从前向后擦净臀部皮肤,特别是擦净皮肤的褶皱部分。清洗臀部时动作轻柔,避免用力反复擦洗,擦干净后预防性使用护臀软膏。

(3)一旦发生红臀,根据轻重分别给予勤换尿布、红外线照射,使用皮肤保护剂和免洗洁肤液,必要时入保温箱暴露臀部,并密切观察臀部皮肤情况。

三、安全照护

1.呼吸暂停预防

呼吸暂停指一段时间内无呼吸运动,分为原发性呼吸暂停和继发性呼吸暂停。如不及时发现和处理,可导致新生儿脑缺氧性损伤,严重者造成死亡。

(1)减少不必要的刺激,操作时动作轻柔并尽量集中进行。

(2)维持正常的环境温度、湿度和新生儿的体温。

(3)抬高新生儿头肩部,并取侧卧位以防分泌物或呕吐物进入呼吸道。

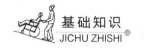

（4）经常清洁鼻腔，及时清除呼吸道分泌物，保持呼吸道通畅。

（5）频繁呼吸暂停的新生儿可采用俯卧位。

（6）一旦发生呼吸暂停，及时告知医护人员，给予弹足底、托背或者面罩加压呼吸等物理刺激。

2.呛奶预防

新生儿之所以容易发生呛奶现象，主要是因为其消化道的特殊结构，再加上神经系统的发育不是很完善，容易发生咳嗽等现象，从而使新生儿在吸气的时候，奶汁进入气管后不能马上咳出导致呛奶。

（1）喂奶时怀抱新生儿，奶瓶的位置与新生儿的下颚呈45°，奶液应充满整个奶嘴，避免吸入过多空气。

（2）用奶瓶喂养时，奶嘴孔不宜过大，奶孔大小以奶液能缓慢连续滴出为宜，避免新生儿在吸吮时奶液流速过多、过快；喂奶结束后轻拍其背部，直到能听见新生儿的打嗝声为止。

（3）奶量根据医嘱执行，不能随意加奶。

（4）喂奶过程中尽量保持安静，不要发出太过刺耳的声音，避免分散新生儿的注意力引发呛奶。

（5）喂奶后加强巡视，如有吐奶及时处理，以防窒息。

3.窒息预防

喂奶时奶液进入气管后不能马上咳出，造成气道发生机械性堵塞而引发窒息缺氧，严重时会导致新生儿猝死。

（1）使用正确的喂奶方法（喂奶姿势、奶量、喂奶速度和温度）。

（2）喂奶后头侧卧位，不要频繁更换体位。

（3）喂奶1小时内禁止洗澡、抚触、吸痰等操作。

（4）吞咽不协调以及呛咳新生儿需耐心喂养，少量多餐，必要时遵医嘱予鼻饲喂养。

（5）喂奶后加强巡视，如新生儿出现呕吐，头侧向一边，及时处理呕吐物，防止窒息。

（6）一旦新生儿发生窒息，立即将其头侧向一边，快速清除口、鼻腔及周围呕吐或者分泌物，保持呼吸道通畅，通知医护人员。

4.跌落预防

在诊疗过程中新生儿不慎掉到地面造成意外伤害。

（1）定期检查保暖箱、辐射床及婴儿床的质量，尤其是保暖箱的门和辐射床挡板，一旦发现问题及时维修。

（2）尽量不打开保暖箱的大门，一般操作时只开小门。

（3）病区地面要保持清洁干燥，工作人员穿舒适防滑的鞋子，避免在怀抱新生儿时因地面湿滑导致其跌落。

（4）需要静脉穿刺、抽血等操作，或者沐浴时，用正确的姿势从保暖箱中怀抱出新生儿。

（5）外出检查时使用婴儿床或者暖箱。

（6）一旦发生跌落事件，及时告知医护人员，医生会根据受伤情况进行处理。

5.烫伤预防

因新生儿皮肤娇嫩，如局部热疗、沐浴时水温控制不当易造成烫伤。

（1）新生儿沐浴水温控制在38～40℃，沐浴前用水温计、前臂皮肤两种方式测试水温；有条件的医院安装沐浴恒温控制系统，一旦水温超过42℃，系统会自动报警。

（2）使用盆浴时先放冷水、再放热水，洗澡中间不随意添加热水。

（3）严禁戴手套给新生儿沐浴，因感染的新生儿必须戴手套操作时，需要选择盆浴并测好水温后方可进行。

（4）在做局部热疗时，需要有人持续照看，必要时约束新生儿。

（5）一旦发生烫伤立即告知护士，用冷水冲洗、浸泡烫伤部位，或者用冷毛巾湿敷局部皮肤，注意避免着凉。根据烫伤的程度遵医嘱处理。

6.新生儿失窃预防

（1）严格执行探视制度，不随意给陌生人开门。

（2）医疗护理员进出工作区及房间及时关门，各种操作不允许离开房间或父母视线。

（3）有条件的医院安装新生儿防盗系统，一旦新生儿被抱离监控区域，系统会自动报警提示。

7.新生儿错换预防

（1）新生儿在住院期间需在手腕和脚腕上各佩戴一条腕带。

（2）抱新生儿外出检查时严格核对其身份，包括床头卡、床号、姓名、住院号等，检查结束抱回婴儿床或者暖箱时再次核对腕带和床头卡信息是否一致。

（3）新生儿哭闹时尽量在床边怀抱、安抚。

（4）沐浴时直接推婴儿床至沐浴室，禁止2名新生儿同时沐浴。

（5）一旦新生儿腕带遗失，需及时凭证明到住院部补打腕带，佩戴前双人核对，确保准确无误。

（6）出院时根据医嘱双人核对新生儿的床头卡、床号、姓名、住院号等，当着家长的面反问新生儿的姓名、性别，核对与腕带是否一致，确认无误后将腕带剪断。将新生儿交给家长前，家长还需要出具身份证明，并做好记录。

（浙江大学医学院附属儿童医院 凌 云）

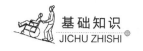
第三节　新生儿喂养

本节主要介绍母乳初乳、过渡乳、成熟乳特点、喂养优点及促进母乳喂养的方法、技巧、常见问题的处理及母乳存储、母乳解冻方法；介绍人工喂养、混合喂养方法及注意事项。医疗护理员初级掌握母乳喂养优点、初乳、过渡乳、成熟乳特点、喂养方法及人工喂养方法；医疗护理员中级掌握常见母乳喂养问题的处理及母乳存储、母乳解冻方法；医疗护理员高级掌握母乳喂养乳房充盈和乳房肿胀的区别及处理，具备宣传、指导母乳喂养的能力。

一、母乳喂养

母乳喂养是指用母亲的乳汁喂养婴儿的方法。一般在出生后 6 个月内母乳能基本满足婴儿生长发育需求的营养，出生 4～6 个月后添加辅食。世界卫生组织、国际母乳会等都要求纯母乳应喂至 6 个月，母乳喂养应至少 12 个月、最好到 2 岁。

(一)初乳、成熟乳、过渡乳特点

1.初乳

初乳是指母亲产后 5 天内产生的乳汁，颜色呈黄色或橘红色，比较浓稠。初乳蛋白质浓度高，含量为成熟乳 2 倍以上。含有丰富的抗体，主要为分泌型 IgA，此外还有 IgM、IgG 和补体成分，含有乳铁蛋白，脂肪和乳糖则较成熟乳少。维生素 A、维生素 C 和牛磺酸含量丰富，并含有初乳小球。

2.成熟乳

产后 10 天之后转为成熟乳，成熟乳量大，24 小时 700～1000 毫升，颜色比较淡。

3.过渡乳

初乳与成熟乳期间为过渡乳。

(二)母乳喂养的益处

1.母乳喂养对产妇的益处

(1)促进子宫收缩，减少产后出血。母乳喂养时，新生儿的吸吮通过神经体液调节促进体内释放催产素，促进子宫收缩，有利于子宫复旧，减少出血，有利于产后身体的恢复。

(2)婴儿频繁吸吮，促进乳汁分泌，有效预防母亲乳胀、乳腺炎发生。

(3)促进产妇体型恢复。母乳喂养的母亲每天多消耗大于 500 千卡的热量，有利于体重下降，防止肥胖，降低 2 型糖尿病的发生率。如果母乳喂养持续 6 个月以上，体重下降效果更明显。

（4）降低母亲乳腺癌、子宫癌、卵巢癌的发生率。

（5）有生育调节作用。纯母乳喂养可推迟大多数母亲正常卵巢周期及生育能力的恢复，延长生育间隔时间。

（6）有利于心理健康，促进母子感情。婴儿吸吮刺激母亲身体分泌催乳素，而催乳素能促进乳汁分泌的同时，能平静母亲的心情，使母亲更易入睡，缓解母亲哺乳期的紧张和压力。

（7）对骨密度的影响。哺乳期母亲的骨密度会降低，但断奶后会恢复正常。在同等条件下，与未生育或未哺乳者相比，生育多个孩子和哺乳期较长的女性，其骨密度较高，绝经后骨折风险较低。

2.母乳喂养对婴儿的益处

（1）满足婴儿生长发育营养需求。母乳能满足 0～6 个月婴儿营养需求。母乳含有碳水化合物、蛋白质、脂肪、矿物质、维生素、水，而且各种营养素比例适中，易于消化吸收。

（2）提供免疫物质，提高机体免疫力，降低婴儿患病率。母乳中含有免疫球蛋白，如 IgA、IgM、IgG 等，为婴儿提供生命早期的免疫物质，减少感染性疾病。

（3）促进婴儿胃肠道发育，利于对母乳的消化、吸收和利用。母乳中含有大量促进婴儿胃肠道发育的物质，如生长因子、胃泌素、双歧因子等。

（4）促进婴儿神经系统发育。母乳中含有婴儿神经系统发育必需的多种营养素，如矿物质、维生素、胆固醇、必需脂肪酸（牛磺酸、二十二碳六烯酸）。除营养素外，母乳喂养过程中通过如温度、气味、接触、语言、眼神等刺激，促进婴儿神经系统的发育。

（5）减少成年后代谢性疾病。母乳喂养出生后 1～2 年生长正常，减少成年后肥胖、高血压、高血脂、糖尿病、冠心病的发生概率。

3.母乳喂养对家庭和社会的益处

（1）卫生、经济、方便、简单。母乳没有污染，温度适宜，随身携带方便，利于母亲随时随地哺乳，不需要配奶、试温，不需要洗刷、消毒奶瓶、奶嘴，减少了人力消耗，节省了买奶粉的开支。

（2）降低了婴幼儿医疗费用支出。母乳喂养降低婴儿患病率，即使患病，病情也较轻，容易治愈康复，减少了医疗费用。

（三）促进母乳喂养的方法

1.尽早开始母乳喂养

产后如果母婴一般状况良好，应该尽快开始皮肤接触，给婴儿足够的时间，使其自行寻乳和吸吮，能够减少后续出现吸吮或喂养问题的风险，对于提高前 3 个月的母乳喂养率等有积极影响。而且由于得到初乳的能量，并且婴儿在哺乳后减少哭闹、维持体温等耗能行为，因此皮肤接触足够时间的婴儿发生低血糖风险较低。

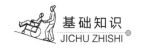

出生后立即开始肌肤接触,并且保证至少 30 分钟的持续接触时间。对于母婴情感连接等具有重要意义,即使不打算母乳喂养的母亲也应该鼓励其进行产后皮肤接触。

2.早接触、早吸吮、早开奶

出生后不久的新生儿吸吮本能最强,早吸吮、早开奶有利于哺乳模式的建立,最好在新生儿出生半小时内开始。

3.母婴同室

母婴 24 小时同室,即母婴 24 小时在一起,每天分离的时间不超过 1 小时。

4.按需哺乳

当婴儿饿了或母亲乳房胀了就应喂哺,喂奶的时间、喂奶的次数和间隔时间不受限制,当婴儿想吃奶时,应马上给予,而不是限时限量。通过按需哺乳而非按时哺乳,频繁而有效地吸吮能刺激泌乳素的分泌,促进泌乳,增加泌乳量,保证婴儿生长发育的需要,并且可预防奶胀,使母亲和婴儿建立成功的母乳喂养关系,提升母亲母乳喂养婴儿的信心。

5.不要给母乳喂养的婴儿奶瓶、奶嘴

婴儿一旦接触到奶嘴,就容易发生乳头错觉。让母亲了解使用奶瓶、奶头的危害,并告知她们在母乳喂养建立过程中即最初 6 周使用安抚奶嘴的风险性。在母乳喂养开始时不应使用安抚奶嘴。使用安抚奶嘴的婴儿每日哺乳次数较少,乳房刺激减少和乳房排空不足可能导致乳汁生成减少,将导致过早中断母乳喂养。安抚奶嘴的使用与母乳喂养持续时间短有很强的相关性,而且往往伴随着出现一系列母乳喂养问题。

对乳头条件不利于哺乳的母亲提供更多帮助和指导,不应常规地使用乳贴来解决含乳问题。

6.禁止给新生婴儿吃母乳以外的任何食物或饮料

除非有医疗上的需要,哺乳的新生儿不用添加其他食物(奶或水)。因为加奶或加水都会使婴儿有满足感,减少了对母乳的渴求,吸吮次数减少,母亲泌乳素分泌减少,导致泌乳量减少;另外,没有及时吸吮可引起胀奶、乳汁淤积、乳腺炎等问题。

7.指导母亲在母婴分离的情况下保持泌乳

教会母亲手工挤奶、吸奶器吸奶的方法,在婴儿患病或者其他原因无法及时哺乳的情况下,及时排空乳房,维持较好的泌乳状态。

(四)母乳喂养技巧

1.母亲的体位

母亲哺乳时,通常采用坐位或卧位。坐位哺乳时椅子高度要合适,把一个软垫或枕头放在她的腰背后。如果椅子太高,可放一个小凳子在母亲脚下,注意不要使她的膝盖抬得过高,否则会使婴儿的鼻子不能对着母亲的乳头。如果母亲坐在床上,可将婴儿放在膝上,用枕头托住婴儿的身体,使母亲不必向前倾着身体喂奶。

2.哺乳时抱婴儿方法

抱婴儿哺乳要注意方法：①婴儿的头和身体呈一直线；②婴儿的脸贴近乳房，鼻子对着乳头；③婴儿身体贴近母亲；④若是新生儿，母亲不仅要托住其头部和肩部，还要托住臀部。

应避免以下常见问题：如果婴儿的头是扭曲的或歪的，就不能轻松地吸吮和吞咽；如果母亲将婴儿抱得过高，婴儿的鼻子不能对着母亲的乳头，母亲就不容易将乳头放在婴儿的嘴里；婴儿的整个身体应几乎都面对着母亲的身体，只稍离开一点儿以使他刚好能看见母亲的脸，这是婴儿吃奶的最佳姿势；因为只有将婴儿抱紧，婴儿才能含住大部分乳晕；对于稍大的婴儿，托着婴儿的上半身就可以了。

3.哺乳体位

坐位哺乳常用的是摇篮式（图 2-3-1）、橄榄球式（图 2-3-2）、交叉式（图 2-3-3）。此外，还可以采用卧位哺乳（图 2-3-4）。

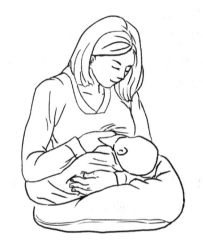

图 2-3-1　摇篮式哺乳

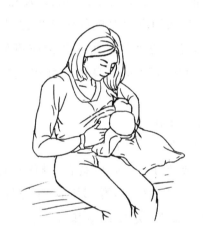

图 2-3-2　橄榄球式哺乳

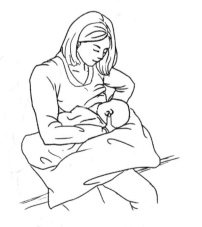

图 2-3-3　交叉式哺乳

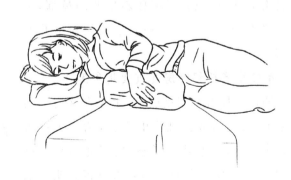

图 2-3-4　卧位哺乳

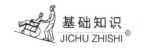

（1）摇篮式

适应证：足月婴儿或者母亲喜欢这种体位。

方法：母亲将婴儿抱在怀里，让婴儿的脖子靠近母亲肘的弯曲部位，背部贴着母亲前臂，婴儿的肚子贴着母亲的肚子，头和身体呈一直线。为了让母亲的胳膊得到支撑而不累，可以在母亲胳膊下垫枕头。

（2）橄榄球式

适应证：双胎、婴儿含接有困难、母亲外侧乳腺管阻塞、剖宫产或者母亲喜欢这种体位。

方法：母亲将婴儿放在胳膊下，用枕头托住新生儿的身体和头部，母亲的手托住婴儿的枕部、颈部和肩部。

（3）交叉式

适应证：非常小的婴儿、患儿、伤残儿或者母亲喜欢这种体位。

方法：母亲用乳房对侧的胳膊抱住婴儿，用前臂托住婴儿的身体，婴儿的头枕在母亲的手上，母亲的手在婴儿的耳朵或更低一点的水平托住婴儿的头部、颈部和肩部，用枕头帮助托着婴儿的身体。可用乳房同侧的手托起乳房，不要将婴儿的头推向乳房。

（4）卧位哺乳

适应证：剖宫产术后。

方法：帮助母亲侧卧位躺着，身体舒适放松，头枕在枕头的边缘，身体下方手臂放在枕头上，并且胸往前，臀部往后，下方腿伸直，上方腿弯曲，取一高度适宜的软枕，垫在弯曲的腿部、膝关节和小腿处。新生儿也要侧卧位，头不要枕在母亲的手臂上。母亲不要用手按住新生儿的头部或者在新生儿头颈处垫毛巾等物支撑身体，新生儿的头必须能自由活动，避免乳房堵住新生儿的鼻部，引起呼吸不畅。母亲的另一只手搂住新生儿的臀部。

4.C字形托起乳房促进婴儿含接

四指支撑着乳房基底部，手靠在乳房下的胸壁上，大拇指放在乳房的上方，两个手指可以轻压乳房，改善乳房形态，使婴儿容易含接（图 2-3-5）。托乳房的手不要太靠近乳头。如果母亲的乳房大而且下垂，用手托住乳房可帮助乳汁流出。如果乳房小而高，则喂哺时不需

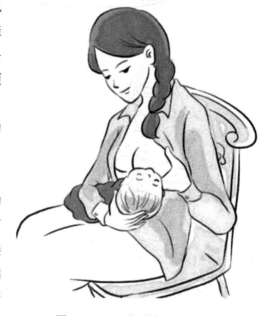

图 2-3-5　C字形托起乳房

要总托住乳房。

5.正确的含接姿势

母亲用 C 字形方法托起乳房,用乳头刺激婴儿的口周围,使婴儿建立觅食反射。当婴儿的口张到足够大时,将乳头及大部分乳晕送到婴儿嘴中(图 2-3-6)。

6.保证婴儿有效含接

(1)有效含接判断　婴儿的下颌贴在母亲的乳房上,嘴张得很大,将乳头及大部分乳晕含在口中;婴儿下唇向外翻,嘴上方的乳晕比下方多;婴儿慢而深地吸吮,这是婴儿吃到母乳时很重要的征象,表明含接姿势正确,吸吮有效。

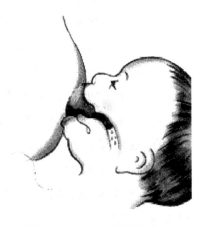

图 2-3-6　正确含接姿势

通常婴儿先快吸几口以启动射乳反射,当乳汁流出并充满了婴儿的口腔时,即开始慢而深的吸吮,然后停顿一会儿,再开始几次较快的吸吮。可以听到吞咽声,有时可以看见吞咽的动作。注意母亲的反应,婴儿吸吮时,如果母亲很舒服而且很高兴,表明婴儿含接良好;如果母亲感觉不舒服或疼痛,表明婴儿含接不良。

判断有效含接的几个要点:①嘴张得很大;②下唇向外翻;③舌头呈勺状环绕乳晕;④面颊鼓起呈圆形;⑤婴儿嘴上方有更多的乳晕;⑥慢而深地吸吮,有时突然暂停;⑦能看见或听到吞咽。

(2)无效含接及处理　含接不正确通常情况和表现有:①婴儿嘴未张大,下唇向内翻;②婴儿只含住乳头,未将大部分乳晕含在口中,易造成母亲乳头疼痛及皲裂;③婴儿下颌未接触母亲的乳房,鼻子被乳房组织阻塞影响呼吸;④婴儿吸吮时面颊内陷,不鼓起;⑤婴儿一直快而浅地吸吮;⑥婴儿吸吮时伴有"咂咂"声。

婴儿含接错误时,需要按正确方法重新含接。为避免损伤乳头,母亲不要强行将乳头从婴儿口中拿出,可将清洁的手指放入婴儿下颌处轻压,使婴儿放开乳头后,再次重新含接。

7.常见问题及处理

(1)座位太低,使母亲膝部抬得过高。应选择高度合适的座位。

(2)座位太高,母亲不容易将婴儿抱在平行于乳房的位置,身体容易前倾。可在母亲腿上放枕头,托住婴儿。

(3)坐姿靠前,没有物品支撑母亲的腰背,母亲的身体前倾既紧张又不舒服。可在母亲腰背后放枕头,支撑母亲的腰背部。

(4)对很小的婴儿,母亲用手臂肘关节部,而不是用她的前臂托住婴儿。应采用交叉式哺乳体位,用乳房对侧的胳膊抱婴儿。

(5)婴儿的颈部歪着,身体扭曲且没有贴近母亲;母亲只握着婴儿的头而未托着其臀

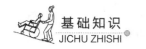

部。应将婴儿抱紧,使婴儿和母亲做到胸贴胸、腹贴腹。

(6)C字形托起乳房时手指靠乳晕太近或捏着乳头往婴儿口中放,影响婴儿含接。

(7)"剪刀"或"雪茄"式或用拇指和示指紧夹乳头或乳晕,这些托着乳房的姿势使婴儿不能很好地含接和有效地吸吮。"剪刀"式托住乳房会阻断乳汁的流出,但是当射乳反射过强时,可采用"剪刀"式减少乳汁流出,防止婴儿呛奶,此时要注意变换手指按压的方向。

(8)喂哺时,母亲因为担心乳房会堵住婴儿的鼻子,用手指将婴儿鼻子处的乳房组织向后压,这样容易导致受力部位乳腺管阻塞。

(9)护理人员用自己的一只手托起母亲的乳房,另一只手将婴儿的头推向乳房。这样对婴儿的脑后施加压力,婴儿会反射性地将头后仰。如果反复多次,可能会导致婴儿拒绝母乳喂养。

(五)母乳储存、解冻、复温

1.母乳储存

吸出的母乳暂时不喂养婴儿,置密封容器内,适当保存。不同保存条件、不同状态下的母乳保存要求见表2-3-1。

表2-3-1 不同状态、不同条件下母乳保存时间

母乳状态	室温保存	冰箱保存	冰柜保存
新吸出母乳,置入密封容器内	25～37℃保存4小时;15～25℃保存8小时	2～4℃保存24小时;冷冻箱保存3个月	深冻冰柜(-18℃以下)保存6个月
冷冻母乳转放冷藏但未加热的母乳	不超过4小时	冷藏24小时	丢弃不保存
热水解冻的母乳	立即哺喂	4小时	丢弃不保存
新生儿喝剩的母乳	丢弃不保存	丢弃不保存	丢弃不保存

2.母乳保存注意事项

(1)挤奶或吸乳前洗净双手、吸奶器配件。

(2)储奶瓶预先清洗消毒或使用已消毒的储奶袋。

(3)储奶袋为一次性使用产品,不可重复使用。

(4)冰冻乳汁每份储存量一般不超过120毫升,因为纯母乳喂养婴儿的每顿母乳量一般在60～120毫升,为减少浪费,建议每份不超过120毫升。

(5)由于母乳冰冻后体积会增加,建议母乳容量不超过容器容量的3/4。

(6)多次吸出的乳汁可以在冷藏至相同温度后合并,一般建议吸出后冷藏1小时后合并,不可将新鲜母乳和冰冻的母乳合并。

(7)母乳冷藏后会分层,这是正常现象。加温时轻轻混匀即可,应避免剧烈摇晃导致

成分破坏。

3.母乳的解冻和加热

冷冻过的母乳可放在冷藏室待其解冻或用流动的凉水使其解冻,也可以置于室温下直至融化,喂奶前用温水将母乳温热至 38~39℃。忌用以下方法解冻或加热母乳:①在沸腾的水中,这样会使母乳凝固;②在微波炉内解冻或加热母乳,这样乳汁受热不均匀,容易烫伤婴儿。

解冻过的母乳不得再次放入冰箱内冰冻。

(六)乳房充盈和乳房肿胀

1.乳房充盈

母亲分娩数天后,乳房皮肤颜色正常,乳腺管通畅,有乳汁从乳头溢出。母亲此时会觉得乳房胀满感,这是正常的充盈。此时只需要让婴儿吸吮、手挤奶或用吸奶器将乳汁吸出,排空乳房,乳房的重、肿、硬感就会减轻,乳房变软,母亲会感觉舒服。

2.乳房肿胀

当乳腺管不通畅时,乳汁的流出受阻,乳房充盈过度,将引起乳房肿胀,表现为乳房胀痛,可伴体温增高。此时因为乳房皮肤牵拉过度,乳头变得扁平,婴儿很难含接并将乳汁吸出,造成母乳喂养困难。乳管不通畅,乳汁不能及时排空,易继发感染引发乳腺炎。

引起乳胀的常见原因有:①婴儿出生后母乳喂养开始晚;②婴儿含接姿势不良;③没有按需哺乳或母婴分离时未及时将乳汁挤出;④每次喂哺时间不足,不能将乳房中的乳汁排空。

乳房肿胀的预防与照护措施有:

(1)早开奶。

(2)帮助婴儿采取正确的含接姿势,频繁地吸吮乳房。

(3)帮助排空乳房。如果婴儿不能吸吮,指导母亲用手挤奶或用吸奶器将乳汁吸出,保证乳腺管的畅通。挤奶前采用以下方法刺激射乳反射:温湿敷乳房或热水淋浴;按摩颈背部;用润滑剂如橄榄油、乳房按摩凝胶、乳汁等轻轻按摩乳房;刺激乳头;帮助母亲放松。若使用吸奶器,最好选择具有婴儿吸吮频率、类似生理性刺激乳房、促进乳汁分泌功能的吸奶器。

(4)挤奶后可以遵医嘱冷敷乳房,减轻水肿。

(5)若乳房胀痛明显,出现体温升高等情况,应及时向医护人员报告,及时处理。

二、人工喂养

人工喂养是指婴儿不能母乳喂养的情况下全部用代用品喂养。母乳喂养是最优的喂养方式,应尽可能地采用母乳喂养。若产妇因疾病或其他原因不能母乳喂养,可采用

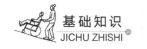
奶粉等代乳品喂养婴儿。

(一)人工喂养的优缺点

1.人工喂养优点

人工喂养家庭成员可以一起分担,减轻母亲的劳累。

2.人工喂养缺点

(1)易被细菌污染　当喂养容器如奶瓶没有进行较好清洁、消毒时,细菌易在人工喂养的食物中生长迅速,可引发相关疾病。

(2)不易调配　在调配牛乳或奶粉时,如调配得过稀,可因热量、蛋白质不足而发生营养不良;若调配过浓,婴儿摄入大量蛋白质,增加肾脏负担。

(3)不易消化　牛乳中缺乏消化脂肪的脂肪酶,同时蛋白质以酪蛋白为主,易形成难以消化的凝块,较难被婴儿所消化。牛乳喂养的婴儿大便较干,容易发生便秘。

(4)易发生感染和过敏性疾病　人工喂养婴儿缺乏免疫球蛋白、白细胞、铁蛋白等免疫物质,抗病能力差,易患消化道及呼吸道疾病,并可反复感染而致营养不良。也会出现较多的过敏问题,如哮喘和湿疹。

(5)不利于亲子关系的建立　人工喂养使用奶瓶喂养,婴儿可能会拒绝吸吮母亲的乳头,易出现乳头错觉而导致母乳喂养失败。

(6)不利于产妇健康　婴儿吸吮乳头可以促进产妇的子宫复旧,合适的哺乳可以降低卵巢癌、乳腺癌的患病率,人工喂养就没有相应的作用。

(7)其他　与母乳喂养相比,人工喂养不利于婴儿的智力发育,且易导致婴儿患有某些慢性疾病。

(二)配奶

(1)选择合格的代乳品,按年龄阶段选择适合不同年龄的奶粉。

(2)喂奶量按婴儿的体重及日龄计算,考虑个体差异,一般按宝宝的需求喂养。每次冲奶粉的量就是宝宝一次吃的量。

(3)奶粉和水的比例一般是1∶4,奶粉过浓或过稀对宝宝均不利,可引起消化功能紊乱。

(4)在配奶时,要先调好水温,水煮沸后冷却至 40～60℃,再取已消毒的奶瓶,按照哺乳量将温水倒入,再加入适量的奶粉,放上奶嘴加瓶盖摇匀。

(5)测试温度。滴两滴奶于手肘内侧皮肤上试试温度,若无过热或过冷感,则表明温度适合。

(三)奶瓶喂奶

1.喂奶前刺激宝宝吸吮反射

轻轻触碰宝宝靠近自己身体一侧的脸庞并诱发宝宝的吸吮反射,当宝宝偏转头时顺势把奶嘴插入他的嘴里。注意不要把奶嘴插得过深,以免呛着宝宝。

2.喂奶时掌握好喂奶的角度

喂奶时要将奶瓶后部始终略高于前部使奶嘴充满奶液,之后再送进宝宝的嘴里,可以有效避免宝宝吸入空气。如果发现奶嘴瘪下去,可以转动一下奶瓶,或者将奶瓶拔出,让空气进入瓶中,再次开始喂养。

3.灵活掌握喂奶时间

喂奶时间要灵活,可根据宝宝的需要来喂。肚子饿了,应给奶吃;不饿,就不要勉强。如果喂奶时间缺乏弹性,宝宝就会饿得太久而吸奶太急,导致吞进许多空气,吃完以后,就易吐奶。每次喂奶的时间相隔不能太长也不能相隔太短。在新生儿期需按需、不定时地随时随地喂。当孩子饥饿性啼哭时,即给予哺乳;新生儿期一般隔2～3小时喂一次。

4.喂奶后拍嗝

在给宝宝喂奶完毕后,要尽快拔出奶嘴,避免宝宝吸入空气。此外,还可以把宝宝的头扒在你的肩上,轻轻地按摩他的后背、轻拍几下。在喂养过程中,尽量让宝宝自己控制速度,别强迫宝宝一口气把奶喝光。拍嗝的手法遵循虚掌由下而上的方式。

(四)注意事项

(1)奶嘴的软硬度和奶嘴孔的大小应合适,并与婴儿大小相匹配。

(2)避免空气吸入,喂养时奶瓶呈斜位,使奶嘴及奶瓶的前半部分充满牛奶。特殊疾病如腭裂患儿使用专用奶嘴。

(3)加强喂养器具消毒,宝宝用的奶瓶、奶嘴等每天都要消毒。

(4)奶粉在开封后要尽快吃完,最多不能超过一个月,否则里面的营养物质会变质。

(五)奶具清洁与消毒

(1)清理　奶具使用后应立即将奶具内的奶倒掉。

(2)清洗　将奶瓶内加入少许水,然后倒入少许奶瓶清洗液,用奶瓶刷刷内面,洗掉全部奶渍,仔细清洗颈部及螺纹处,用奶嘴刷清洗奶嘴内外侧。

(3)冲洗　在自来水下彻底冲洗奶瓶和奶嘴。

(4)消毒　将奶瓶、奶嘴放进消毒锅内消毒,或将干净的奶瓶、奶嘴放进消毒锅或清水中煮沸10分钟消毒。奶瓶刷、奶嘴刷在自来水下彻底冲洗干净后晾挂处理。

三、混合喂养

母乳是婴儿健康成长和发育最理想的食物,但有一部分婴儿由于各种原因不能完全母乳喂养,需要给婴儿喂母乳代用品,以便维持宝宝生长发育所需的营养,这种喂养方式叫混合喂养或部分母乳喂养。

混合喂养是坚持母乳优先的原则,保证母亲的乳房按时受到婴儿吸吮的刺激,以维

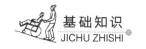

持乳汁的正常分泌。

1.混合喂养方法

（1）补授法　补授法是指母乳量不足，需要代乳品补充。一般母乳喂养次数不变，每次先哺母乳，将两侧乳房吸空后再以配方奶补足母乳不足部分。补授的乳量视小儿食欲及母乳量多少而定，即"缺多少补多少"。补授法的优点是保证了吸吮对乳房足够的刺激，有利于促进母乳分泌，有可能会因吸吮刺激而泌乳逐渐增加，又重新回归到纯母乳喂养。6个月以内的宝宝一般可采用补授法。

（2）代授法　代授法有两种情况：①母乳量足够情况下，在某次母乳喂养时，有意减少母乳量，增加配方奶量，依次逐渐减少母乳量、增加配方奶量，直到完全替代所有的母乳。此法适合6个月以后婴儿，为以后断奶做准备。②由于特殊原因不能按时母乳喂养，可以一顿全部母乳喂哺，一顿全部用配方奶，母乳和配方奶交替喂哺。但没有母乳喂养时，需要吸出乳汁，保存在消毒奶瓶中冷藏，下顿可以用奶瓶喂。

2.混合喂养注意事项

（1）补授法　每天都要按时让宝宝吸吮母乳，然后再提供配方奶，哺乳时间一般是10分钟，若吸吮时间过长，也会使宝宝产生疲劳。

（2）代授法　没有母乳喂哺一定要排出乳汁，否则乳汁淤积易导致发生乳腺炎。

（喜爱宝健康管理公司　叶　红　王　宁）

第四节　常见新生儿疾病照护

本节主要介绍新生儿常见疾病的主要临床表现和日常照护要点。医疗护理员初级要求了解常见疾病的主要临床表现和日常照护要点，医疗护理员中级要求掌握相关知识，高级要求具备指导能力。

一、新生儿黄疸

1.概述

新生儿黄疸指由于新生儿体内含有过量的胆红素而引起的皮肤黄染或者眼睛等其他器官黄染的临床现象，分生理性黄疸和病理性黄疸。

2.临床表现

新生儿黄疸在新生儿时期很常见，6~8成新生儿会在出生后2~5天出现皮肤发黄。皮肤发黄是从身体头端往下逐渐向手、脚方向发展，越往下说明黄疸程度越重。皮肤黄染可分为亮黄和暗黄。

3.照护要点

(1)接触患儿前洗手或用免洗手消毒液消毒双手,防止交叉感染,加重黄疸。

(2)协助观察皮肤黄染的进展和消退情况。

(3)有表现吸吮无力、食欲缺乏的患儿应耐心喂养,如少量多次、间隙喂养等。

(4)观察大、小便颜色变化,特别是大便颜色变浅甚至发白的现象。

(5)将上述变化及时告知医护人员,有助于他们做出正确判断。

二、新生儿尿布疹

1.概述

新生儿尿布疹即红屁股,指新生儿臀部尿布区皮肤因清洗不干净、不及时换纸尿裤、反复腹泻、过敏体质等原因导致局部臀部、会阴部等皮肤发红、突起小红疹、长水疱甚至糜烂的现象。

2.临床表现

新生儿尿布疹通常发生在尿布包裹的位置,如臀部、会阴部、阴囊、大腿内侧等处。轻者表现皮肤表面发红、粗糙但皮肤无破损且范围较小;重者有明显的皮肤糜烂、破溃,范围大并可继发感染。

3.照护要点

(1)接触患儿前洗手或用免洗手消毒液消毒双手,防止交叉感染,加重尿布疹的病情。

(2)选择吸水性强、质地细软的纸尿裤,增加更换尿裤的频次,操作时动作轻柔。

(3)解大便后及时更换纸尿裤,用温水冲洗臀部或者使用湿巾纸,一旦皮肤有破损,用外用生理盐水冲洗,并用无菌纱布吸干,避免用力摩擦。

(4)臀部清洁后,根据护士的交代正确使用相应的皮肤保护剂,促进皮肤恢复。

(5)协助观察尿布疹的进展和消退情况。

(6)观察患儿腹泻情况,如大便的次数、颜色、性质等。

(7)将上述变化及时告知医护人员,有助于他们做出正确判断和提供指导。

三、新生儿脐炎

1.概述

新生儿脐炎指因新生儿免疫力低下以及护理不当导致的脐部发红、渗液,严重时有臭味、脓性分泌物的现象。

2.临床表现

脐带根部发红,或脱落后伤口不愈合,脐窝湿润、流水,这是脐带发炎的最早表现。

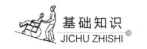

以后脐周围皮肤发生红肿,脐窝有脓性分泌物,带臭味,脐周皮肤红肿加重,或形成脓肿。

3.照护要点

(1)接触患儿前洗手或用免洗手消毒液消毒双手,防止交叉感染。

(2)协助护士做好脐部护理。

(3)按规定正确使用纸尿裤,至少每2~3小时更换一次,不要将尿裤盖过脐部,以免小便污染脐部;沐浴后及时做好脐部护理。

(4)更换纸尿裤时观察脐部潮湿、红肿以及脓性分泌物的好转与进展情况,需及时告诉医护人员,有助于医护人员及时发现病情变化。

四、新生儿湿疹

1.概述

新生儿湿疹是一种变态反应性皮肤病,主要是对食入物、吸入物或者接触不耐受或过敏所致。

2.临床表现

皮肤表现为密集的粟粒大小的丘疹、丘疱疹或小水疱,基底潮红,逐渐融合成片,可慢慢结痂或出现鳞屑,如继发感染,炎症更明显,可形成脓疱、脓痂等。

3.照护要点

(1)接触患儿前洗手或用免洗手消毒液消毒双手,防止交叉感染,加重病情。

(2)合理喂养。湿疹严重的新生儿暂停母乳喂养;人工喂养出现湿疹的患儿可将牛奶煮沸几分钟后再进行喂养,以便降低其过敏性。

(3)及时剪掉患儿指甲,防止抓破皮肤。若发现患儿的保护性手套脱落需及时戴上。

(4)协助护士正确使用外用软膏涂擦或者3％硼酸水湿敷。

(5)观察湿疹消退或进展情况,及时告知医护人员,以便及时处理。

(6)若湿疹处于臀部区域,需参考新生儿尿布疹的照护要点。

五、新生儿腹泻

1.概述

新生儿腹泻或称腹泻病,是由多种病原菌、多因素引起的消化道综合征。

2.临床表现

食欲缺乏,可伴有呕吐,大便每日数次或10余次,呈黄色或黄绿色稀便或水样便,甚至蛋花汤样便,可伴有奶瓣、少量黏液或血丝。重者常有发热、精神萎靡、烦躁不安等脱水症状。

3.照护要点

(1)做好床边隔离,处理患儿呕吐物及更换纸尿裤等操作后及时用流动水洗手,防止交叉感染。

(2)密切观察患儿反应、体温、面色、吃奶、大便性状及小便情况,及时告知医护人员,以便及时处理。

(3)按需合理喂养,呕吐时头侧卧位,防止呕吐窒息,及时更换衣服,做好口腔及皮肤护理。

(4)观察并记录大便的颜色、性质和量,为医生输液方案提供可靠的依据。

(5)加强臀部皮肤护理,每次便后清洗臀部并擦干,局部涂护臀软膏,一旦发现红臀,及时告知医护人员,按红臀处理。

(6)协助护士完成口服给药,如抗生素、肠黏膜保护剂及肠道微生态调节剂、微量元素及维生素。

六、新生儿肺炎

1.概述

新生儿肺炎是由于感染或吸入等原因引起的肺部炎症,可发生在产前、产时和产后,是新生儿常见疾病,也是新生儿死亡的重要原因之一。可分为感染性肺炎和吸入性肺炎两大类。

2.临床表现

(1)感染性肺炎 初起时症状不典型,有发热、拒奶、少哭、少动,继而出现呛咳、面色青紫、气促、鼻翼扇动、点头样呼吸、三凹征、口吐泡沫、体温异常、反应差、吃奶差。早产儿可见呼吸暂停,较大的新生儿可有咳嗽。严重者出现呼吸衰竭、心力衰竭等并发症。

(2)吸入性肺炎 呼吸困难为主要临床表现。吸入量少者可无症状或轻度呼吸困难;吸入量多者表现为呼吸困难明显、气促、发绀等现象。除此之外,口鼻腔吸引物中含有胎粪,全身皮肤、指(趾)甲、脐带被胎粪污染呈黄绿色。

3.照护要点

(1)保持呼吸道通畅,患儿采取侧卧位,头偏向一侧,利于呼吸道分泌物的排出。

(2)协助护士做好雾化护理,可以轻轻叩背,促进痰液的排出。

(3)维持体温的稳定,室温 22～24℃,相对湿度 55%～65%。

(4)合理喂养,间歇小心喂养,呛咳及病情危重时及时汇报,护士遵医嘱给予管饲喂养,喂奶后轻轻叩背,使胃中空气排出。

(5)用药护理,协助护士完成口服给药,喂药后加强巡视,防止发生呕吐物吸入窒息。

(6)做好各项基础护理,如脐部和臀部护理等,经常给患儿更换体位,以免长期睡一侧致肺不张。

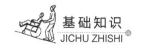

(7)协助护士观察患儿病情的变化,一旦发现患儿出现面色发绀,心率、呼吸加快,及时告知医护人员。

七、新生儿败血症

1.概述

新生儿败血症是指病原体侵入新生儿血液循环并生长繁殖、产生毒素而造成的全身感染。

2.临床表现

出生后7天内出现症状者称为早发型败血症;7天以后出现者称为迟发型败血症。早期表现为精神食欲不佳、哭声弱、体温异常,继续发展为精神萎靡、嗜睡、不吃、不哭、不动、面色欠佳及出现病理性黄疸,呼吸异常。少数严重者很快发展为循环衰竭、呼吸衰竭等。

3.照护要点

(1)协助护士采集血培养,护士采血时固定患儿体位或者肢体,防止皮肤消毒后因患儿不配合导致污染。

(2)协助观察患儿全身皮肤有无新的感染灶,如脐炎、鹅口疮、脓疱疹、皮肤破损等;一旦发现告知医护人员及时处理。

(3)维持体温的恒定,体温偏低或者体温不升时给予保暖,如加盖包被等;体温过高时可适当降低室温,松解包被,以物理降温为主。

(4)合理喂养,少量多餐,耐心喂养,必要时遵医嘱行鼻饲喂养。

(5)用药护理,协助完成口服给药,喂药后加强巡视,防止发生呕吐物吸入窒息。

(6)做好基础护理,在常规护理的基础上若发现眼结膜炎、鹅口疮、脐炎应针对性加强护理。

(7)协助护士观察患儿病情的变化,一旦发现患儿出现面色、呼吸改变,尖叫或者双眼凝视等现象,及时告知医护人员。

(浙江大学医学院附属儿童医院　凌　云)

第三篇　以老年患者为主要服务对象的医疗护理员基础知识

第一章　老年照护相关知识

> 【重要知识点】
>
> 1. 老龄化、健康老年、老年照护、老年照护职业概念。
>
> 2.《中华人民共和国老年人权益保障法》相关知识、适老化服务环境要求、老年人照护服务要求、老年照护岗位职责、行为规范。
>
> 3. 老化、老年人各系统生理特点、心理特点、患病特点及照护要求。
>
> 4. 老年人饮食、日常活动、清洁卫生、睡眠、用药及预防噎食、烫伤、触电、管道滑脱、走失、坠床、跌倒等不良事件的照护措施。

第一节　老年照护职业

本节主要介绍《中华人民共和国老年人权益保障法》的相关知识、老年病区及相关服务机构规章制度、老龄化与健康老年人、老年照护职业及岗位职责等,各级医疗护理员应熟悉相关内容。

一、《中华人民共和国老年人权益保障法》相关知识

(一)概况

为了保障老年人合法权益,发展老龄事业,弘扬中华民族敬老、养老、助老的美德,根据宪法,《中华人民共和国老年人权益保障法》于 1996 年 8 月 29 日第八届全国人民代表大会常务委员会第二十一次会议通过,先后经过三次修正,现版为 2018 年 12 月 29 日修正版。全文共 9 章 85 条,分别在家庭赡养与扶养、社会保障、社会服务、社会优待、宜居

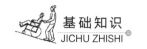

环境、参与社会发展、法律责任等方面进行了具体的规定。

该法律将"积极老龄化"理念贯穿始终,并合理定位家庭、政府、社会的责任,着力构建中国特色社会养老服务体系,同时设专章规定老年宜居环境创设及老年人监护制度,进一步弘扬中华民族敬老、养老、助老的美德。

该法规定60周岁以上为老年人,每年农历九月初九为老年节。

(二)相关内容

医疗护理员是为老年人服务的一支队伍,应了解《中华人民共和国老年人权益保障法》相关内容,学法懂法,切实维护老年人权益。主要相关内容摘录如下:

1.总则

(1)老年人有从国家和社会获得物质帮助的权利,有享受社会服务和社会优待的权利,有参与社会发展和共享发展成果的权利。

(2)禁止歧视、侮辱、虐待或者遗弃老年人。

(3)倡导全社会优待老年人。

(4)提倡、鼓励义务为老年人服务。

(5)全社会应当广泛开展敬老、养老、助老宣传教育活动,树立尊重、关心、帮助老年人的社会风尚。

(6)老年人应当遵纪守法,履行法律规定的义务。

2.家庭赡养与抚养

(1)老年人养老以居家为基础,家庭成员应当尊重、关心和照料老年人。

(2)赡养人应当履行对老年人经济上供养、生活上照料和精神上慰藉的义务,照顾老年人的特殊需要。

(3)家庭成员应当关心老年人的精神需求,不得忽视、冷落老年人。与老年人分开居住的家庭成员,应当经常看望或者问候老年人。用人单位应当按照国家有关规定保障赡养人探亲休假的权利。

(4)赡养人不得以放弃继承权或者其他理由,拒绝履行赡养义务。

(5)基层群众性自治组织、老年人组织或者赡养人所在单位监督协议的履行。

(6)老年人的婚姻自由受法律保护。子女或者其他亲属不得干涉老年人离婚、再婚及婚后的生活。

(7)老年人对个人的财产,依法享有占有、使用、收益和处分的权利,子女或者其他亲属不得干涉,不得以窃取、骗取、强行索取等方式侵犯老年人的财产权益。

(8)老年人有依法继承父母、配偶、子女或者其他亲属遗产的权利,有接受赠与的权利。子女或者其他亲属不得侵占、抢夺、转移、隐匿或者损毁应当由老年人继承或者接受赠与的财产。

(9)老年人与配偶有相互抚养的义务。

(10)禁止对老年人实施家庭暴力。

3.社会保障

(1)国家通过基本养老保险制度,保障老年人的基本生活。

(2)国家通过基本医疗保险制度,保障老年人的基本医疗需要。享受最低生活保障的老年人和符合条件的低收入家庭中的老年人参加新型农村合作医疗和城镇居民基本医疗保险所需个人缴费部分,由政府给予补贴。

(3)国家逐步开展长期护理保障工作,保障老年人的护理需求。

(4)老年人依法享有的养老金、医疗待遇和其他待遇应当得到保障,有关机构必须按时足额支付,不得克扣、拖欠或者挪用。国家根据经济发展以及职工平均工资增长、物价上涨等情况,适时提高养老保障水平。

(5)国家鼓励慈善组织以及其他组织和个人为老年人提供物质帮助。

4.社会服务

(1)地方各级人民政府和有关部门应当采取措施,发展城乡社区养老服务,鼓励、扶持专业服务机构及其他组织和个人,为居家的老年人提供生活照料、紧急救援、医疗护理、精神慰藉、心理咨询等多种形式的服务。

(2)发扬邻里互助的传统,提倡邻里间关心、帮助有困难的老年人。

(3)鼓励慈善组织、志愿者为老年人服务。倡导老年人互助服务。

(4)国家建立健全养老服务人才培养、使用、评价和激励制度,依法规范用工,促进从业人员劳动报酬合理增长,发展专职、兼职和志愿者相结合的养老服务队伍。

(5)各级人民政府和有关部门应当将老年医疗卫生服务纳入城乡医疗卫生服务规划,将老年人健康管理和常见病预防等纳入国家基本公共卫生服务项目。鼓励为老年人提供保健、护理、临终关怀等服务。

5.社会优待

(1)对常住在本行政区域内的外埠老年人给予同等优待。

(2)各级人民政府和有关部门应当为老年人及时、便利地领取养老金、结算医疗费和享受其他物质帮助提供条件。

(3)各级人民政府和有关部门办理房屋权属关系变更、户口迁移等涉及老年人权益的重大事项时,应当就办理事项是否为老年人的真实意思表示进行询问,并依法优先办理。

(4)医疗机构应当为老年人就医提供方便,对老年人就医予以优先。有条件的地方,可以为老年人设立家庭病床,开展巡回医疗、护理、康复、免费体检等服务。

(5)提倡为老年人义诊。

(6)提倡与老年人日常生活密切相关的服务行业为老年人提供优先、优惠服务。

(7)城市公共交通、公路、铁路、水路和航空客运,应当为老年人提供优待和照顾。

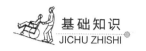

（8）博物馆、美术馆、科技馆、纪念馆、公共图书馆、文化馆、影剧院、体育场馆、公园、旅游景点等场所,应当对老年人免费或者优惠开放。

6.宜居环境

（1）国家采取措施,推进宜居环境建设,为老年人提供安全、便利和舒适的环境。

（2）各级人民政府在制定城乡规划时,应当根据人口老龄化发展趋势、老年人口分布和老年人的特点,统筹考虑适合老年人的公共基础设施、生活服务设施、医疗卫生设施和文化体育设施建设。

（3）国家推动老年宜居社区建设,引导、支持老年宜居住宅的开发,推动和扶持老年人家庭无障碍设施的改造,为老年人创造无障碍居住环境。

7.参与社会发展

（1）国家和社会应当重视、珍惜老年人的知识、技能、经验和优良品德,发挥老年人的专长和作用,保障老年人参与经济、政治、文化和社会生活。

（2）国家为老年人参与社会发展创造条件。根据社会需要和可能,鼓励老年人在自愿和量力的情况下,从事下列活动:①对青少年和儿童进行社会主义、爱国主义、集体主义和艰苦奋斗等优良传统教育;②传授文化和科技知识;③提供咨询服务;④依法参与科技开发和应用;⑤依法从事经营和生产活动;⑥参加志愿服务、兴办社会公益事业;⑦参与维护社会治安、协助调解民间纠纷;⑧参加其他社会活动。

（3）老年人参加劳动的合法收入受法律保护。

（4）老年人有继续受教育的权利。

8.法律责任

（1）老年人合法权益受到侵害的,被侵害人或者其代理人有权要求有关部门处理,或者依法向人民法院提起诉讼。

（2）老年人与家庭成员因赡养、扶养或者住房、财产等发生纠纷,可以申请人民调解委员会或者其他有关组织进行调解,也可以直接向人民法院提起诉讼。

（3）干涉老年人婚姻自由,对老年人负有赡养义务、扶养义务而拒绝赡养、扶养,虐待老年人或者对老年人实施家庭暴力的,由有关单位给予批评教育;构成违反治安管理行为的,依法给予治安管理处罚;构成犯罪的,依法追究刑事责任。

（4）家庭成员盗窃、诈骗、抢夺、侵占、勒索、故意损毁老年人财物,构成违反治安管理行为的,依法给予治安管理处罚;构成犯罪的,依法追究刑事责任。

（5）侮辱、诽谤老年人,构成违反治安管理行为的,依法给予治安管理处罚;构成犯罪的,依法追究刑事责任。

（6）养老机构及其工作人员侵害老年人人身和财产权益,或者未按照约定提供服务的,依法承担民事责任;有关主管部门依法给予行政处罚;构成犯罪的,依法追究刑事责任。

二、老年病区及相关服务机构规章制度

随着老龄化的进展及国家对老年医疗事业的重视,各类老年医院、老年康复医院、老年护理院及综合性医院的老年病区等设施建设不断推进,作为在老年病区及相关服务机构为老年人服务的医疗护理员在遵守医疗、护理相关规章制度的同时,须严格遵守为老年人服务有关制度和规定。

(一)适老化服务环境设施要求

老年人有其特殊的生理、病理特点,为老年人服务的病区或机构宜配备保护老年人安全的硬件和软件设备。

(1)医疗机构公示的服务信息应置于明显位置,便于老年人阅读和理解。

(2)医疗机构整体环境、病房环境、卫生间和浴室环境、通道和电梯环境、交通设施和标识系统宜达到老年友善服务环境与设施条件。

(3)在医疗机构公共场所配置移位辅具,如共享轮椅、助行器、洗浴凳、沐浴床等。

(二)老年人照护的服务要求

(1)制定并实施预防老年人跌倒的风险防控措施与流程、跌倒损伤的救治措施等。

(2)制定并实施防治老年失智症、老年谵妄和老年抑郁的干预措施。

(3)为营养不良老年人出具营养和运动处方并予以实施。

(4)为长期卧床的老年患者进行压力性损伤风险的防控,为已发生压力性损伤老年人实施正确有效的治疗和护理。

(5)形成特色化老年专科的服务措施,解决老年人在智能就医方面遇到的困难,如:帮助老年人使用智能设备、协助网络就医;帮助老年人使用智能设备及时了解新闻、气象等。

(三)相关服务及制度

(1)相关服务机构应当依法取得医疗机构执业许可证,按照医疗机构相关法律法规进行管理。

(2)相关服务机构提供的服务应当符合机构基本规范等有关国家标准或者行业标准和规范,并与接受服务的老年人或者其代理人签订服务协议。

(3)相关服务机构应当配备与服务和运营相适应的工作人员,并依法与其签订聘用合同或者劳动合同。

(4)从事医疗、康复、社会工作等服务的专业技术人员,应当持有有关部门颁发的专业技术等级证书才能上岗;老年照护职业医疗护理员应当接受专业技能培训,培训时数每年不少于20学时,培训考核达标后方能持证上岗。

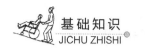

（5）相关服务机构在老年人突发危重疾病时，应当及时通知代理人或者经常联系人并转送医疗机构救治。

（6）应当建立入院评估制度，做好老年人健康状况评估，实施分级分类服务。

（7）应当为老年人建立健康档案，组织定期体检，做好疾病预防工作。

（8）应当开展适合老年人的文化、体育、娱乐活动，丰富老年人的精神文化生活并提供必要的安全防护措施。

（9）应当实行24小时值班，做好老年人安全保障工作。妥善保管各种服务、档案资料的原始文档，实现服务全程留痕，责任可追溯。

（10）提供满足老年人日常生活需求的服务，如吃饭、穿衣、如厕、洗澡、室内外活动等服务。

（11）提供符合老年人居住条件的住房，空气温湿度适宜，并配备适合老年人安全保护要求的设施、设备及用具，定期对老年人活动场所和物品进行消毒和清洗。

（12）提供的饮食应当符合卫生要求，有利于老年人营养平衡，符合民族风俗习惯。

（13）根据需要为老年人提供情绪疏导、心理咨询、危机干预等精神慰藉服务。

三、老龄化与健康老年人

（一）老龄化

当一个国家或地区60周岁以上老年人口占人口总数的10%（发展中国家），或65周岁以上老年人口占人口总数的7%（发达国家），意味着这个国家或地区处于老龄化社会，即一定时期内一个国家或某一地区的老龄人口比重呈现不断上升的状态。第七次全国人口普查结果显示，中国60岁及以上人口为26402万人，占18.70%，其中，65岁以上人口为19064万人，占13.50%，表明我国人口老龄化程度进一步加深。

（二）健康老年人

中国健康老年人标准由中华医学会老年医学分会于1982年首次发布，1995年第1次修订，2013年第2次修订并于当年8月发表。

健康老年人标准：①重要脏器的增龄性改变未导致功能异常；②无重大疾病，相关高危因素控制在与其年龄相适应的达标范围内，具有一定的抗病能力；③认知功能基本正常，能适应环境，处事乐观积极，自我满意或自我评价好；④能恰当处理家庭和社会人际关系，积极参与家庭和社会活动；⑤日常生活活动正常，生活自理或基本自理；⑥营养状况良好，体重适中，保持良好生活方式。

四、老年照护职业

(一)老年照护与照护职业

1.老年照护者

一般来说,为老年人生活进行照料、护理的服务人员统称为老年照护者。其中,为居家老年人提供服务的有家政服务员、家庭照护者;在养老机构为老年人服务的有养老护理员;在医疗机构为老年患者服务的有医疗护理员。总体上都以老年人为服务对象,工作内容上有侧重,有共同的服务要求。

为老年人服务的人员须具有高度的责任心、爱心、耐心及奉献精神,有高度的责任感,关爱老年人,不论其地位高低,都应一视同仁。老年人的机体代谢功能相对较差,健康状况复杂多变,照护者应具备敏锐的观察力和准确的判断力,能够及时发现老年人的健康问题及各种细微的变化,及早发现问题、及时汇报,采取正确有效的措施,解决实际问题,提高护理质量;照护者应具有高度的服务意识及良好的沟通能力。

2.老年照护职业

老年照护职业主要是为老年人提供日常生活照护、心理健康照护、各种疾病老年人的健康照护,简单来说就是照顾老年人的日常生活起居,比如协助老年人日常进食、出行、就医和休息;或者帮助患病的老年人喂药、擦拭身体、进行床上活动和康复锻炼等。在照护老年人的过程中,为老年人及其家属提供咨询和照护服务,以满足老年人的身心需求,提高老年人的生活质量。

医疗护理员为健康照护师职业(4-14-01-02)下设的一个工种,主要为医院内患者提供生活照料和协助医疗服务,提供预防意外伤害的安全照护,为临终老人提供安宁疗护措施;主要从事辅助护理等工作;其不属于医疗机构卫生专业技术人员。以老年人为主要服务对象的医疗护理员与养老护理员相比,前者主要负责老年人患病期间的生活照护和协助医疗服务,后者主要为养老机构的老年人提供以生活照料为主的服务。以老年人为主要服务对象的医疗护理员也可以向养老护理员这个职业去发展。

(二)老年照护内容

(1)清洁照护 面颈部清洁:刷牙、漱口、剃胡须(男性);协助沐浴:温水擦浴、手足部清洁、泡脚、指/趾甲修剪;会阴清洗;头部梳理:洗发;协助病人穿/脱衣裤、鞋袜;协助床上翻身;病室物品整理摆放、温湿度调节、定时通风、床单元整理等。

(2)饮食及睡眠照护 协助进食,促进睡眠。

(3)排泄照护 协助老年人如厕,床上使用便器,更换尿不湿、纸尿裤、护理垫等;排泄物清理清洗:清洁便盆或尿壶、协助留取大小便常规标本、促进排便等。

(4)移动照护 在医护人员指导下协助老年人床上体位转移、床椅之间转移、坐—站

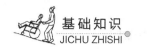

体位转移、使用辅具站立、偏瘫扶持行走、独立行走等。

（5）个人防护和卫生　手卫生时机和方法：戴脱手套、口罩和隔离衣前后；医疗垃圾分类处置、床单位终末消毒处理之后等。

（6）安宁疗护　协助护士对临终老年人的家属提供心理慰藉、协助护士尸体料理、协助家属整理遗物等。

（7）安全与急救照护　在实施生活照护时，注重老年人安全管理，发现异常及时报告。

（三）老年照护等级

医疗机构内老年患者的照护服务级别，一般按照医疗护理的分级护理提供相应的照护服务，或者按照长期护理的分级标准提供分级照护服务（国家医保局于2021年8月出台长期护理分级标准，共分为6个级别。目前，因为各地长期护理保险没有较好地开展，所以长期照护分级护理也没有得到较好的实施）。以下是某老年医院的老年患者分级照护服务内容。

1.Ⅲ级照护服务

适用于病情稳定、生活能自理的老年人，提供与老年人自我护理能力不足的需求相匹配的服务内容，具体如下：①满足老年人需求。②保持环境整洁、床单位规范。③准备洗漱用水及用物，经常清洗毛巾、洗脸盆。④协助老年人进餐、饮水及餐后整理、清洗餐具。⑤做好老年人个人卫生，及时更衣，协助洗澡、洗头、理发、剃须、修剪指甲。⑥协助留取大小便标本。⑦陪伴检查。⑧协助护士做好老年人静脉输液的观察护理。⑨协助做好老年人安全管理，发现异常及时告知医务人员。

2.Ⅱ级照护服务

适用于病情较为稳定、存在或潜在存在生活自理能力部分不足的老年人。主要服务内容：在Ⅲ级照护服务内容的基础上，提供与老年人自我护理能力不足的照护需求相匹配的服务内容。①帮助老年人洗漱、穿脱衣服。②协助老年人下床活动、坐浴、如厕。③睡觉前协助老年人洗脚或泡脚。④及时清洁尿壶、便盆。⑤在护士指导下提醒并协助老年人服药。⑥确保老年人安全，在护士指导下协助维持各种管路的固定、通畅，防止各类不良事件的发生。

3.Ⅰ级照护服务

适用于病情较重、生活不能自理的老年人。主要服务内容如下：在Ⅱ级照护服务内容的基础上，提供与老年人自我护理能力不足的照护需求相匹配的服务内容。①按时按需喂水、喂食。②在护士指导下协助老年人服药及观察用药后反应。③协助/帮助定时翻身叩背、变换体位，定时为老年人进行肢体按摩，预防压力性损伤发生。④按需更换尿垫、纸尿裤，协助护士做好会阴清洁护理。⑤定时为老年人擦浴，做好皮肤护理。⑥合理安排老年人生活起居，做好诊疗前的准备。⑦观察老年人身体状况，发现异常及时报告医务人员。⑧在医务人员指导下,协助老年人保持肢体功能位及康复锻炼。

4.特级照护服务

适用于病情危重或家属有特殊陪护服务要求者。主要服务内容:在Ⅰ级照护服务内容的基础上,提供与老年人自我护理能力不足的照护需求相匹配的服务内容。①床旁24小时陪护,发现老年人异常及时报告医务人员。②与老年人进行心理和营养方面的沟通。③陪读书,读报,聊天,关注老年人心理健康。

(四)老年照护职业要求

作为老年护理服务人员,首先要做到尊老敬老,贯彻"以老年人为本",忠于职守,热爱老年照护工作;做到服务第一,爱岗敬业,遵章守法,自律奉献;耐心地为老年人提供必要的生活协助、健康照护。

1.维护老年人的尊严

根据马斯洛需求层次理论,每个人都有被尊重的需要,对于老年人也是,而部分老年照护职业医疗护理员有时候会认为老年人没有自尊,特别是对于生病之后的老年人,往往忽视他们的内心感受。比如在给老年人换衣服时不进行遮挡、对老年人大吼大叫、强行给老年人喂饭、擅自做主将老年人捆绑在凳子或床上等,这就忽视了老年人的自尊需求,致使很多老年人越来越烦躁或者越来越沉默等精神症状。老年照护职业医疗护理员应该意识到维护老年人自尊的重要性,在照护过程中,注意尊重老年人的意愿,不强迫他们。

2.保护老年人的隐私

作为照护者在照护的过程中,应该注意保护老年人的隐私,给老年人擦浴和更换衣服时注意遮挡;不随意对老年人的病史和家庭情况进行调侃或者将其重要信息传播给他人。

3.公平善待老年人

不论在什么时候,照护者都不能出现歧视和虐待老年人的行为,如对老年人进行打骂、冷漠对待老年人、随意嘲笑等,要充分尊重每一位老年人的个性和人格。

五、老年照护的岗位职责与服务管理

医疗护理员是医疗机构为老年人服务队伍中的一员,是不可或缺的服务岗位,关系着老年患者治疗、康复的质量。

(一)岗位要求

1.总体要求

(1)仪容仪表端庄,服务规范。

(2)对待老年人热情、礼貌、耐心、细致。

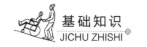

(3)严格遵守医院的各种规章制度。

2.岗位要求

(1)应持有医疗护理员培训合格证及卫生部门颁发的《健康证》后上岗,在护士长和护士指导下开展工作。

(2)担任老年人生活护理和部分简单的基础护理工作,不得从事临床护理技术操作。

(3)在执业护士指导下,参照分级护理标准,遵照分级照护服务等级要求,完成生活照料工作,不断更新和学习老年人照护知识,积累工作经验,使自己在老年照护专业上不断进步。

(4)穿护理工作服上班,对老人的护理均按护理流程进行,操作要规范到位。

(5)负责老年人的基本生活护理,根据天气变化等因素,为老年人增减衣服或更换衣服。

(6)保持老年人身体、衣服、床上用品及室内清洁整齐。协助护士对病室及床单位进行规范整理,床头柜物品摆放整齐、规范。

(7)在护士的指导下做好老年人的三短六洁(三短:头发、胡须、指甲,六清洁:皮肤、头发、口腔、手足、指甲、会阴)工作。

(8)及时解决老年人日常生活问题,在授权范围内帮助生活不能自理的老年人洗漱、进食、饮水、如厕、床上使用便器、改变体位、叩背等,并将以上情况及时告知主管护士。

(9)帮助老年人打饭,协助洗刷日用品,做好患者生活用具的清洗、消毒。做好手卫生及基本防护等。

(10)协助护士留取老年人大小便标本,及时倾倒大小便,及时处理老年人污迹的尿不湿、尿垫等医疗废物。

(11)随时了解老年人的身体状况,保护老年人的安全,防止意外事故的发生;在医护人员指导下做好防跌倒、防烫伤等工作。

(12)协助护士做好老年人的待检工作,在护送老年人外出检查、理疗和康复时,注意保暖及安全。

(13)按照康复技师的计划和要求,协助进行集体或个人康复训练及娱乐活动。

(14)正确执行医护人员的安排,一切以老年人的生活、安全为重,准确及时地做好陪护工作。

(15)做好老年人房间内的饮用水供应和协助配餐员配膳工作。

(二)行为规范

(1)热爱本职、忠于职守,对工作认真负责,对老年人热忱。

(2)满足老年人生理、心理、安全、求和、爱美的需要,使之处于最佳心理状态。

(3)尊重老年人权利,平等待人,做老年人利益的忠实维护者。

(4)对同事以诚相待,互敬互让,通力合作。

（5）举止端庄，文明礼貌，遵纪守章，助人为乐。

（6）廉洁奉公，不接受家属馈赠，不言过其实，不弄虚作假。

（7）爱护公物，勤俭节约。

（8）以奉献为本，自尊自爱，自信自强。

（9）在上班时间内不得擅自外出，不得随意带外人入内。

（10）不做一切有损于医院荣誉的事情。

（11）工作中如出现紧急事务要及时报告医院有关人员。

（12）不准收取老年人及家属红包及物品，违者必究。

（13）工作期间不准离岗，老年人呼叫要及时回应，不得辱骂老年人，不在工作时间干私活。

（14）严格遵守医院的规章制度及医院感染管理制度，严禁翻阅病历或者其他医疗文书。

（15）严禁超范围服务及从事推销商品等活动。

（三）服务管理

1.签订服务合同

根据老年人或家属的申请（口头预约、电话预约、网上预约），服务单位主管查看老年人的具体情况，制定照护服务方案，进而签订服务合同（协议），接受统一调配。

2.照护质量管理

医疗护理员按服务合同（协议）提供小组陪护服务或一对一的老年人陪护服务。做好各种陪护相关记录，陪护管理人员每日进行巡检，掌握服务动态，征求（听取）医护人员、老年人及家属意见，及时反馈改进，保证服务质量。服务机构的管理人员定期或不定期对陪护质量进行监督检查、指导和考核。

3.后续服务

服务结束进行服务反馈，可以通过现场询问及满意度测评，同时提供后续跟进服务，可以电话、网络回访，提供老年人生活照料相关咨询，必要时提供老年人出院后相关后续陪护服务。

（浙江医院 刘彩霞）

第二节 老年人身心特点

随着年龄的增长，老年人器官结构、身体功能逐渐衰退，在生理、心理、社会等层面都带来各种各样的问题，只有真正去了解老年人的身体功能变化的各种情况，才能了解老

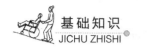

年人真正需要的关心与帮助,才能更好地为老年人服务,满足其身心需求。

一、老年人生理及各系统的老化特点

1.感觉系统特点

(1)皮肤 随着年龄的增加,人体皮肤含水量下降及皮脂腺丢失,皮肤弹性下降、变薄松弛、干燥粗糙、脱屑瘙痒,在清洁后要做好保湿,如使用凡士林等润肤露;同时皮肤的感觉敏感度也出现不同程度的下降,包括触觉、重压、振动、温度、疼痛等感觉的减退,容易发生烫伤、冻伤、压力性损伤等。要注意老年人不要赤脚走路,不要用热水袋、电热毯等以避免烫伤。

(2)耳朵 内耳毛细胞及听神经元的数目逐渐减少,可造成听力下降甚至耳聋,对老年人的生活影响严重。内耳也掌管平衡,老化带来的平衡变差,甚至出现眩晕,也要避免跌倒的发生。此外,老年人耳道壁腺体萎缩,分泌油脂减少使耳垢变干硬而堆积,造成传导性听力障碍,因此需要定期清理耵聍。

(3)眼睛 老年人眼眶周围皮下脂肪萎缩,皮肤松弛,造成上眼睑下垂,下眼睑内翻或外翻的现象,容易得结膜炎、眼睑炎等问题;泪腺分泌减少导致眼睛干燥,出现流泪现象;虹膜、角膜、晶状体、视网膜等逐渐出现老化现象,导致远视、视力下降、视野变窄、对颜色失去辨别能力等状况,所以老年人生活环境照明要明亮、色彩要鲜明。老年人还易发生青光眼、白内障等眼部疾病而影响视力。

(4)味觉 随着年龄的增加老年人的味蕾数目逐渐减少,敏感性下降,味觉会发生改变,特别是对咸味和甜味影响最大,会导致食之无味,胃纳下降;老年人唾液腺分泌也会降低,导致口腔干燥,甚至影响到食物的咀嚼和吞咽。所以,老年人要注重水分的摄入和口腔的清洁。

(5)嗅觉 老年人嗅觉敏感度会随着年龄的增加而下降,对食物的香味、有毒有害气体、烟雾等的辨别敏感度也下降,既不能分辨食物的香味,也不能辨别危险的环境,需要他人做好提醒和管理。

2.神经系统

老年人大脑神经元数目减少,会导致大脑萎缩,会影响信息的沟通,出现记忆力下降、理解能力下降、学习新事物能力下降、反应迟钝、言语能力下降、情绪不稳定等,容易得阿尔茨海默病;老年人本体位置感觉也会随着年龄的增加而下降,所以老年人为了保持人体平衡不跌倒而变得弯腰前倾,降低身体重心。运动神经元减少、变性,是老年人出现运动障碍,容易得帕金森病等疾病;周围神经、传导通路的老化,使得出现睡眠质量下降、想象力减退、反应迟缓、运动震颤、平衡失调等问题。

3.呼吸系统

老年人的支气管上皮细胞会退化,鼻黏膜对气流的加温和过滤功能降低,绒毛的活动能力降低,咳嗽反射变差,呼吸道防御功能下降,免疫功能下降,极易发生呼吸道感染;老年人食道肌在老化过程中变得松弛,容易导致吞咽障碍、反流等问题,吸入性肺炎发生率高。

4.循环系统

随着年龄的增长,循环系统老化主要在结构和功能上,老化会增加外周血管阻力,心脏肌肉壁就需要代偿性地变厚,使得心肌结构变硬,收缩力下降,心排血量减少,心脏瓣膜也会增厚变硬,心肌顺应性下降,容易引起心力衰竭;血管老化带来弹性下降、血管硬化,冠状动脉狭窄甚至管腔堵塞,导致冠心病、心肌梗死等疾病;老年人血管硬化导致高血压,颈动脉窦、主动脉弓等化学感受器敏感性下降,容易导致体位性低血压的发生。

5.消化系统

大部分老年人口腔牙齿松动、牙齿缺损、咀嚼肌老化等造成食物在口腔咀嚼不充分,再加上唾液腺消化酶分泌减少,容易影响食物的消化和吸收,导致营养摄入不足;老年人消化道平滑肌萎缩,食物输送功能下降,容易腹胀,胃和小肠的消化酶分泌减少导致消化吸收障碍;肠道因黏膜、肌肉萎缩,张力变差,蠕动减弱,容易引起便秘。老年人因肝功能下降、胆囊收缩功能下降容易得胆结石、胆囊炎;胰腺分泌胰岛素降低,对糖代谢下降,容易发生糖尿病。

6.泌尿生殖、内分泌系统

随着年龄的增加肾脏功能逐渐退化,老年人容易水钠潴留、电解质酸碱平衡紊乱,药物的代谢降低。老年人膀胱容积也会随着年龄的增长而下降,造成尿频。男性随着年龄的增加前列腺周围组织会增生性肥大,造成男性尿失禁和尿频等问题。随着年龄的增加,甲状腺、肾上腺、性腺的分泌都会减少,女性因雌激素的减少,尿道黏膜变薄肌肉张力减弱,出现尿频和急迫性尿失禁。性腺下降,使得老年人失去生殖功能,出现更年期综合征等问题,男性性激素的减少,会出现阴茎变小、毛发稀疏、性欲下降;女性性激素的减少,会出现乳房腺体萎缩、松弛、下垂,停经后出现会阴萎缩、阴道变窄、黏膜薄而干,女性骨盆韧带松弛,容易出现子宫脱垂等问题,造成生活困扰。老年人甲状腺功能减退,基础代谢下降,易出现便秘、怕冷、倦怠、皮肤干燥等问题;甲状旁腺素分泌减少,影响骨代谢,导致骨质疏松;胸腺衰退,使机体免疫力下降,也容易得免疫系统疾病。

7.骨骼肌肉系统

骨骼肌肉系统退化,会使老年人变矮及行动缓慢,将直接影响老年人的活动能力。正常老化对骨骼肌肉系统的影响包括:身体肌肉及皮下脂肪的重新分布、肌肉萎缩、肌力下降、骨质变得疏松等。随着年龄的增加骨骼会因老化而发生退行性骨质流失,骨质

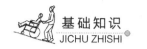

中有机成分丢失,出现骨质疏松,引起腰背疼痛、身高下降、脊柱弯曲变短,容易发生骨折;肌肉纤维随着老化会萎缩,纤维数目减少,使得老年人运动较为无力和迟缓;由于骨液分泌减少,胶原细胞减少,加上软骨磨损,使得关节僵硬、周围组织纤维化等导致灵活性下降、关节活动时疼痛等现象,需要治疗。

8.造血及免疫系统

老年人对于维生素 B_{12} 的吸收会下降,使红细胞(RBC)的数目减少,血红蛋白(Hb)会降低,易产生贫血。白细胞(WBC)数目会减少,使得老年人的免疫系统变差。骨髓、胸腺、脾、淋巴是免疫系统的主要器官,此类器官的萎缩,功能障碍,免疫功能会下降,抗体反应会变弱,容易得免疫系统疾病,包括甲状腺功能亢进、糖尿病、系统性红斑狼疮、重症肌无力、淋巴瘤、天疱疮、类风湿性关节炎、强直性脊柱炎、干燥综合征等。

二、老年人心理特点

1.老年人认知功能改变的影响

由于老年人反应慢,近期记忆力、理解能力下降,往往对自己失去信心,恐惧尝试新事物,退缩不前,可能会选择退出有压力的社交活动,甚至导致人格改变,这些变化对于自我价值和自尊可能产生负面影响,也可能变得不耐烦、易怒,坚持自己是正确的,或是变得依赖他人。

2.老年人社会角色改变的影响

因生命历程的发展,老化必经许多角色的转换,如退休、丧偶、家庭角色的改变等,有的是新的角色增加,有的是一种角色的失落,每一种变化都会有生理、心理、社会层面的重新整合与适应,是生命中相当大的危机与转折。退休是老年期的一个重大转变,退休所带来的工作角色丧失,会使老年人突然觉得时间空间增多,生活乏味单调,内心空虚;另外,退休有可能带来经济收入下降,改变了家庭中的角色与功能;退休也可能带来自尊下降的感受,特别是原来在职场上高位人员,天天有人问候、请示,一旦退出职场无法适应与面对。丧偶对于老年人是一种无法承受的伤痛和孤寂,丧偶的前几个月会表现为极度哀伤、抑郁的情绪反应,会产生罪恶感,需要较长一段时间的适应。家庭角色的改变也可能会改变居住环境,包括社会环境,如独居或机构养老,老年人的心态与价值观也要相应改变,否则将面临更大的失落感。同龄亲友的逐渐减少,会使老年人产生失落感与孤独感。此外,老年人与晚辈之间的生活习惯、价值观的差距,会有较大的代沟,没有共同语言,社交面逐渐缩小,会导致老年人的人际互动减少,感受会变得更加孤立及弱势。

3.老年人感知觉改变对心理的影响

老年人的视力减退会造成不想外出、社会活动减少,有些老年人还容易产生视觉上的错觉而出现多疑、易怒。老年人听力的减退可能造成沟通上的困难,经常出现部分听清,部分听不清,甚至接收到的内容不正确而造成误解,影响老年人的情绪,容易和他人产生矛盾,进而变成偏执,难以理解和沟通。所以,对于老年人的各种负面情绪,有可能是感知觉下降造成的沟通障碍,我们需要用正面的态度和方法,协助其克服心理障碍。

4.泌尿生殖系统的变化对心理的影响

老年尿失禁对于一部分老年人来说特别苦恼,除了造成身体的不适外,还会产生羞耻感、抑郁、社交障碍等。泌尿生殖系统退化更牵涉到个人对于自我性能力的感受,对于这部分能力失去控制,会让老年人产生焦虑、抑郁,有的老年人害怕别人发现自己排尿困难或担心自己身上有异味,从此与社会隔离。

三、老年人患病特点

1.病情隐匿、症状和体征不典型

老年人起病往往隐匿,病程较长。如高脂血症、动脉硬化、高血压、骨质疏松、前列腺增生等疾病多发病较长时间后才发现,甚至出现并发症才就医。正是因为症状和体征不典型,起病早期没有任何不适,经健康体检才能发现,部分因发生并发症才就诊,可能病情已经到了比较严重的阶段。还因为老年人的机体对各种症状体征的敏感性降低,掩盖了疾病的不适症状,加大了医护人员诊治难度,容易漏诊和误诊。如老年心肌梗死患者,胸痛症状经常表现为牙痛、胃痛、消化不良、精神萎靡;部分老年人的肺栓塞表现精神萎靡、氧饱和度下降,并没有胸痛、咯血等症状;老年肺炎的咳嗽、咳痰、发热症状轻,仅表现为胃纳下降、精神萎靡等。

2.多器官受损、病程长、病情变化快

老年人往往有各种慢性病与共病。慢性病是指至少持续1年的疾病或医学情况,需要持续治疗,包括躯体疾病也包括精神疾病。共病是指一个人同时患有2种及以上的慢性病,即多病共存。"多病共存"加上老年人机体储备能力下降,使得制定医疗护理方案更具复杂性,需要考虑各个疾病的权衡,常会造成重复用药、重复检查、过度医疗、治疗不衔接、不连续等问题,发生不良事件的风险显著增加;老年人机体调适能力下降,抵抗力弱,不稳定性增加,发病急而快,尤其是高龄老年人,一旦某个脏器出现问题,功能迅速下降,可以并发其他脏器功能急速下降,恢复很慢。

3.老年综合征发生率高,增加失能的风险

老年综合征是由多种原因造成的一种临床症候群,是躯体疾病、心理、社会及环境等多因素累加的结果,即"多因一果"。常见老年综合征有跌倒、衰弱、听力障碍、视力障碍、抑郁、认知障碍、尿失禁、疼痛、睡眠障碍、谵妄、压力性损伤、吞咽障碍、营养不良、肌少症、多重用药、头晕、便秘等。老年人慢性病数量与老年综合征密切相关,协同作用引起老年人失能。

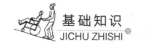

4.多重用药,药物不良反应多见

由于老年人一体多病,服药种类多,药物相互作用增加药物副作用的发生;老年人肝肾功能下降,对药物分解、吸收、代谢能力下降,容易在体内蓄积,因此对于老年人用药需谨慎,从小剂量开始,根据肝肾功能情况酌情用药,需要严密观察药物副作用。

（浙江医院　陈凌燕）

第三节　老年人日常照护

老年人生理、心理的变化,决定了老年人日常照护的特殊性。老年人的日常照护除了身体照护还有安全的照护,防止不良事件的发生。身体照护主要包括饮食照护、日常活动照护、清洁卫生照护、睡眠照护;安全照护包括用药照护、防不良事件(噎食、烫伤、触电、管道滑脱、走失、坠床、跌倒等)。各级医疗护理员都需要掌握这些基本内容。

一、饮食照护

老年人因咀嚼、视觉、味觉、嗅觉、消化系统等功能下降,影响了食物的摄入、消化和吸收。为保证营养摄入均衡,老年人的饮食要注意以下的问题:

1.提供平衡膳食

根据中国营养学会发布的中国居民平衡膳食宝塔,食品要多样,每天的食品种类要在 10 种以上,无心、肾功能疾病限制下保证每天饮水 1500～1700 毫升。碳水化合物(谷类、薯类)250～400 克,水果类 200～350 克(2～3 种),蔬菜类 300～500 克,动物性食物 120～200 克(每周至少 2 次水产品,每天 1 个鸡蛋),大豆及坚果类 25～35 克,奶类及奶制品 300～500 克,盐控制在 5 克以下(1 啤酒瓶盖),油控制在 25～30 毫升。老年人对糖代谢能力减弱,尤其是精制糖,要严格控制;蛋白的摄入要足够,尽量选择优质蛋白,多吃禽类、鱼虾、牛羊肉、蛋类、奶制品等,营养丰富容易消化;蔬菜要新鲜,水果在两餐之间食用。

2.科学加工和烹饪

饮食要清淡、细软,尽量使用蒸、煮、炖、汆、熬的烹饪方式。要注意颜色搭配,色、香、味的多重刺激,用餐气氛、灯光、摆盘上多用心,以刺激食欲。

3.食物温度适宜

老年人对温度的感受下降,要避免烫伤,在老年人进食前,要做好食物的温度测试。要避免过冷过热的食物对胃肠道的刺激而影响消化吸收。食物的温度在 40～42℃为宜。

4.少量多餐,饮食规律

老年人要避免暴饮暴食或过于饥饿,应有规律进食,少量多餐。

5.预防进食意外

尽量采取坐位进食,创造舒适、安静的进食环境,提供合适的餐具,选择恰当的食物性状。指导小口进食,细嚼慢咽,避免大口进食糯米团、果冻、蛋黄等黏稠粗糙的食物。进餐时要集中注意力,不说笑、不催促,要避免噎食和误吸。

二、日常活动照护

活动可以维持人的基本生理功能,增加自我照护的能力,维持认知功能,提升生活质量,预防退行性疾病,增加成就感和自尊,减少患病的危险因素。

1.选择合适的活动方式

应根据老年人的身体状况,选择不同的活动类型。根据活动内容可以分为四大类:日常生活、家务活动、职能活动、娱乐活动。根据运动目的主要包含三类:心肺训练、肌肉训练、柔软度训练。心肺功能训练适合老年人的有步行、慢跑、游泳、踩固定脚踏车等有氧运动。肌肉训练推荐弹力带抗阻锻炼。柔软度训练推荐瑜伽、太极拳、伸展操、八段锦等。要根据老年人的喜好、环境因素、身体健康状况确定个性化的活动方式。

2.活动强度、频率和时间

根据训练的目的分为以下三种。

(1)心肺功能训练强度 一般从最低强度运动开始,个人体能很弱者训练强度为60%,个人体能较弱者训练强度为65%,个人体能普通者训练强度为70%,个人体能较好者训练强度为75%,个人体能很好者训练强度为80%～90%。可以用最大心率的百分比来计算运动目标心率。运动目标心率＝(最大心率－休息时心率)乘以训练强度＋休息时心率,最大心率＝220－年龄,时间每天至少30分钟,不能持续30分钟的老年人可以一天之中分3次完成,每次10分钟,低强度的训练可以每天进行,中等强度以上的运动每周至少3次。

(2)抗阻训练强度 一般练习8～10个动作,每个动作10～15次,根据自己的体能选择。训练时间20～30分钟,每周2～3次。

(3)柔软度训练强度 以每次伸展稍微感到不适,但又不至于疼痛为宜。每次的伸展运动必须足够练习到每一个肌群,伸展操每周至少2～3次,也可以作为运动前后的热身运动。

3.注意事项

运动要循序渐进,慢慢增加运动时间,少量多次有规律,以不喘、不胸闷、不会太累为宜;运动前后要做热身和缓和运动;尽量不要单独行动;糖尿病老年人不要空腹运动,高

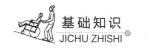

血压、心脏病老年人不宜太早出门,特别是寒冷季节,注意穿舒适防滑的鞋子和衣物,避免跌倒等一些运动伤害的发生。

三、清洁卫生照护

清洁卫生是每个人最基本的生理需要,使老年人身体舒适、心情愉悦,满足自尊的需要。清洁可以防止病原微生物的繁殖,减少感染的发生,促进代谢,保持皮肤健康。护理员应该协助老年人做好身体的清洁工作,如梳头、洗脸、清洁口腔、洗手、会阴护理、足部护理、洗头、洗澡、皮肤护理等。

1.保持清洁无异味

老年人的衣服要保持清洁,要每天更换内裤,外衣也要勤换洗,保持清洁。床单位要保持清洁、平整、干燥、舒适。

(1)梳头洗脸 每天早晚各一次,洗脸后再涂护肤品,让老年人面部干净滋润。

(2)清洁口腔 意识清醒的老年人早晚刷牙,饭后漱口。卧床意识不清的老年人用海绵棒清洁口腔,早晚各一次。

(3)洗手 可预防各种传染性疾病,每天要进行多次清洁,饭前便后做好手卫生,同时勤剪指甲,保持清洁。

(4)会阴护理 每天至少一次清洗会阴部,卧床老年人每次便后均要保持清洁干燥,注意避免用碱性肥皂,用流动水清洗即可。

(5)足部护理 多在睡前进行,可用温水泡脚,注意水温的控制,避免过冷过热,每次不超过30分钟,泡好后要注意擦干脚趾缝,足部再涂保湿乳,可以给予按摩促进血液循环,帮助睡眠,同时要注意修剪趾甲,趾甲与趾头平齐,两侧不要低于脚趾边缘,避免甲沟炎。

(6)洗头 老年人的头皮腺分泌旺盛,容易产生头屑、皮脂堵塞毛孔,导致异味和瘙痒,引起不适和疾病,需要护理员予以经常洗头,每周至少1~2次,保持卫生。

(7)洗澡 清洁皮肤,促进全身血液循环,消除疲劳和紧张情绪,但要在保证安全的情况下进行。根据老年人的习惯进行,冬天不要过于频繁洗澡,卧床老人可以用床上擦澡代替。

2.保护皮肤防瘙痒

老年人皮脂腺分泌减少,皮肤干燥粗糙,容易脱屑瘙痒。避免过度清洁,冬天洗澡以每周1~2次为宜,水温不可过热,避免用碱性肥皂清洁,采用中性香皂,洗后擦拭干全身皮肤,观察皮肤状况,涂润肤露保持滋润,防止皮肤干燥瘙痒。

3.防洗浴意外

洗澡是在一个相对密闭的空间进行,此时皮肤毛细血管扩张,血压变化会比较大,又容易着凉,有心脑血管疾病、呼吸系统疾病的老年人要注意安全,做好评估,把握洗澡时的室温、水温及控制洗澡的时间,避免诱发心脑血管意外。老年人洗澡容易出现体力不支的现象,做好跌倒的预防工作。

(1)室温控制在 22～26℃,水温控制在 45℃左右,防止着凉和烫伤。

(2)在洗澡前做好评估,必要时给予洗澡凳。洗澡间地面有防滑措施,有扶手,防跌倒是重中之重。

(3)洗澡注意把控时间,避免过长,一般不超过 15 分钟。搓澡注意力度,不可太用力而造成皮肤损伤。老年人自己不易清洗到的部位需要协助,特别是腋下、后背、会阴、膝关节以下部位。

四、睡眠照护

老年人的睡眠质量受多种因素的影响,需要进一步了解其是否存在心理或疾病方面的问题,采取对症措施。

1.避免影响因素,养成良好的睡眠习惯

按时就寝、起床,晚餐不易过饱,睡前限制饮水,不喝浓茶咖啡等兴奋性饮品;日间保持清醒,白天限制睡眠时间,适量活动,为夜间睡眠做准备;就寝前可以做放松训练、冥想、听轻音乐、深呼吸等,避免睡前大幅度运动。

2.创造良好的睡眠环境

环境要安静、整洁、舒适,通风良好无异味,温湿度适宜,温度控制在 22～24℃,相对湿度控制在 50%～60%,地灯光线柔和,促进睡眠。

3.遵医嘱用药

老年人使用镇静安眠药要特别注意肝肾功能的检查,不可随意增减药物,以免服药过量或停药反应,要注意安眠药的副作用。

4.做好心理护理

对于过度焦虑的老年人,要指导其正确地认识失眠,讲解情绪对睡眠的影响。

5.中医护理

按医嘱中药泡脚、按摩穴位等辅助治疗,通常用来安神的穴位有头部的百会、风池穴,手部的神门、内关穴,耳部的神门穴等。

五、用药照护

老年人因记忆力、认知能力下降而导致漏服药、多服药、服错药的情形,加上老年人一体多病,用药种类也增多,或是错误理解医生的医嘱,导致服药错误的发生。有些老年人过分相信保健品及偏方,或是一些非处方用药,所以护理员要收集老年人的用药资料,包括非处方用药、中药、保健品、局部用药、膏药等,将用药列成清单,及时提供给药

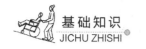

师,避免重复用药。

1.按医嘱规律服药

可将服药时间与老年人的作息习惯连接,将有助于规律服药;或将药物按一周七天、一天三餐分装在容器,及时提醒服药;不可自行增减药物,不能随意分割、碾碎药物。

2.药物储存

药物储存时间及方法会影响药物的作用。一般药物常温保存在干燥、避光、密闭、阴凉处,避免阳光直射,注意药物的标签和效期。特殊药物储存需要征求医生,按医嘱正确保存,比如硝酸甘油含片需要遮光,开启后半年有效;胰岛素开启前需要冷藏保存(2～10℃),开启后4周有效。

3.药物不良反应

老年人因肝肾代谢功能下降,加上多重用药,药物不良反应在老年人身上多发,需要加强观察,及时汇报。

4.用药安全注意事项

需要了解个体所有服用的药物,有无服药过敏史。使用的药物标签清晰,明确药物的名称、用药方法、时间,了解药物的副作用。认知障碍老年人,护理员要掌握相关信息,并收纳储存好药物,以免老年人自行服药。

六、防不良事件照护

1.噎食的预防

(1)合适的体位。老年人进餐时应尽量采取坐位姿势前倾,卧床老年人进食应协助床上坐起或半卧位,床头抬高30°～60°。尽量让老年人自己进食,手功能障碍,需要喂食时,每次一口量,待老年人完全咽下张口确认后再送入第二口食物;发生呛咳时应暂停进食,等到呼吸完全平稳时再喂食物,频繁呛咳时应停止进食。

(2)营造安全的进餐环境。环境要求安静、整洁、舒适,保持心情愉悦。进餐时,提前进行心理疏导,使老年人不忧虑,不急躁,保持心情舒畅,注意力集中,避免老年人谈笑风生。

(3)选择合适的食物。老年人避免食用容易噎咳的食物和黏性较强的食物,如鱼刺、骨头、汤圆、年糕等;以细、碎、软为原则,且温度适宜;避免进食生、冷、粗、硬的食物。对有吞咽障碍的老年人,应把食物加工成糊状进行喂食。

(4)细嚼慢咽。老年人吃饭,不要催促,应细嚼慢咽。肉类、汤圆等食品要分割成小块让老年人慢慢进食,进食时每口食物不宜过多。

(5)在进食的过程中如老年人因唾液分泌不足而发生吞咽困难时可适当准备水或稀粥,汤和干的食物交替进食,防噎食。

2.烫伤的预防

(1)提高护理员防范烫伤的风险意识。护理员要有较强的风险防范意识,重视开水装置、电路系统的日常维护及保养,避免危险的发生。

(2)准确评估老年人的自理能力,对于视力明显下降、行动不便的老年人,嘱其不要自行取、倒开水,不要自行洗浴,需要时按呼叫器请护理员来协助完成。护理员需加强巡视,及时发现老年人的需求。

(3)陪伴老年人洗浴,不要让老年人单独洗浴。在协助老年人洗浴时要注意以下几点:首先,一定要为老年人准备好热水,水温维持在45℃左右,并试水温,以免烫伤老年人;其次,避免发生因冷、热水龙头使用不当而发生的烫伤。

(4)使用热水袋时,水温不超过50℃,盛水应不超过3/4的量,要塞好塞子,检查热水袋有无破损,使用时需加上套袋,使用过程中加强巡视。

(5)对活动不便的老年人,身旁勿放热水瓶,所用开水由护理员定时帮助解决。

(6)严禁老年人在床上吸烟,避免引燃床上用品造成烫伤及火灾。

(7)严格控制糖尿病老年人的取暖和用热水的温度。

3.管道滑脱的预防

(1)知晓老年人使用的管道名称、留置时间、部位、深度、固定情况、是否通畅、局部情况等。

(2)每日观察管道及固定是否妥当。

(3)护理员应遵循预防为主的原则,认真评估老年人是否存在意外拔管危险因素,如意识不清、躁动不安、使用镇静剂、认知障碍、精神障碍、有拔管史等。

(4)如存在上述危险因素,要及时制订防范计划,落实防范措施。

(5)对老年人进行宣教,使其充分了解管道的重要性及如何预防管道滑脱。

(6)对存在意外拔管危险因素的老年人,护理员需要重点关注。

(7)要熟练掌握各类管道滑脱的紧急处理方法,当发生管道滑脱时,评估管道完整性,要遵循老年人安全第一的原则,迅速采取补救措施,避免或减轻对老年人的损伤。

(8)一旦发生管道滑脱,要立即汇报相关人员。

4.触电的预防

(1)做好电视机、电冰箱、洗衣机、电风扇、空调等电器的管理,避免出现因乱拉电线、超负荷使用及使用不当引起的短路、触电等安全事故。

(2)切勿用手及金属等导电物品去接触电源插座。

(3)切勿使用湿手触摸电器、湿布擦拭电器。

(4)电器使用完毕及时拔掉电源插头,插拔电源插头时不要用力拉拽电线,以防止电线的绝缘层受损造成触电。

(5)了解电源总开关,发现有人触电要及时切断电源,或者用干燥的木棍等物将触电

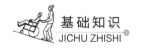

者与带电的电器分开,不要直接用手救人。

(6)有失智症老年人的家庭,电源插座建议安上保护套。

5.老年人走失预防

(1)提高护理员风险评估能力和对失智老年人的病情识别能力,要做到及早发现、及早预防,如发生走失,要吸取教训,避免类似事件再次发生。

(2)在老年人的衣服口袋里或特制的挂饰上放入身份卡片,卡片上面记录老年人的个人信息或家人的联系方式及主要病症处理方法等内容。

(3)公共场所注意看护。外出购物、游玩或在比较拥挤的公共场所,应牵手老年人行走,还要告诉老年人在与家人失散时应该在原地等待,不到处乱走。人多时要专门抽出一人看护老年人。在老年人的口袋里备些食物,以防老年人走失后挨饿,甚至发生低血糖。

(4)多与老年人沟通互动,及时掌握老年人的去向,平时在生活上多关心与帮助,让老年人内心满足、平和,可以给老年人拍一些近期生活照,除愉悦老年人的心情,若出现走失情况,也可提供近期照片以备寻找使用。

(5)给老年人配置定位功能设置好的手机或其他电子产品,建议将这类电子产品缝在老年人随身衣物当中,定期或不定期查看电子产品的电量是否充足,随时可通过定位功能找到老年人,尽量避免意外事件的发生。

6.老年人的虐待问题

老年人的虐待问题已成为社会关注及担心的问题。在人口老龄化日趋严重,失能、失智发生率高带来的照护压力也越来越严重。照护这些老年人的家属或主要照护者,因为身心疲惫,长期压抑自己的情绪,再加上巨大的经济压力,他们将自己的压力情绪发泄在老年人身上,因此可能会忽视年老父母的存在,所谓"疏忽",更甚的会有暴力性身体伤害。常见有以下几种类型:

(1)身体虐待,通常包括殴打、不提供医疗护理,是老年人处于易受伤害的环境中。例如:暴力行为、未接受或拒绝医疗、强迫喂食、任何形式的体罚等。

(2)精神虐待,通常指心理、情绪的虐待,包括言语侮辱或威胁。例如:言语攻击、恐吓、故意排斥、孤立老年人、断绝与外界联系、干扰其睡眠等。

(3)财务虐待,是指剥削老年人的钱财,随意花费老年人的财产。例如:未经老年人同意或授权兑现支票、强迫老年人签署任何文件、滥用法定代理权等。

(4)物资虐待,是指对老年人生存所需要的物资予以剥削或不提供,包括食物、住宿等,导致老年人营养不良、生病受伤等。

(5)性虐待,是指非出于老年人自愿的任何性接触,如未经老年人同意而任意抚摸其身体。

老年人虐待问题常因受虐老年人不敢告诉他人而没有被发现,因此需要工作人员的评估和观察。①身体评估:全身皮肤和外观的检查,身体有无异味、是否清洁,有无身体伤害的现象。②日常生活能力的评估:是否需要照护者照护。③心理社会层面的评估:意识、情绪、与家人互动情况、社交活动情况、药物滥用情况等。制定及时有效的预防虐待老年人的措施和介入服务,增加对社会服务相关人员的培训,为虐待老年人的相关问题提供及时有效的监督。完善老年人社会保障法律制度体系,建立并加强监督机制。增加社保体系覆盖面,平等地维护农村老年人的权益。健全群众举报制度,充分发挥舆论的监督作用。一旦发现虐待情况,应按照相关法律规定,采取行动,协助老年人得到完善的照护及心理支持。老年人虐待问题重在预防,照护者照护老年人的负担是沉重的,容易产生暴力倾向,因此,也要给照护者提供减压的服务,以减轻照护者的压力。

7. 跌倒、坠床的预防

跌倒、坠床可致骨折和器官损伤,进而引发各种并发症,严重影响老年人的身心健康、日常活动和独立生活能力,使生活质量下降,增加社会和家庭的负担。

(1)坠床的预防

1)加强防范。对意识障碍的老年人加床档,或者在床旁用椅子挡护,对翻身幅度较大的老年人,必要时在两侧床档上拴保险带预防坠床。

2)加强巡视。老年人睡眠时,也要经常巡视,发现睡眠中的老年人睡在靠近床沿时,要及时挡护。必要时为老年人向床内侧翻身,防止老年人坠床摔伤。

3)加强协作。对体重较大、身材较高的老年人进行翻身或转移护理时,最好两人协作完成。

4)当老年人情绪、意识发生改变时,要做好预见性护理,预防老年人躁动等原因引起坠床,提前做好保护措施。

(2)跌倒的预防措施

1)增强跌倒防范意识,做好风险教育。跌倒的原因可分为内在因素和外在因素。内在因素多与老年人的衰老及疾病有关,外在因素是指不安全的环境。积极治疗老年人自身疾病,如高血压、骨质疏松症等,加强营养和锻炼。根据医务人员对老年人的跌倒风险评估落实有针对性的预防措施是关键。老年人平时活动时动作幅度要小,动作不要太急;起床要慢,特别是清晨或夜间;在行走中出现头晕,应及时扶物站立或蹲下,以防跌倒;必要时可选择助行器辅助,如果感到疲劳、睡眠不足、身体不适时,应注意休息;雨雪天路滑尽量不要外出;服用安眠药或降压药的老年人,容易出现直立性低血压导致头晕而摔倒,日常活动更应注意;夜间如厕光线要明亮,可在床边准备床边便器;虚弱老年人不要长时间站立,活动或外出时应有人陪伴。

2)由于老年人的视力及对光线的调节能力下降,在老年人活动的范围内要保持明亮的光线,避免强光直射,卧室和走廊、楼道要有夜灯,避免老年人夜间因光线昏暗被绊倒。

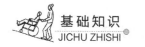

3）保持居室地面干燥、防滑。浴室、餐厅及楼梯等处设警示牌，及时做好提醒。

4）楼梯、过道、浴室、坐便器旁均应设有扶手，定期检查，确保扶手稳固。

5）衣着合适。老年人鞋子大小合适，鞋底防滑；避免穿过于紧身或过于宽松的衣服，特别是裤脚不过长，防绊倒。

6）环境安全。老年人生活环境应该简单，尽量减少台阶、门槛，在经常活动的地方，不堆放杂物，保持无障碍通道。床、桌、椅的高度和摆放位置合理，不随意搬动位置；日常用品放于便取处，不宜放得过高或过低，避免老年人登高取物而发生跌倒。

7）合理用药。护理员应注意对药物药理作用及副作用的观察，指导协助老年人按医嘱服药，避免其擅自增减药物。对老年人服用降压药、降糖药、安眠药可能出现的不良反应，护理员应该增强风险意识，做好预防措施。

8）加强对老年人跌倒的认知教育。要善于自我保健，老年人不要高估自己的能力，必要时应接受护理员及家属的帮助。应教会护理员基本的防止跌倒的措施，如怎样正确翻身、正确使用轮椅和如何搀扶老年人等。护理员工作时应尽心尽责。对曾有跌倒史而害怕活动的老年人，要帮助其树立信心，协助其参加社交活动，提高老年人的注意力，保持旺盛的精神活动，有助于预防跌倒。

（浙江医院　陈凌燕）

第二章　老年人常见健康问题照护

【重要知识点】

1. 基本概念：认知、认知康复。

2. 高血压、冠心病、脑卒中、糖尿病、痛风、退行性骨关节疾病、肿瘤、慢性阻塞性肺疾病、前列腺增生、慢性肾衰竭等常见慢性病的日常照护。

3. 失智症病因、发病机制、临床表现及诊治相关知识，日常照护技术，认知康复及异常行为应对措施。

4. 老年人直立性低血压、皮肤瘙痒、骨质疏松、便秘、尿失禁、疼痛、意识障碍、吞咽障碍、视力障碍、听力障碍等常见健康问题的日常照护。

第一节　常见慢性病日常照护

本节主要介绍老年人常见慢性病（高血压、冠心病、脑卒中、糖尿病、痛风、退行性骨关节疾病、肿瘤、慢性阻塞性肺疾病（chronic obstructive pulmonary disease，COPD）、前列腺增生、慢性肾衰竭）的相关因素和日常照护。医疗护理员初级需掌握老年人常见慢性病的日常照护；医疗护理员中级需掌握老年人常见慢性病的相关因素；医疗护理员高级具备指导能力。

一、高血压

高血压是老年人常见疾病之一，是导致冠心病、心力衰竭、脑卒中等的首要危险因素。高血压包括原发性及继发性两类，老年人以原发性为主。老年人高血压的患病率逐年增加，60 岁以上老年人患病率达 30％，65 岁以上老年人患病率达 50％，80 岁以上老年人患病率达 65％，其中半数是收缩期高血压。老年高血压的诊断标准与一般成年人相同，即在非药物状态下收缩压≥140mmHg 和（或）舒张压≥90mmHg。应结合血压升

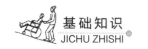

高的水平、心血管危险因素、靶器官损害程度等进行危险度分层。

1.相关因素

老年人高血压主要与下列因素有关:①遗传因素:高血压具有明显的家族聚集性。②内在因素:包括与血压相关的各种老化因素,如血管粥样硬化程度及压力感受器敏感性的变化等。③饮食:摄盐过多导致血压升高主要见于对盐敏感的人群;钾摄入量与血压升高呈负相关;饮酒量与血压呈线性相关,每天摄入乙醇>50克可明显增加高血压的发病率。④精神应激:长期反复的过度紧张和精神刺激可引起高血压。⑤其他不健康的生活方式,如吸烟、缺乏锻炼、超重或肥胖等。

2.日常照护

(1)环境舒适　保持安静、舒适的生活环境,温湿度适宜、光线柔和等,以利于老年高血压患者休息。医疗护理员照护工作应相对集中,尽量减少干扰患者。

(2)休息与活动　生活规律,保证充足的睡眠。运动要适量,选择适合的运动方式,运动量及运动方式的选择以运动后不感到疲劳、维持理想体重为标准。

(3)疾病管理　老年人血压波动较大,因此,应每日定时间、定部位测量血压。老年人易发生体位性低血压,测血压时需测量立位血压。关注老年人24小时血压是否得到平稳控制,尤其是清晨血压是否达标。清晨血压控制在135/85mmHg以下,意味着24小时血压得到严格控制。

(4)饮食照护　给予低盐、低脂、丰富维生素及纤维素的食物。限制钠盐摄入,每日食盐摄入量以少于5克为宜,但同时,应警惕过度限盐导致低钠血症;限制脂肪摄入,膳食中脂肪控制在总热量的25%以下;多进食含钙和钾丰富的食物;多吃新鲜蔬菜,增加粗纤维食物的摄入,如芹菜、韭菜等,以预防便秘。限制饮酒。

(5)用药照护　老年高血压患者使用高血压药物的原则:用药前检查有无体位性低血压;从小剂量开始,减少不良反应;联合用药,达到最大的降压效果;使用长效降压药,提高用药依从性;观察药物不良反应,如虚弱、眩晕等。

(6)心理调适　老年高血压患者避免情绪波动,保持生活规律和心情愉快。鼓励其使用正向调试法,与家人、朋友建立良好的关系,以得到情感支持;尽量避免导致老年人情绪紧张的因素,减轻其心理压力和矛盾冲突。

二、冠心病

冠心病是冠状动脉粥样硬化性心脏病的简称,在冠状动脉粥样硬化的基础上,血管腔狭窄或阻塞和(或)因冠状动脉痉挛导致心肌缺血缺氧或坏死而引起的心脏病,是老年人最常见的心脏病。冠心病的发病率和死亡率均随着年龄的增加而明显增加。心绞痛是冠心病最常见的类型,急性心肌梗死在老年人的发病率比一般成年人高,且高龄者急性心肌梗死的病死率较高。

1.相关因素

老年冠心病主要与下列因素有关：①血脂异常：血脂异常是老年人独立的危险因素。②高血压：随着年龄的增加，高血压的患病率升高。高血压使心血管事件发生率增加。③糖尿病：糖尿病是冠心病的高危因素。糖尿病患者动脉粥样硬化发生较早且更为常见；冠心病也是成人糖尿病的重要死亡原因之一。④生活方式因素：吸烟对冠心病的死亡率和致残率起到协同作用；肥胖是心血管疾病的独立危险因素，能加重已知危险因素的作用；体力活动少、过量饮酒也与冠心病有一定的关系。⑤精神因素：合并抑郁的老年人，冠心病发生风险增加，也会增加冠心病的死亡率。

2.日常照护

（1）一般照护 保持环境安静、整洁，减少探视。如老年人胸痛、心前区不适及时报告医护人员；老年人牙部、咽喉部、下颌部、左肩部、背部、上腹部等疼痛，也要引起警惕。心绞痛发作时，立即休息、舌下含服硝酸甘油0.5毫克，必要时间隔5分钟再次含服。

（2）用药照护 硝酸酯类药物是老年心绞痛患者的常备药。针对老年人口干的特点，含服硝酸甘油前先用水湿润口腔，再将药物粉碎置于舌下，以利于药物快速融化，有条件的老年人可以使用硝酸甘油喷雾剂。首次使用硝酸甘油时宜平卧，因老年人易出现减压反射导致血容量降低。注意观察有无头痛、面色潮红等不良反应。

（3）饮食照护 指导患者进食低脂肪、低胆固醇、优质蛋白质、富含维生素的清淡、易消化饮食，少食多餐，避免暴饮暴食。多进食粗纤维食物，以保持大便通畅；避免刺激性食物，如咖啡、浓茶、可乐等；戒烟限酒。

（4）心理调适 指导病情稳定的老年冠心病患者运用放松技术，缓解紧张情绪，减轻精神负担。对于急性心肌梗死患者，陪伴、安抚患者，减轻其恐惧感和紧张情绪，树立战胜疾病的信心。

三、脑卒中

脑卒中是指急性起病，由于脑局部血液循环障碍所导致的神经功能缺损综合征，包括脑梗死、脑出血、蛛网膜下腔出血等。脑卒中是全球第二大死亡原因，具有发病率高、致残率高、复发率高、死亡率高的特点。老年人是脑卒中的高发人群，也是老年人致残的主要原因，幸存者中75%丧失劳动能力，其中40%重度残疾。脑卒中不仅严重危害老年人的健康和生活质量，而且也给老年人家庭带来沉重的经济负担。

1.相关因素

老年脑卒中主要与下列因素有关：①动脉粥样硬化是脑血栓形成与脑栓塞的共同病因，因此，高血压、糖尿病、高脂血症、吸烟、精神状态异常等导致或加重动脉粥样硬化的因素都与老年脑梗死的发生有关。②脑出血患者80%～90%有高血压病史，其次，动—静脉畸形血管破裂也是引起脑出血的基础病因。③用药情况：评估有无使用影响

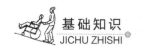

凝血的药物,如患者使用溶栓药、抗凝剂或抗血小板聚集药物,可在跌倒、外伤后导致脑出血的发生。④诱发因素:寒冷、用力排便、饮酒过度、情绪激动等因素均可诱发脑出血。

2.日常照护

(1)环境与休息　保持环境安静,为患者提供舒适的环境,这样既有利于其身心健康,又有利于与患者之间的有效沟通。给予脑梗死患者平卧位;脑出血患者取抬高床头15°～30°绝对卧床休息,有烦躁、谵妄时加保护性床栏。

(2)饮食照护　给予低盐、低脂、丰富维生素和纤维素饮食,少量多餐。吞咽障碍者给予糊状饮食,进食速度要慢;因意识障碍不能进食时,可通过静脉或鼻导管供给营养。

(3)生活照护　①穿衣:指导患者穿宽松、柔软、棉质、穿脱方便的衣服,穿衣时先穿患侧,后穿健侧,脱衣时顺序相反,不宜穿系带的鞋子。②如厕:训练患者养成定时排便的习惯,如活动障碍,可利用便器在床上排便。可自行如厕者,要有人陪护,以便帮助患者穿脱裤子和观察病情。

(4)心理调适　理解脑卒中患者的感受,为其提供宽松和适于交流的氛围。指导并帮助老年人正确处理面临的困难,及时鼓励他们的每一点进步,增强战胜疾病的信心。

(5)康复训练　包括语言、运动及协调能力的训练。①语言:为患者创造良好的语言环境,可根据患者的喜好选择合适的图片和读物,从发音开始,按照字、词、句、段的顺序训练其说话,为其提供述说熟悉的人和事的机会。②运动:运动训练要循序渐进,对肢体瘫痪的老年人在康复早期即开始做关节的被动运动,幅度由小到大,由大关节到小关节,以后应尽早协助其下床活动,先练习站立、转身,后逐渐借助拐杖或助行器练习行走。③协调:协调能力训练主要是训练肢体活动的协调性,先集中训练近端肌肉的控制力,后训练远端肌肉的控制力,训练时要注意保证患者的安全。

四、糖尿病

糖尿病是指由于体内胰岛素分泌不足或胰岛素作用障碍,导致物质代谢紊乱,出现碳水化合物、蛋白质、脂肪的代谢紊乱,可导致心、血管、肾、眼、神经等组织器官的慢性进行性病变,出现功能减退及衰竭。病情严重或应激时可发生急性严重代谢紊乱,如酮症酸中毒、高渗性昏迷等。老年糖尿病患者95%以上是2型糖尿病。老年糖尿病的高发病率严重影响老年人的生活质量和寿命,糖尿病的并发症是致残、致死的主要原因。

1.相关因素

老年2型糖尿病主要与下列因素有关:①遗传因素:老年糖尿病大多数是2型糖尿病,具有很强的遗传倾向,糖尿病家族史的老年人群中糖尿病发病率较高。②胰岛素抵抗:2型糖尿病的胰岛素抵抗多与受体后缺陷有关。③糖尿病的危险因素:包括老龄化、高热量因素、体力活动减少、肥胖、糖耐量减低和空腹血糖调节受损。

2.日常照护

(1)饮食控制 按照糖尿病饮食计算方式和患者的实际情况安排饮食方案,由于老年糖尿病患者情况复杂多变,要在营养师和糖尿病专科护士的指导下制定饮食方案。老年糖尿病患者饮食宜低盐、低脂、低糖、高维生素、富含蛋白质、多粗纤维。老年人除了一日三餐外,可在早餐和午餐之间、午餐和晚餐之间及夜间临睡前适当加餐。限制饮酒,建议每周饮酒不超过 2 次,以减少低血糖的风险,避免空腹饮酒。

(2)日常运动 老年糖尿病患者的活动方式以散步、太极拳、健身操等为主,活动时以身体微汗、不感到疲劳为宜。不能过度活动,以避免增加老年人的心肺负担,导致不良后果。老年糖尿病患者活动宜在餐后 1 小时进行,并随身携带糖块、饼干等;有严重糖尿病并发症者不宜运动。

(3)心理支持 由于需要长期的饮食控制、加强运动及对并发症的担心,会使老年糖尿病患者烦躁易怒,血糖波动大。因此,要鼓励老年人讲出他们的感受,帮助他们树立信心,以良好的心态配合治疗和护理。

(4)低血糖防治 低血糖比高血糖对老年人的危害更大,甚至危及生命。因此,老年糖尿病患者控制血糖宁高勿低。发生低血糖时,神志清醒者给予糖水、糖块、饼干等口服;昏迷者,及时报告医生、护士,切忌经口喂食,以防窒息,导致死亡。

(5)糖尿病足的预防 ①检查:每日检查足部是否有水疱、裂口、擦伤及其他改变。②清洗足部:用温水及软皂清洗足部;用柔软、吸水性强的毛巾轻柔擦干足部,然后用羊毛脂或植物油轻轻涂抹足部;每次清洗足部不超过 10 分钟。③避免损伤:给足部保暖时,避免烫伤;剪趾甲时注意剪平,不要过短,以防损伤足部。

五、痛风

痛风是长期嘌呤代谢紊乱和(或)尿酸排泄减少引起的一组异质性慢性代谢性疾病,其临床特点为高尿酸血症、反复发作的急性痛风性关节炎、慢性关节肿胀、痛风石形成,可累及肾脏引起肾脏病变,并常诱发和加重心脑血管疾病及其他代谢性疾病,已成为严重危害人类健康的重大疾病。痛风好发于 40 岁以上的中年人,而且男性患者所占比例远超过女性。

1.相关因素

痛风的发病是遗传因素和环境因素相互作用的结果,主要与下列因素有关:①遗传因素:痛风的发病与家族病史有很大的关系,受遗传因素影响而患病的人占痛风患者的7%～8%。②环境因素:饮酒、高嘌呤食物、劳累、寒冷、感染、情绪波动、创伤、手术等均可能诱发痛风。③药物因素:一些药物可导致尿酸排出减少,如呋塞米、阿司匹林、乙胺丁醇等。

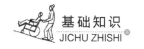

2.日常照护

(1)休息与活动 老年痛风患者急性期要卧床休息,抬高患肢,避免受累关节负重。休息至关节疼痛缓解 72 小时后恢复活动,避免劳累。

(2)饮食照护 ①给予低嘌呤饮食:指导老年痛风患者少进食高嘌呤食物,如动物内脏、牛肉、羊肉、鹅肉、鸽子肉、鳝鱼等。多进食低嘌呤食物,如奶类、蛋类、谷类、水果类等。②给予低蛋白饮食:蛋白质可增加尿酸的生成,要适当限制蛋白质饮食,一般 0.8～1.0 克/(千克·天)。③给予低碳水化合物饮食:碳水化合物可增强机体对嘌呤的敏感性,应减少碳水化合物的摄入。④多饮水:鼓励老年痛风患者多饮水,保持每日尿量在 2000 毫升以上。⑤避免刺激性食物,禁饮浓茶、咖啡,禁止饮酒。

(3)用药照护 饭后服药,以减轻胃肠道负担。用药后密切观察肝、肾功能及血常规情况。慎用呋塞米、双氢克尿噻、水杨酸等易诱发痛风的药物。

(4)避免诱发因素 指导老年痛风患者了解有关痛风的病因、诱因及预防方法。平时注意保暖,防止感染,少食多餐,以防诱发痛风。

(5)心理调适 老年痛风患者因发病时的疼痛发作而限制活动;另外,要限制很多食物的摄入,易影响情绪,导致焦虑,甚至抑郁情绪。应指导老年痛风患者以积极的心态正视疾病,注意避免各种诱因,减少痛风的发作。

六、退行性骨关节疾病

退行性骨关节疾病又称骨关节炎、肥大性关节炎,是由于关节软骨发生退行性变,引起关节软骨完整性破坏及关节边缘软骨下骨板病变,继而导致关节症状和体征的一组慢性退行性关节疾病。此病好发于髋、膝、脊椎等负重关节及肩、指间关节,可使其变形及功能障碍,严重影响老年人的生活质量。其发病率随着年龄的增长而增多,65 岁以上的老年人中 70% 有骨关节病的症状。高龄男性髋关节受累多于女性,手骨性关节炎则以女性多见。

1.相关因素

退行性骨关节疾病主要与下列因素有关:①原发性:人体关节因经常性和持续性的不均衡受力而引起退行性变。随着年龄的增长,结缔组织易发生退行性改变,软骨的变化最显著。老年人绝大多数为原发性退行性骨关节病。②继发性:常见原因为关节先天性畸形、关节创伤、关节面的后天性不平衡及其他疾病等。③相关因素:发病可能与一些易感因素和机械因素有关。前者包括遗传因素、免疫因素、生理性老化、肥胖、性激素、吸烟等;后者包括长期不良姿势导致的关节形态异常、长期从事反复使用关节的职业或剧烈的体育活动对关节的磨损等。

2.日常照护

(1)一般照护 急性发作期应注意休息,一般不需要卧床,只需限制关节活动。根据身体情况进行功能锻炼,选择运动量适宜、能增加关节活动的运动项目,如游泳、健身操、太极拳等,避免剧烈活动和过度负重,以减少反复损伤。肥胖老年人更应坚持运动锻炼,控制体重。

(2)饮食照护 多进食牛奶、蛋类、豆制品、鱼、虾、新鲜蔬菜与水果;进食高钙食品,确保骨质代谢的需要,必要时补充钙剂;适当增加矿物质镁、硒、锌及胶质食品的摄入量。

(3)减轻疼痛 对于患髋关节骨关节炎的老年人,减轻关节的负重和适当休息是缓解疼痛的重要措施,可使用手杖、拐杖、助行器协助站立或行走。疼痛严重者,可采用卧床牵引限制关节活动。膝关节骨关节炎的老年人除适当休息外,可通过上下楼梯时抓扶手、坐位站起时手支撑扶手的方法减轻关节软骨承受的压力,膝关节积液严重时,应卧床休息。另外,按摩和局部理疗综合使用,对任何部位的骨关节炎有一定的镇痛作用。

(4)用药照护 ①非甾体类抗炎药:主要起到镇痛的作用。常用吡罗昔康、双氯芬酸等,应使用最低有效剂量;在炎症发作期使用,症状缓解后立即停用;②氨基葡萄糖:不但能修复损伤的软骨,还可以减轻疼痛,其中硫酸氨基葡萄糖(维骨力)最好吃饭时服用;氨糖美辛片饭后即服或临睡前服用效果较好。

(5)心理调适 患者由于疼痛、行走困难等,易产生焦虑、抑郁等心理。为老年人安排有利于交际的环境,如房间距老年人活动中心较近等,增加其与外界环境互动的机会。鼓励老年人接受自身的身体现状,适应生活,积极面对。

(6)运动锻炼 ①急性发作期:以休息为主,适当的关节活动,可以增强肌力,改善关节的稳定性,防止骨质疏松和关节僵硬。一些有氧运动如游泳、散步、骑脚踏车、仰卧直腿抬高或抗阻力训练及不负重的关节屈伸活动等。②稳定期:在康复医生的指导下制订锻炼计划,可以选用中医养生保健方法,如气功、太极拳、五禽戏等,能增强体质和抗病能力。

七、肿瘤

肿瘤分良性肿瘤和恶性肿瘤。癌症是恶性肿瘤的统称。恶性肿瘤是以细胞分化异常、增殖异常、生长失去控制为特征的一类疾病。癌细胞通过直接侵袭周围组织、淋巴和血液循环形成远处转移,可累及正常器官,影响正常器官的功能或引发恶病质可导致死亡。癌症的发病率和年龄呈正相关,随着年龄的增长,癌症的发病率也随之增长。老年癌症患者不仅身体遭到严重摧残,而且精神上也承受着巨大的痛苦。

1.相关因素

恶性肿瘤的病因尚未完全明确,但与一些因素有关:①遗传因素:遗传因素在大多数肿瘤发生过程中增加了机体发生肿瘤的倾向性和对致癌因子的易感性。②生活习惯:吸烟与癌症的发生密切相关;高脂肪饮食可以增加乳腺癌、前列腺癌、结肠癌的发病率;饮用污染水、吃霉变食物可诱发肝癌、食管癌、胃癌。③环境污染:空气污染对人类造

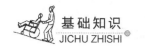

成严重危害;另外,环境中的一些化学物质,如砷、石棉、联苯胺、煤焦油等,可通过体表、呼吸和消化道进入人体,诱发癌症。④生物因素:人类乳头状病毒感染与宫颈癌有关;乙型肝炎病毒与肝癌有关;幽门螺杆菌感染与胃癌发生有关;黄曲霉素及其毒素可致肝癌。

2.日常照护

(1)环境舒适　保持室内空气流通,温、湿度适宜。根据老年肿瘤患者的喜好布置房间,营造温馨、舒适的环境,尽量使老年人心情舒畅。

(2)疼痛照护　①提高对疼痛、止痛药物的认识,熟悉常用止痛药的用法、用量、注意事项及不良反应。观察老年患者疼痛缓解情况,如出现了新的疼痛或疼痛没有得到缓解、出现难以控制的恶心呕吐等症状,及时通知医护人员。②运用非药物疗法如深呼吸、按摩、放松法、音乐疗法等,促进老年患者精神放松,减轻紧张、疼痛和其他症状,使其可以感受到有能力自我控制疼痛而减少消极反应。

(3)营养支持　积极的营养支持,不仅可以减少并发症,还能改善患者的生活质量。①高蛋白饮食:老年癌症患者应重视营养的补充,可给予高蛋白食物,如鱼、虾、鸡肉、鸭肉、猪瘦肉、动物内脏、牛肉、豆制品等,并注意动物蛋白与植物蛋白的搭配。②富含维生素饮食:维生素是抗癌必备的营养素,维生素能防止上皮细胞的转化,修复上皮细胞的损伤。富含维生素A的食物包括胡萝卜、油菜、动物肝脏、莴笋叶等;富含维生素C的食物包括菠菜、油菜、小白菜、西红柿、橙子、山楂、鲜枣、猕猴桃等。③富含微量元素饮食:硒是强抗氧化剂,能抗突变,抗细胞增生,还可以促进致癌物质的自然灭活,增强免疫力。含硒丰富的食物包括大蒜、鸡肝、虾、鱼、鸡蛋黄、蘑菇、芦笋、卷心菜、西兰花等。钼是人体的必需微量元素之一,能阻断亚硝胺在体内的合成,日常食物中谷类、豆类、乳类及动物肝、肾中含钼丰富。④烹饪食物时应以煮、炖、烩的方式为主,避免进食熏烤和油炸食物,禁止使用刺激性调味品,如胡椒、芥末等。

(4)心理调适　通过真诚的关心、耐心的解释,帮助老年癌症患者解决负性心理问题与情绪反应;及时观察和发现患者的心理变化,帮助其消除焦虑、烦闷、厌世等不良心理;协助患者和家属正确看待死亡,对患者进行全身心的照顾,平静地接受现实和面对生活。

(5)睡眠照护　创造良好的睡眠环境;保持床单位整洁、舒适,选用合适的枕头,给患者调整舒适的体位;睡前可进行温水泡脚、听轻音乐等方式,从而改善睡眠。

八、慢性阻塞性肺疾病

慢性阻塞性肺疾病(COPD)简称慢阻肺,是一种以气流受限的不完全可逆为特征的慢性肺部疾病,气流受限一般呈进行性发展。COPD与慢性支气管炎和肺气肿密切相关,并可因呼吸功能不全导致肺动脉高压,发展为慢性肺源性心脏病和右心功能衰竭。COPD是一种严重危害人类健康的常见病和多发病,严重影响老年人的生活质量,病死率较高,并且给老年人、家庭及社会带来沉重的经济负担。

1.相关因素

老年人 COPD 主要与下列因素有关:①老年人个体易感因素:包括老年人支气管和肺组织老化、自主神经功能失调、α_1-抗胰蛋白酶缺乏、单核巨噬细胞功能低下等。②环境因素:吸烟是最重要的危险因素。职业粉尘和化学物质的接触(如烟雾、工业废气等)、空气污染(如雾霾、烟尘污染等)、感染(如肺炎链球菌、流感、病毒感染等)在 COPD 的发生发展中起作用。

2.日常照护

(1)一般照护　保持呼吸道通畅,促进有效排痰。痰液黏稠的老年人,鼓励其多喝水,也可遵医嘱给予超声雾化吸入、叩背,促进痰液的排出。呼吸困难者,给予氧疗,一般采用鼻导管持续低流量吸氧,氧流量 1~2 升/分钟,提倡每天持续 15 小时以上的长期家庭氧疗。

(2)生活照护　保持室内空气流通,老年人居室温度冬季一般保持在 22~24 ℃,夏季以 26~28 ℃为宜,相对湿度以 50%~70%为宜。尽量避免或防止粉尘、烟雾及有害气体吸入;注意保暖,避免受凉感冒;在多雾、雨雪天尽量不要外出,可在室内活动。

(3)用药照护　注意观察药物的疗效和不良反应。支气管扩张剂包括 β_2 肾上腺素受体激动药、抗胆碱能药和茶碱类药。①β_2 肾上腺素受体激动药:定量吸入作为首选,长期使用可发生肌肉震颤;②抗胆碱能药:同 β_2 肾上腺素受体激动药联合吸入可加强支气管扩张作用,常见副作用有口干、口苦等;③茶碱类药,可出现恶心、呕吐等副作用。

(4)饮食照护　患 COPD 的老年人多有体力消耗及慢性营养不良,应制订足够热量和蛋白质的饮食计划。避免摄入高碳水化合物,以免产生过多二氧化碳。应少量多餐,避免在进餐前和进餐时过多饮水。避免进食产气食物,如汽水、豆类、马铃薯、胡萝卜等;避免进食易引起便秘的食物,如油煎食物、干果、坚果等。

(5)呼吸功能锻炼　督促患者进行呼吸功能锻炼,包括缩唇呼吸、腹式呼吸、吸气阻力器的使用等,以加强胸、膈呼吸肌的肌力和耐力,改善呼吸功能。①缩唇呼吸:患者闭嘴经鼻吸气,然后通过缩唇(吹口哨样)缓慢呼气,同时收缩腹部。吸气与呼气时间比为 1:2 或 1:3。缩唇的程度与呼气流量以能使距口唇 15~20 厘米处,与口唇等高水平的蜡烛火焰随气流倾斜又不至于熄灭为宜。②腹式呼吸:患者可取立位、平卧位或半卧位,两手分别放于前胸部和上腹部。用鼻缓慢吸气时,膈肌最大程度下降,腹肌松弛,腹部凸出,手感到腹部向上抬起。呼气时经口呼出,腹肌收缩,膈肌松弛,膈肌随腹腔内压增加而上抬,推动肺部气体排出,手感到腹部下降。缩唇呼吸和腹式呼吸每天训练 3~4 次,每次重复 8~10 次。一般在疾病恢复期进行训练。

(6)心理调适　针对老年 COPD 患者和家属对疾病的认知和态度,与患者和家属共同制订和实施康复计划,避免诱因,坚持进行呼吸肌功能锻炼,增强战胜疾病的信心。以积极心态对待疾病,培养兴趣爱好,如听音乐、养花种草等,以分散注意力,缓解焦虑、紧

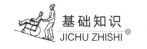

张的精神状态。

九、前列腺增生

前列腺增生是指前列腺体和间质细胞良性增生,是男性老年人常见疾病之一,其导致的排尿困难等下尿路症状及相关并发症严重影响老年男性的生活质量。前列腺增生的发病率随着老年男性年龄的增长而增加,60岁时发病率超过50%,80岁以上达到90%以上。增大的前列腺挤压尿道可以导致尿路梗阻症状(排尿困难、尿失禁、尿潴留等),刺激尿道引起尿道刺激性症状(尿频、夜尿增多等)。前列腺增生不仅使老年人排尿痛苦,还使其精神压力较大,严重影响了老年人的生活质量。

1.相关因素

前列腺增生与下列因素有关:①性激素平衡失调:老年人体内性激素平衡失调是引起前列腺增生的重要原因。随着年龄的增长,前列腺腺泡内双氢睾酮含量增加,并且不断刺激前列腺腺体,使之增生。②性生活过度:性生活过度使前列腺组织长期处于充血状态,导致40岁以后前列腺体逐渐增生。③饮食习惯:喜食辛辣、高脂肪、高胆固醇食物及长期饮酒、咖啡、浓茶等刺激性饮品,均可引起前列腺增生。④其他因素:局部受凉、劳累、便秘、久坐及缺乏运动等可诱发或加重前列腺增生。

2.日常照护

(1)环境舒适　保持室内空气流通,温湿度适宜;床离卫生间距离近,方便老年人上厕所;房间光线适宜,夜间要有小夜灯,防止老年人起床跌倒。

(2)排泄照护　嘱老年人不憋尿,有尿意即排尿,排完小便后多待一会,尽量减少残余尿;指导老年人每晚睡前进行会阴清洗,或用温水坐浴15~30分钟;保持大便通畅,每日定时排便,有便秘时及时处理,排便后用温水清洗,或用温水坐浴。

(3)用药照护　药物治疗适用于刺激期和代偿早期的前列腺增生患者,治疗前列腺增生的药物目前最常用的是α受体阻滞剂,应注意服药后先在床上躺10~20分钟,防止发生直立性低血压。

(4)围手术期照护　术前多食用粗纤维、易消化的食物,以防便秘;忌饮酒,禁食辛辣刺激性食物;鼓励患者多饮水,勤排尿。做好膀胱冲洗的护理,预防尿路感染。术后6小时无恶心、呕吐者,可进流质,1~2天后无腹胀可恢复正常饮食。

(5)饮食照护　①禁忌饮酒:酒会导致前列腺及膀胱颈充血水肿而诱发尿潴留。少进食辛辣、刺激性食物,避免引起性器官充血,压迫前列腺,加重排尿困难。②适量饮水:饮水过少不但会引起脱水,也不利于排尿对尿路的冲洗作用,还容易导致尿液浓缩而形成不溶石。因此,白天应多饮水,夜间适当减少饮水,以免睡后膀胱过度充盈。

(6)运动锻炼　避免长时间骑车,长时间骑跨姿势容易导致前列腺受压;避免久坐,久坐会导致前列腺部慢性充血和淤血;运动要循序渐进,最适宜的运动方式是快走,运动强度以运动后不感到头晕不适为宜。

(7)心理调适 老年前列腺增生患者由于夜间经常要上厕所,会影响睡眠,出现焦虑、抑郁的情绪,应多与老年人沟通,鼓励其正确认识疾病,积极配合治疗,以控制症状,提高生活质量。

十、慢性肾衰竭

慢性肾衰竭指各种原发性或继发性慢性肾脏病进行性进展引起肾小球滤过率下降和肾功能损害,以代谢产物潴留,水、电解质和酸碱平衡紊乱为主要表现的临床综合征。老年慢性肾衰竭的病因与其他成年组不同,以继发性肾脏疾病引起者为主,一些原发性肾病和肾血管疾病也可引起老年人慢性肾衰竭。

1.相关因素

老年慢性肾衰竭主要与下列因素有关:①继发性肾脏疾病:导致老年人慢性肾衰竭的主要原因是糖尿病肾病和原发性高血压性肾动脉硬化症。其他继发性原因包括梗阻性肾病、淀粉样变性、骨髓瘤肾病、药物相关性肾病等。②原发性肾脏疾病:微小病变型肾病多发生于儿童,但在 60 岁以上人群存在第二个患病高峰。因为年龄增长和免疫力下降,链球菌感染性肾小球肾炎在老年人群也出现第二个高峰。此外,肾动脉狭窄、肾动脉硬化均可导致老年慢性肾衰竭的发生。

2.日常照护

(1)饮食照护 ①蛋白质的限制不宜太严格:老年慢性肾衰竭患者应保证足够的营养,因为其本身的合成代谢低下,如果再加上营养供应不足,易导致严重的营养不良。对于老年糖尿病肾病所致的慢性肾衰竭患者也应如此,不应过分强调低糖、低蛋白饮食,而应适当鼓励老年人进食,由此而出现的高血糖可用降糖药物予以纠正,严重的氮质血症可行透析疗法。②水、盐摄入的个体化原则:老年慢性肾衰竭患者大多数并发或合并心血管疾病,易出现有效血容量不足,因此,过度限水、限盐易造成血容量不足或低钠血症,要根据每位老年患者的实际病情有针对性地调整。

(2)用药照护 老年人发生慢性肾衰竭后,一些经肾脏排泄的药物易在体内蓄积,因此一些药物的剂量及用药时间都应遵医嘱调整。常用的肾毒性药物包括氨基糖苷类、环孢素 A、解热镇痛药等,日常生活中一定要慎用。另外,老年慢性肾衰竭患者因为瘙痒可能用到苯海拉明等抗组胺药,但要注意其有引起老年人嗜睡和认知功能损害的危险。

(3)肾脏替代疗法照护 ①不同类型的肾脏替代治疗会带给老年人一系列问题,应仔细观察,发现问题及时报告医护人员。老年慢性肾衰竭患者血液透析治疗的常见问题包括疼痛、乏力、抑郁、饮食限制等;腹膜透析中容易出现后背疼痛、腹膜炎、高血糖、肥胖等。②透析老年人蛋白质摄入的控制可适当放宽,血液透析者为 1.0～1.2 克/千克(按照理想体重),腹膜透析患者为 1.2～1.4 克/千克(按照理想体重)。

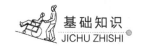

（4）心理调适　慢性肾衰竭老年人通常会出现悲观、抑郁的情绪,应多与老年人沟通、交流,引导、鼓励老年人正确认识疾病,增强治疗疾病的信心。

（浙江中医药大学　杨莉莉）

第二节　失智症日常照护

本节主要介绍失智症病因、发病机制、临床表现、日常照护的相关知识内容,旨在消除老年照护职业医疗护理员(以下简称医疗护理员)的担心困惑,帮助医疗护理员在护理过程中了解失智症,积极应对失智症的各种异常症状。医疗护理员初级要求掌握失智症日常常规照护;医疗护理员中级需在初级的基础上掌握用药照护、心理照护、认知障碍照护、安宁照护和应急救护的相关知识;医疗护理员高级需在中级的基础上掌握完成老年人功能和认知障碍评估,各类精神症状的应对措施。

一、失智症概述

失智症是一种老年人常见的慢性脑病综合征,认知功能受到不同程度损害的状态,又称为阿尔茨海默病、认知症,根据认知功能损害程度,相应出现认知功能损害(记忆力减退、语言功能损害、视觉听觉体感识别困难、运动性功能减退、无法执行指令等)及精神行为症状(失眠、焦虑、抑郁等)。

1. 失智症病因

引起失智症的原因有很多,最常见的是神经退行性病变,比如阿尔茨海默病(Alzheimer's disease AD),这与年龄相关性极大;还有路易氏体型失智症、额颞叶型失智症等;还有的是因为脑血管病变(如出血、阻塞),比如血管性失智症;还有的是因为脑外伤、肿瘤、感染、营养代谢及内分泌疾病引起。失智症发病与环境因素、文化程度、吸烟、血管性危险因素相关性较大,如高血压、糖尿病、维生素 B_1 缺乏、维生素 B_{12} 缺乏、脑外伤和重金属接触史等。

2. 失智症发病机制

由于失智症最常见的类型为阿尔茨海默病,失智症老年人的大脑会出现两种典型的神经病理改变(大脑神经元 β-淀粉样蛋白的异常堆积形成斑块和神经元纤维缠结),大量神经元的凋亡会导致失智症老年人大脑广泛弥漫性萎缩。

3. 失智症临床表现

大多数类型的失智症主要表现包括以下几个方面。

（1）记忆力下降　失智症老年人特别容易忘记最近发生的事情,而且学习新的东西也非常困难。比如老年人会经常丢三落四,东西放起来却找不到了;和老年人聊天约定好一件事,但到时候老年人却会完全忘记。在疾病早期,老年人还会记得很久以前发生的事情,常常说一些以前的事情,所以有些家人会认为老年人的记性还不错,但其实这往往是老年人近期记忆(对最近的经历、人、事的记忆)下降的表现。随着疾病的进展,老年人慢慢忘记以前的事情,远期记忆也变差了,老年人会不记得自己的生日、家庭地址、重大生活经历,甚至连自己的姓名、年龄、家里最亲近的人都不记得,还将镜子里的自己认成别人。

(2)语言障碍 失智症老年人说话会变得啰唆,会找不到合适的词语来表达自己的意思,导致说话用词不当,比如别人问"您儿子是做什么工作的?"老年人会回答"我的儿子刚刚回家。"老年人会逐渐出现叫不出一件物品的名字,称为命名障碍;疾病变得更加严重的时候,就会听不懂别人的话,理解别人说的话变得非常困难,到最后变得常常自己一个人待着沉默不说话。

(3)定向力障碍 失智症老年人会失去分辨时间和地点的能力,他们常常搞不清今年是哪一年,今天是几月几号星期几,外出容易迷路,严重的甚至在自己家中也会迷失方向,找不到自己的卧室。

(4)全面的智能衰弱 表现为判断力、警觉性和决策能力受损。失智症老年人思维能力变得迟钝,不会算账,不认识钱,不能区分事物的不同,如他们不能根据家里开冷空调和家人穿短袖来判断现在是夏季,应该穿薄一点的衣服。一些失智症老年人会花很多钱去买一些明显与价值不符的物品;或原本对金钱很谨慎,现在却表现得很大方;或无视危险的存在,过马路横冲直撞,而原来他是非常注意安全的。

(5)精神行为症状 失智症老年人在疾病的不同阶段可能会出现各种各样的精神症状。在早期会出现脾气变得暴躁、焦虑、高兴不起来,对什么都失去了兴趣。到疾病进展期,出现基本生活不能自理、大小便失禁,焦虑和抑郁的症状会逐渐消退,而睡眠紊乱、幻觉妄想等精神症状发生率明显上升;比如失智症老年人会凭空看到一些不存在的人或物,看到去世的父母,或凭空听到不存在的声音,或者怀疑有人偷他的东西,怀疑家人或者医疗护理员要抛弃自己,加害自己。

4.认知功能辨别

认知功能筛查是诊断失智与否的第一步,但需辨别是否由于本身老化等生理造成的。例如,老年人由于听力视力减退,可能存在重听等现象,或者患有慢性疾病导致个人情绪不佳、食欲减退、对周围事物没有兴趣、失眠、甚至出现抑郁等情况。或者由于药物问题,导致急性认知功能障碍,如谵妄。

5.失智症诊治

(1)失智症的诊断 目前国际上有两个主要的疾病分类系统,即世界卫生组织的《国际疾病统计分类手册(第 11 版)》(ICD-11)和美国精神病协会的《精神病诊断与统计手册(第 5 版)》(DSM-V)。两个系统关于失智症诊断标准要求具备以下 4 点:记忆力减退;

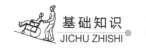

其他认知能力减退;认知衰退已影响社会功能;排除意识障碍、谵妄等导致的上述症状。中国医学会先后发布了《中国精神障碍分类与诊断标准(第 3 版)》(CCMD-3)及《中国痴呆与认知障碍诊治指南(2018 年版)》,对失智症的诊断进行了定义,可作为参考。可通过体格检查、实验室检查、影像学和脑电图检查,同时进行精神状态和认知功能评估、日常生活能力评估进行判断。

(2)失智症的治疗　迄今为止失智症的发病机制尚未完全明确,故多采取综合性的治疗与管理措施。①药物治疗:药物治疗是目前治疗失智症的主要方法之一。常用药物包括多奈哌齐、卡巴拉丁、加兰他敏、舒脑宁、尼莫地平等。由于老年人肾排泄能力减退、肝代谢慢,因此服药时要密切观察药物不良反应,防止药物蓄积。②营养治疗:随着年龄的增长,人体的各个组织器官功能都有所变化,尤其老年人的结构、生理功能、营养代谢都较年轻人发生明显的变化。失智症老年人往往面临着体重减轻及营养不良,出现这种情况主要与其病情有关。面对失智症老年人,应进行营养筛查,密切监护体重并进行记录,尽可能提供一个令人愉悦的就餐环境,并积极鼓励老年人进食。③康复治疗:目前非常多的文献报道提示能够通过团体训练、怀旧疗法等多种形式的康复治疗使失智症老年人从中获益,特别在提高老年人生活自理能力、减轻家庭和社会负担等方面都有积极的作用。

二、失智症日常照护

1.病情观察

密切观察老年人的精神行为症状,若出现幻觉、妄想等,需要及时通知医务人员。在失智症老年人进食时要时刻关注老年人的吃饭速度,避免发生噎食。老年人外出活动时必须由专人陪同,防止老年人走失;对于能自行活动但行动迟缓的失智症老年人在起身及行走时,注意协助与扶行,具体可见图 3-2-1、图 3-2-2。

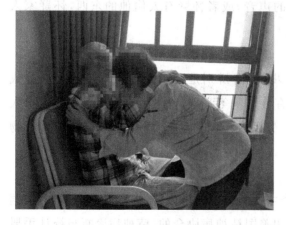

图 3-2-1　协助起身

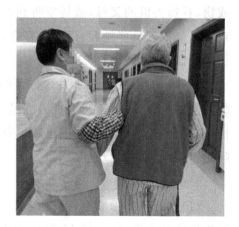

图 3-2-2　扶行

2.起居照护

平时要尽量维持失智症老年人生活在一个熟悉的环境,在床头放置老人熟悉的经常使用的物品(图 3-2-3)。避免经常更换住所而导致症状的反复,老年人的日用品要固定在同一个位置,必要时做一些简单的标识来方便老年人识别物品的位置;房间中应设置明显的标识,比如钟表、日历等,墙上有具体的日期提醒标识(图 3-2-4)。失智症老年人的睡眠质量变得很差。很多人夜里出现失眠多梦或出现幻觉,这时要注意安全,拉起床栏,防止老年人坠床;对于长期失眠的老年人可以遵医嘱适当服用一点安眠药;对于白天坐下就能睡的失智症老年人,可以白天多活动一下,尽量不要长期坐着或躺着,白天睡多了晚上就睡不着,可以鼓励他们白天多做一些简单的、有趣的活动,坚持早睡早起,形成规律的作息时间,保证充足的高质量睡眠。同时要注意个人卫生,保持皮肤清洁干燥,长期卧床者要做到勤翻身,每 2 小时翻身一次,防止压力性损伤的发生。

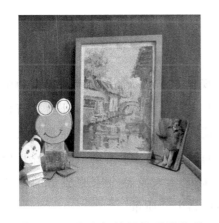

图 3-2-3　床头柜放置熟悉的物品

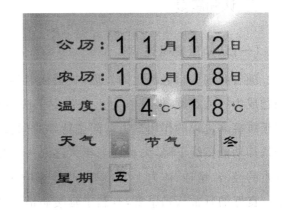

图 3-2-4　墙上日期提醒

3.饮食照护

临床研究发现健康饮食能够有效预防大脑退变,从而降低老年失智症的发生率,因此需要注意保持膳食平衡。老年人可以多吃鱼类等富含优质蛋白质的食物,能够延缓失智症的进展。坚果中含有不饱和脂肪酸,具有保护脑血管的作用,可以预防脑血管病变引起的脑功能退变。大蒜具有促进血液循环的作用,能够保持大脑活力,可以在炒菜时加入少许蒜末。宜多食用一些清淡的、有营养的食物,比如鸡蛋、鱼肉、芹菜等,以及一些新鲜的水果,如香蕉、橘子等都是不错的选择。老年人由于消化功能减退,容易出现腹胀,为预防腹胀发生,应减少食用豆类、马铃薯、胡萝卜、汽水等产气食物。食物烹饪以蒸、煮为宜,以利消化吸收,忌煎、炸、烧烤。

4.安全照护

失智症老年人可能共患多种躯体疾病,会同时服用多种治疗药物,要考虑这些药物之间的相互影响,在增加任何一种药物前必须告知医生,目前所患的疾病和服用的药物,让医生判断药物的安全性,指导正确服药,明确药物的剂量、时间、方法、种类,确保失

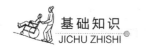

智症老年人药入口中,保证服药安全。由于老年人精神症状等原因,进食、活动、外出时需有专人陪伴,以保证老年人的安全。

5.心理照护

作为失智症老年人的医疗护理员,需要包容接纳失智症老年人,不要将自己的情绪,尤其是不良情绪带到与老年人的沟通过程中,需做到全心全意地为老年人付出,满足老年人的需求。在与老年人沟通前需要深入了解老年人的信息,判断老年人当前最迫切的需求是什么,在沟通时要保持眼神接触,调整语音语调,说话速度要放慢,太快的语速可能会使老年人无法理解,同时要巧妙运用提问技巧,多用开放式问题来促进老年人的自我表达,比如:"您想回家做什么事情?""您最开心的事情是什么?"医疗护理员应学会在实践中不断练习,提高自身的沟通能力。

三、认知康复

(一)认知康复概述

随着我国人口老龄化的发展,失智症老年人的规模不断扩大,失智症老年人的康复问题成为一大难题,但目前为止失智症无法治愈,无法阻挡疾病的发展,只能靠药物起到延缓疾病进程的作用。失智问题持续时间长,照顾失智症老年人耗费的资源巨大。由于认知功能持续下降,失智症老年人逐渐失去生活自理能力,对于家庭成员来说是极其沉重的经济、精神、体力上的负担,严重影响了失智症老年人及整个家庭成员的生活质量。良好的日常认知康复,有利于延缓病情进展和提高生活质量。

1.认知

认知是大脑接收处理外界信息从而能动地认识世界的过程。认知功能涉及记忆、注意、语言、执行、推理、计算和定向力等多种区域。认知包括感觉、知觉、记忆、思维、想象和语言等。人通过感知觉获得知识经验,如感觉到颜色、明暗、声调、粗细、香臭、软硬等。人能利用语言把自己思维活动的结果、认识活动的成果与别人进行交流。

2.认知康复

认知康复旨在维持或改善老年人的日常生活活动能力和社会参与能力,提高生活质量。以目标为导向的认知康复可改善早期失智症老年人的生活质量、自我效能感、情绪等。认知康复针对受损认知区域(包括学习和记忆、复合性注意、执行功能、语言、知觉性运动和社会认知)、神经精神行为异常、运动功能障碍,以及个人生活活动能力和家庭社会参与能力等方面进行针对性康复评估和相应的康复训练。

3.认知康复训练的意义

失智症成为全球性的一个公共卫生问题,据统计,80%以上的失智症老年人都由亲属居家照护,对于家庭成员来说,这是一项长期且辛苦的工作,家属在承担家庭其他职责的同时,也要肩负起照顾患病亲人的责任,往往面对着身体、精神、情感等各方面的巨大压力。因此,对失智症老年人进行早期认知康复训练尤为重要。

虽然靠目前的医疗条件不能根本治愈这个疾病,但是可以通过后期的康复训练有效阻止症状的加重,缓解疾病恶化的快速发展,延缓认知水平的下降速度,帮助失智症老年人把认知功能水平维持在最佳的状态,以减轻家属及整个家庭的负担,改善失智症老年人及整个家庭的生活质量。

4.认知康复训练的原则与策略

遵循个性化和标准化相结合、独立训练与群体训练相结合、传统医疗和现代医疗相结合、家庭和社会相结合、专业医疗与日常生活相结合、训练与评定相结合的原则。认知康复训练应根据失智症老年人的能力和喜好制定不同的训练方案,并且与失智症老年人一同完成。避免训练方案因不切实际而难以完成,要让失智症老年人建立能完成的信心,先从简单的任务开始,在进行训练的过程中必须有照护者和专业人员的陪同与指导,并在完成之后给予适当的鼓励。

5.认知康复的沟通形式

认知康复的沟通形式有语言沟通、非语言沟通。语言沟通方式是与失智症老年人相处最重要的特殊治疗方法。医疗护理员与失智症老年人沟通时要看老年人的眼睛,保持适当的距离,声音平和不急躁,可以重复,但要耐心。非语言沟通是在语言沟通无效或低效时采用,包括用肢体动作进行沟通和书面交流。动作保持自然,不夸张、做作,充分尊重老年人的习惯。

(二)认知功能康复训练

1.日常生活能力训练

包括训练使用电话、做家务、出行、购物、独立管理药物等复杂的日常生活能力和吃饭、睡觉、洗澡、梳妆、大小便等基本的生活能力。

2.认知功能训练

(1)记忆力训练 主要内容和方式有:①陪老年人一起看老照片、鼓励老年人回忆往事等,按时间先后顺序自述自己曾经发生的2~3件真实事件,并说出目前的真实感受,也可以用照片、书籍、视频等方式帮助老年人回忆当时的情景,以帮助维持远期记忆;②引导老年人将图片、词组或者模型、实物进行归类和回忆,提高其逻辑推理能力(图3-2-5);③采取记数字、询问日期、重述电话号码、回忆之前出

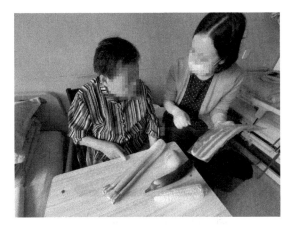

图 3-2-5 食物模型归类与回忆

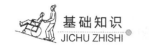

示的钢笔、眼镜、钥匙、水果等物品名称等方法,以提高其瞬间记忆能力;④引导老年人记忆一段信息,按一定间隔复述信息,反复进行并逐渐延长间隔时间等方式,训练其延迟记忆能力。

(2)定向力训练　主要包括人物、时间、地点、自身状态等方面,帮助失智症老年人认识目前周围的人物(如家属、朋友或医护人员),可设置姓名牌(图3-2-6);或在居住的环境中设置一些醒目的标志,如在茶杯上设置老年人熟悉的标志帮助其识别,反复训练老年人对卧室和厕所的认知与区别并掌握位置,在与失智症老年人交流时要求老年人说出现在的日期与时间,帮助老年人对时间的认识。建议将定向力训练融入日常生活中,选择老年人感兴趣的时间、地点、人物进行常识性记忆训练和强化。可准备训练板,每天进行内容更新,对失智症老年人进行空间、时间问答刺激,让老年人能区别左右、上下、知道自己所处的位置、地点和时间。

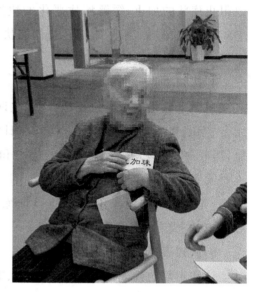

图 3-2-6　姓名牌使用

(3)语言交流训练　主要包括以下内容和方式:①与老年人的日常交流中利用图卡命名和看图说话等方式锻炼表达能力;②通过抄写听写、看图写字、写日记等锻炼书写能力;③通过朗读和歌唱激活其大脑相应功能;④通过阅读书籍后要求讲出书籍的大致内容锻炼阅读能力(图3-2-7);⑤给予老年人一件物品(如衣架)要求老年人说出物品的名称锻炼命名能力(图3-2-8);⑥与老年人交流时说出一句话要求老年人立即复述出来锻炼复述能力。在这些过程中注重鼓励与表扬,遵循从易到难原则。

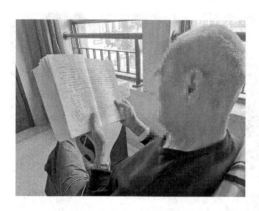

图 3-2-7　锻炼阅读能力

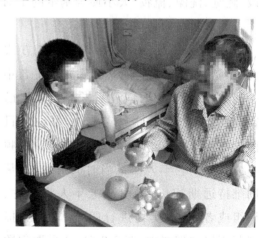

图 3-2-8　锻炼命名能力

（4）视空间结构与执行能力训练　主要包括以下内容和方式：①结合生活技能相关的条目进行针对性的训练，如穿衣、如厕、洗浴、识别钱币、接打电话、开关电视；②设置老年人曾经经历的场景（图3-2-9）；锻炼老年人的灵活性、判断力及解决问题的能力，并且中途给予一定的干扰，锻炼老年人对干扰的抑制能力；③如果老年人在训练中出现错误，用鼓励的方式正确示教，避免责备，不强迫其选择和回忆。

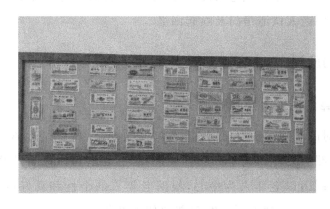

图 3-2-9　以粮票促回忆

（5）计算能力训练　根据病情选择难易程度，循序渐进，以简单算术运算为佳，可以让老年人做一些时间的加法，比如问老年人现在是早上几点，过了两个小时之后应该是几点。也可练习 $54+4,67-39,15\times6,90\div15$ 等简单的加减乘除，之后逐渐增加运算难度。指导老年人记录每月工资用在房租、水电、伙食、衣着、装饰、医疗等方面的金额。

3.体能训练

根据老年人的病情轻重程度可以让老年人参加一些简单并且动作缓慢的运动，如打太极、散步、慢跑、种花等活动，训练时密切观察老年人的反应，以不感到劳累为宜，过程中不施加干涉（图3-2-10）。也可安排老年人在日常活动中进行体能训练，如娱乐（棋、琴、书、画、唱歌、跳舞）、家务（洗衣、做饭、购物、清洁卫生、照料小孩）。

（三）环境改造

1.改造目标

确保安全；保护隐私；保留熟悉感；保障活动空间；加强空间辨识度与方向感；提供社交机会；适应需求变化。

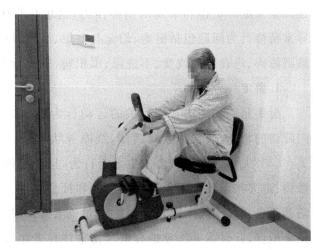

图 3-2-10　室内运动锻炼

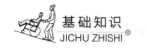

2.居住环境改造

要求生活空间有较好的采光,方便日间活动,要求睡眠空间保持较暗的环境;墙面上设置字体较大的挂历及时钟,在墙上、门上、地板上张贴引导方向,以引导正确时间、地点定向;窗和大片玻璃设置防撞提示或用植物遮挡,镜子可用适当布帘遮挡,以正确引导空间定向;房间墙壁与地板颜色明确区分,在房门上悬挂老年人年轻时的照片或有代表性的纪念品,方便老人认清房门及唤起回忆。

四、异常行为应对

(一)失智症异常行为应对原则

异常行为应对的原则主要有:①保护老年人的安全,特别是远离危险物品;②非药物的照护干预,是照护失智症老年人的首要选择,必要时可以联合药物干预治疗;③了解老年人的性格特征,以老年人为中心,根据老年人的个性和喜好制定不同的照护方案,循序渐进逐步完成,并对干预方案定期评估不断优化;④专业医疗与家庭照护相结合,由专业的医疗团队制定医疗方案,医疗护理员根据老年人的日常生活表现给予指导;⑤结合老年人的病情严重程度,采取从简单到复杂的干预方案。

(二)失智症老年人异常行为及应对方法

失智症老年人在其疾病发展的一定时间内,就会出现进食异常、睡眠异常、排便行为异常、精神行为症状,这些症状不仅造成老年人的痛苦和日常生活功能进一步丧失,还加重家庭的负担和家属的精神压力,这也是临床护理工作中较为棘手的问题。常见异常精神行为问题包括游走、幻觉与妄想、淡漠、攻击行为、猜疑、焦虑抑郁、脱抑制行为、睡眠障碍、进食行为改变、不洗澡、囤积病、重复行为等。

1.游走

游走是一种与失智症相关的运动行为综合征,具有频繁、重复、短暂无序及空间定向障碍的特点,表现为随意踱步、绕圈等状态,其中某些与无陪伴时发生的潜逃迷路有关。60%失智症老年人会发生游走行为,且游走频率随认知功能下降而增加,导致跌倒、受伤、走失甚至死亡等生命安全问题和社会问题。因此,准确识别及评估游走行为对预防其不良后果至关重要。医疗护理员需要识别老年人有游走的行为,如不停复述要去某个地点,此时需要医疗护理员紧密陪伴在老年人身边,同时防止因游走而发生跌倒等不良后果。

2.幻觉与妄想

失智症老年人由于认知障碍容易出现幻觉与妄想。当老年人出现幻觉与妄想时,医疗护理员应避免强行指出老年人的错误或强行否定他们,更不能对老年人发怒,要站在他们的角度换位思考,给予老年人更多的耐心、支持与包容,也可以选择一些物品或让老年人做其他事情来转移注意力。

3.淡漠

淡漠作为一种精神行为症状,是缺乏动机的一种状态,表现为对事物丧失或缺乏感觉、情感、兴趣或关心。将其核心特征总结为三点:动机减弱、主动性和兴趣减弱以及情感钝化。照护者要密切关注失智症老年人的情感状态以及时发现是否出现淡漠,可以给予老年人一些干预,比如采取音乐疗法、多感官环境刺激疗法、怀旧疗法等干预措施来改善淡漠的症状,尝试查看老照片、唱红歌等方式调整老年人的情绪。

4.攻击行为

攻击行为在失智症老年人的任何时期都会出现,并随着病情的严重程度而增加。攻击行为是指不能用老年人的某种需求或意识混乱来解释的不恰当语言声音和运动性行为。攻击行为包括躯体攻击行为和语言攻击行为,不仅影响失智症老年人自身生活质量,更为医疗护理员带来沉重的负担。当出现躯体攻击行为时,应立即将老年人与激惹他(她)的环境或人分开。应确保失智症老年人安全,管理好周围的贵重物品、易碎物品及锐利物品;应与老年人保持安全距离,做好自身防范;应保持冷静,不应对抗或表现出愤怒;可尝试由信任的人给予安抚。当出现语言攻击行为,当有明确指向对象时,应立即将其与老年人分开,保持安静,不应争辩;若无明确指向对象、且不会危及与周围人的关系时,应有意忽略;由幻觉、妄想引发者,应认可老年人的感受,移除引发因素,可转换话题、引导做感兴趣的事转移注意力。

5.脱抑制行为

脱抑制常与淡漠伴随出现,有些失智症老年人出现孩子气的行为,粗鲁,说些不适当的色情语言、玩笑,做出诸多令人尴尬的、不适合身份与场合的行为,如在公众场合便溺、脱衣服、性亢奋等。本着不争辩、不纠正、不正面冲突的原则,防止出现暴力冲动行为,可通过转移老年人注意力,开展积极的活动锻炼,减少症状的发生,严重的脱抑制行为需要及时就诊。对于有随地大小便的老年人,医疗护理员应该掌握老年人的大小便规律,定时督促老年人上厕所。

6.睡眠障碍

睡眠障碍包括睡眠结构紊乱、睡眠—觉醒节律变化、睡眠呼吸形态变化。若老年人出现睡眠颠倒,医疗护理员应陪伴在老年人身边给予他们安慰和足够的安全感;夜间时在墙角设置夜视灯,以减少老年人的恐慌,若病情严重,需要采取药物治疗。①日常照顾技巧。医疗护理员应协助失智症老年人进行有条理的、简单的、规律的日常生活,安排一个安静、舒适的居住环境,减少噪声,卧室光线明暗适宜,避免日常睡眠过多,让他们睡前少喝水并且睡前上厕所。②夜间睡眠异常处理。出现"日落综合征"的老年人,一到傍晚

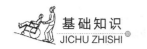

时分就会出现精神错乱、躁动不安、吵闹、大叫。对于这类老年人,应该白天安排户外活动及治疗性活动,避免老年人睡觉。下午4—5时尽量给予失智症老年人做定向感提醒,可以播放轻音乐,避免过多的声音,包括人声、机器声、电视声,减少刺激。入夜后,若老年人仍旧"闹腾",医疗护理员应保持平静的方式接近他(她),避免争吵,温和地抱抱他(她)或轻柔地同他(她)说话。必要时根据医嘱给予合适的安眠药和精神类药物。③其他疗法。采取光照疗法、音乐疗法、香薰疗法、睡眠行为疗法对老年人的睡眠进行干预。

7.进食行为改变

进食行为改变是失智症老年人较常出现的行为问题,也是医疗护理员难以应对的问题之一。拒食行为的原因复杂且多样化,国外研究提出,拒食行为与失智症老年人认知功能损害、无法表达及自主选择食物、心理情绪因素、机构环境、互动交流、文化和习惯等因素有关。拒食行为的有效干预措施包括语言鼓励、接触性治疗(采用相关喂食技巧)、环境改变。①选择合适的食物。应该选择有颜色的食物。一碗白粥,失智症老年人往往因为看不清而会打翻食物,此时可以做成南瓜粥或者加些红糖、肉松、菜叶等。选择可以用手抓取的食物,比如小饼干、小面包、已经去皮的水果,既能锻炼失智症老年人的手部功能,又能体验进食的乐趣。②注意进食环境的安排。进食时间与地点尽量固定,时间充足勿催促。若老年人精神状态不佳,可延后进食;进食时应该环境安静,关掉收音机、电视机,餐桌上只放食物及餐具,不要放花瓶、装饰品、调味瓶。鼓励医疗护理员在进餐时间多与失智症老年人互动交流,可一定程度上改善拒食行为的发生。③尽量鼓励失智症老年人自行进食。医疗护理员不要过早剥夺老年人进食的权利,不得已才选择喂食。可用手抓取食物,进食后协助做好手部清洁,并且尽量不使用围兜,以免让老年人失去自尊。④鼓励饮水。失智症老年人在一定时期会出现无法识别饿和渴的感觉,医疗护理员应了解老年人每日的进出量,保证足够的液体。同时晚饭后减少液体摄入,以减少夜间上厕所的次数。⑤查找其他原因。应注意查看老年人的义齿是否合适,是否存在牙疼或者其他口腔疾患、腹胀、便秘等原因。根据老年人的喜爱和咀嚼能力制定个性化方案,提供针对性、营养丰富的食物。不能强硬要求进食,可顺从老年人的意见,如"好!您想吃什么,我去准备,您先看下电视"。若是仍旧抵抗进食,则可以先给予少量低热量的点心食用。同时,观察老年人目前的进食状态和进食能力,注意关注老年人的进食过程,防止老年人发生误吸。定期监测体重、检查皮肤,预防体重下降过多和压力性损伤的发生。

8.排便行为异常

医疗护理员应仔细评估老年人的排尿情况,如排尿方式,白天小便次数,夜间小便次数,发生失禁的次数,有无痔疮、慢性肠炎等,评估每日排便的次数及性状、间隔时间。①卫生间环境布置。当失智症老年人到达晚期后,某些"卫生间""厕所"已经对他(她)不再具有意义了。为了能顺利找到卫生间,往往选择坐便器与墙壁不同颜色,如绿色、咖啡色、土黄色、紫红色等,色彩鲜明,容易识别。②注意细节。注意老年人排尿、排便前的习惯动作。选择容易穿脱的衣物,用粘扣代替纽扣。每日摄取足够水分与纤维素,记录排便的情形,注意有无便秘或尿路感染问题。若是失能老年人,则使用纸尿裤或中单,以免污染整个被褥。每日清洗会阴部、尾骶部、臀部、腹股沟、阴囊、阴唇、大腿内侧及后侧皮肤。尿湿、大便失禁时及时更换衣裤,保持干燥。

9.拒绝洗澡

失智症老年人往往忘记了为什么要洗澡及洗澡的步骤,变得不爱洗澡,甚至洗澡的时候哇哇大叫,出现抵抗和攻击行为。应首先评估老年人过去的习惯,留意老年人心情好的时间进行洗澡。首先营造安全舒适的洗澡环境,可使用暖灯使浴室温暖,有防滑设施;让失智症老年人有充裕的时间准备;尽量让老年人做能做的事情,给老年人简单选择的机会,如先洗脸还是先洗背、先穿裤子还是上衣;分解动作,一个口令一个动作,让老年人觉得可控。注重隐私保护,减少老年人尴尬。若老年人持续抵抗洗澡,应了解情况,暂时顺从老年人的意思,转移注意力,过一会再试;实在不配合的,可以循序渐进,先从泡脚开始,慢慢过渡到清洗全身,洗澡频率从一周一次逐渐增加。

10.乱穿衣

失智症老年人穿衣的问题主要表现为:不知冷暖,衣着无常,不能随着季节、气候的更替增减衣物。要注意衣着种类要简单、易穿脱,可选择套头的或者正面开衫的衣服。尺寸尽量选择大一号的,更易穿脱。尽量选择失智症老年人喜欢的颜色,若是不肯更换,可以统一样式多备几套。裤子,选择松紧带的宽松裤子。鞋子,选择便鞋或者搭扣的休闲鞋。各类衣物要分类放置,不能笼统放在一处。在每处放置衣物的点,用照片及字体描述放置的衣物。尽量维持失智症老年人独立穿脱衣裤和选择衣物搭配的能力。老年人在穿脱衣物时不可催促,要有足够的耐心,协助老年人根据气候的变化,及时增减衣物。

11.囤积病

"念旧""缺乏安全感"的老年人喜欢积攒物品,而失智症老年人出现爱囤积、爱捡破烂、爱攒东西的情况,则是什么都攒,垃圾也当成宝。作为医疗护理员先去了解背后是否含有什么样的故事,不要一味地当作垃圾来处理。同时也要鼓励老年人将这些故事分享给我们知道,由医疗护理员帮忙整合起来,而不只是将囤积视为一种疾病。针对老年人所搜集的这些用品,设法拍照下来或者制作成图册,当作老年人的心理寄托,制作成图册并保存后,原本零散的物品,也就不会那么介意被处理了。要用更多鼓励去面对这些老年人,让他们知道自己仍然是有用的,可以自己掌控、自己决定生活步调,如此老年人才会慢慢放松戒心。不要和他(她)们对抗,要让他(她)们愿意主动将囤积物品交给医

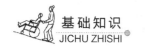

疗护理员协助处理。

11. 重复行为

因失智症老年人认知功能下降,可出现多种无目的或重复的活动,如反复搬移物品、反复收拾衣物、购物多次付款、做菜重复放盐、重复提相同问题、反复说同一件事情,语言用词贫乏空洞,刚开始是说话漏字,后来可能发展为逻辑不清、自言自语等。医疗护理员应留意老年人的重复提问题的行为,应耐心解答,可尝试用小卡片或小白板写上答案,不应责怪、说服、表现出厌烦。多采用奖励的方法去鼓励老年人正面的行为,应避免对老年人的重复问题表露出不耐烦或发生争执。医疗护理员须明白和经常提醒自己,老年人所说的和所做的并不一定反映的是他(她)们实际的想法和感受,也并非刻意不合作或给自己制造麻烦,而是因疾病所致;尽量引导失智症老年人转移到新的感兴趣的活动中。

(三)案例及思考

张奶奶,95岁,是从安全部门退休的,2021年被确诊为失智症,随着病程的延长,老人已经完全不认识自己的家人,常常说她的女儿是特务,要枪毙她;常常在黄昏时候说发现很多的土匪,需要向上级汇报。夜间入睡困难,经常说有小偷进来了,偷走了她的镯子。常常一个人独自出走,最夸张的一次是独自离开家两天两夜,最后在离家50公里远的镇上找到她。当时她以为还在回家的路上,其实是向相反的方向越走越远。也经常乱发脾气,你说东,她偏往西,说话刺耳,摔东西,攻击亲人,吵个不停。对于周边的邻居时常重复询问他们的名字,每天一定要去垃圾堆带很多的废品、废纸箱、瓶瓶罐罐回来。

思考:张奶奶存在哪些异常行为?医疗护理员如何积极应对?

(浙江医院　刘彩霞　江碧艳)

第三节　其他健康问题日常照护

本节主要介绍老年人直立性低血压、皮肤瘙痒、骨质疏松、便秘、尿失禁、疼痛、意识障碍、吞咽障碍、视力障碍、听力障碍等常见健康问题的相关因素和日常照护。医疗护理员初级需掌握老年人常见健康问题的日常照护;医疗护理员中级需掌握老年人常见健康问题的相关因素;医疗护理员高级需具备一定的指导能力。

一、直立性低血压

直立性低血压是一种快速站立时血压明显下降的情况,患者由卧位、坐位或蹲位转为站立位时血压显著降低,出现脑供血不足的症状,如头晕、黑蒙,甚至晕厥,少数老年人还有心绞痛的表现。直立性低血压的发生率与年龄成正相关,随年龄的增长,老年人调节血压的能力下降,65~75 岁者占 16%,75 岁以上者占 30%。

1.相关因素

直立性低血压主要与下列因素有关:①神经源性直立性低血压:由于站立时无法增加交感性血管收缩所致。包括原发性和继发性,原发性少见;常继发于一些疾病如脑血管意外、糖尿病、淀粉样变等。另外,老年人由于老化、自主神经功能下降、感受器敏感性下降、血管硬化、心力储备降低,再加上降压药等因素,容易发生直立性低血压。②非神经源性直立性低血压:如长期卧床、炎热环境、长时间蹲位或卧位及心功能不全等因素导致内稳态调节功能减弱。③药物因素:如血管扩张剂、利尿剂、β受体阻滞剂、血管紧张素转换酶抑制剂等。

2.日常照护

(1)饮食照护 少食多餐,避免进食大量碳水化合物食物,防止餐后低血压;限制饮酒,保证适当水分摄入。补充维生素和铁剂,纠正贫血;维生素 B_{12} 缺乏症可能与直立性低血压有关,应注意补充。

(2)日常生活照护 老年人突然改变体位,如从卧位突然站立,特别是清晨或夜间起床过快,易发生直立性低血压,使老人因晕厥而跌倒。因此老年人避免快速站立,变换体位时动作要慢,幅度要小,早晨起床用三个半分钟起床:醒后床上活动半分钟,床上坐半分钟,双腿下垂床边坐半分钟,再慢慢站立,能有效预防起床时的直立性低血压。此外,扶老年人起床、搬动老年人时动作要慢。

(3)避免蹲位 老年人不宜蹲位如厕。从蹲位或坐位到站立时速度宜慢,可以扶扶手或慢慢起立,防止直立性低血压的发生。

(4)避免长时间站立 高龄老年人不宜长时间站立,特别是服用降压药物的老年人,在调整药物或联合用药时更应注意预防直立性低血压。

(5)加强锻炼 起床时做些轻微的四肢准备活动,有助于促进静脉血回流;站立时做交叉双腿的动作,有助于增高血压。平时坚持参加适宜的体育活动,加强锻炼,提高心血管的储备功能和反应性,预防直立性低血压。

二、皮肤瘙痒症

皮肤瘙痒症是指仅有皮肤瘙痒,而无原发性皮损的一种常见皮肤病,是老年人常见的健康问题,瘙痒可局限于某个部位也可波及全身。有研究表明,瘙痒是由位于表皮、真皮之间结合部或毛囊周围游离神经末梢受到刺激所致。患者搔抓后导致皮肤发红、粗糙、隆起等皮肤损伤,损伤后又可引起瘙痒,如此恶性循环。另外,皮肤瘙痒会令老年人

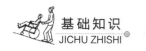

感到不舒适和烦躁,甚至影响休息和睡眠。

1.相关因素

老年人皮肤瘙痒主要与下列因素有关:①皮肤老化:老年人皮肤老化,皮肤血液循环功能变差导致营养不良,皮脂腺萎缩而分泌功能下降,使皮肤缺乏皮脂保护、含水量减少,这是引起皮肤瘙痒的主要生理基础。②皮肤干燥:老年人皮脂分泌减少可引起皮肤干燥,频繁洗澡、洗澡水温过高、使用碱性强的肥皂,可使皮肤表面失去皮脂的保护,易受各种因素的刺激而引发瘙痒。另外,秋冬季节气候干燥、寒冷,致皮肤干涩粗糙,易诱发皮肤瘙痒。③饮食因素:进食虾、蟹、鱼等易致敏的食物及酒、浓茶、咖啡、辛辣、煎炸等刺激性食物可诱发或加重皮肤瘙痒。④神经精神因素:精神紧张、情绪激动、焦虑、忧郁、神经功能障碍等可引起皮肤瘙痒,皮肤瘙痒可随着情绪好坏加重或减轻。⑤慢性疾病:糖尿病、肝胆疾病、代谢障碍、尿毒症、肿瘤等都可引起皮肤瘙痒。

2.日常照护

(1)环境舒适 保持环境整洁,温湿度适宜,在使用吸气或空调时使用加湿器,维持室内空气相对湿度在$50\%\sim60\%$,当病室内潮湿时可用除湿器除湿。

(2)处理皮肤瘙痒症状 去除各种刺激因素,采用拍打方式缓解瘙痒症状,皮肤瘙痒严重者,可遵医嘱使用低浓度类固醇霜剂涂擦皮肤,应用抗组胺类药物以减轻瘙痒,防止皮肤继发性损害。

(3)皮肤清洁 注意皮肤卫生,避免频繁洗澡,建议冬季给患者每周擦浴2次,夏季可每天温水洗浴,但水温不宜过热,忌用碱性肥皂。适当使用护肤用品,特别是干燥季节可于洗浴后轻轻地在患者皮肤涂抹一些不含酒精的乳液,以缓解皮肤干燥。

(4)预防皮肤损伤 勤剪指甲,避免用力搔抓损伤皮肤。平时注意皮肤保护,忌搽化妆品,因化妆品中含有的香精、色素、防腐剂及一些重金属如铅、汞等,会刺激皮肤,增加刺痒感,一些成分还会引起过敏,从而加重症状;忌乱涂药物,有些药物本身就可刺激皮肤引起瘙痒,因此应遵医嘱局部或全身用药。

(5)衣物选择 老年人贴身衣物选择质地柔软的纯棉制品,宽松舒适、透气吸湿性好,避免毛衣类、人造纤维类衣物直接接触皮肤造成刺激。选择无刺激性的棉被、床单,避免化纤织物。

(6)饮食照护 进食富含维生素、粗纤维、易消化的食物,如新鲜蔬菜水果,注意补充含维生素A丰富的食物,可经常食用动物肝脏、胡萝卜及其他红黄色蔬果。多饮水,保持大便通畅。忌使用辛辣刺激食物,不饮用咖啡、浓茶,限制饮酒,以免加重瘙痒。

(7)心理支持 安慰、支持老年人,鼓励其积极参加各类社区活动或听音乐、聊天等,保持心情愉快,转移注意力,减轻瘙痒症状。

三、老年骨质疏松

老年骨质疏松又称退行性骨质疏松,是一种以低骨量和骨组织微结构破坏为特征,导致骨质脆性增加和易于骨折的代谢性疾病,主要累及的部位是脊柱和髋骨。可分为原发性和继发性两类,原发性又可分为两种亚型,即Ⅰ型和Ⅱ型。Ⅰ型即绝经后骨质疏松,发生于绝经后女性。Ⅱ型多见于60岁以上的老年人,女性发病率是男性的2倍以上。骨质疏松的严重后果是发生骨质疏松性骨折(脆性骨折),是在受到轻微创伤或日常活动中即可发生的骨折。骨质疏松性骨折的危害很大,导致病残率和病死率的增加。

1.相关因素

老年骨质疏松主要与下列因素有关:①遗传因素:家族中患本病较多者,本人患本病的危险性明显增高。②性激素分泌减少:随着年龄的增长,老年人性激素功能减退,激素水平下降,骨的形成减慢,吸收加快,导致骨量下降,尤其是绝经后女性。③营养缺乏:老年人由于牙齿脱落及消化功能减退,进食少,多有营养缺乏,蛋白质、钙、磷、维生素及微量元素等摄入不足,导致骨的形成减少。④日照不足:日光照射皮肤可促进皮肤中的7-脱氢胆固醇转化为维生素D,维生素D经肝、肾活化成为有活性的维生素D,促进钙的吸收。老年人光照不足,可导致维生素D缺乏,导致骨质疏松。

2.日常照护

(1)规律的运动锻炼　运动可增强活动能力,增强肌肉张力、强度和骨密度,提高机体协调性,改善平衡能力及减少摔倒的风险。可以根据老年人心血管功能,选择适宜的有氧运动方式,要有一定的运动强度,使心肺功能、骨骼得到锻炼。对于失能或半失能的老年人要在环境、设施上进行改造,帮助其进行被动或辅助主动活动。对于严重骨质疏松的老年人,则进行个体化锻炼,循序渐进,预防活动中发生骨折。

(2)补充钙　我国营养学会提出成人每日钙摄入推荐量为800毫克,是获得理想骨峰值、维护骨骼健康的适宜摄入量,绝经后妇女和老年人每日钙摄入推荐量为1000毫克。我国老年人每日从饮食中获得钙量约400毫克,因此,每日应补钙500～600毫克。尽可能通过饮食摄入充足的钙,服用钙剂最好在用餐时间外服用,空腹服用效果最好,不可与绿叶蔬菜一起服用。服用钙剂后多喝水,以减少泌尿系统结石的发生。

(3)补充维生素D　维生素D缺乏和作用不足在老年性骨质疏松症和骨质疏松性骨折的发生中具有重要的作用。老年人因缺乏日照和摄入及吸收障碍,常有维生素D缺乏,可遵医嘱补充。协助老年人经常户外活动,阳光中的紫外线照射皮肤,使皮肤中的7-脱氢胆固醇转变为维生素D,从而促进肠道对钙的吸收及肾小管对钙的重吸收,促进骨钙沉积。老年人可选择在上午9点以前和下午4点以后,坐在阳台(需要开窗)、院子里晒太阳,或者外出活动,因为此时的太阳光比较柔和,对机体的危害较小。

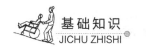

（4）其他饮食照护　食物中植酸盐和草酸盐会与钙结合，降低钙的生物利用率，饱餐后饮牛奶或补钙剂会影响钙的吸收，最好在两餐之间加饮牛奶或补钙剂。另外，少喝咖啡、浓茶及碳酸饮料，尤其是餐后不立即喝，以免影响钙的吸收。

（5）预防跌倒和骨骼保护　随着年龄的增长，老年人跌倒的危险性大大增加。因此，预防跌倒对于老年人具有重要意义。另外，使用髋部保护器有助于降低老年人髋部骨折的发生率。因此，具有骨折危险的老年人可以使用髋部保护器。

四、便秘

便秘是指排便困难或排便次数减少，且粪便干结，便后无舒畅感，并且出现腹胀、腹痛、食欲下降等相关症状。老年人便秘属于慢性便秘。便秘是老年人的常见症状，其便秘程度随着年龄的增长而加重，老年人的便秘发生率为 $5\% \sim 30\%$，长期卧床的老年人可高达 80%，严重影响老年人的生活质量。老年人用力排便可引起急性心肌梗死、脑血管意外的发生。便秘与肛门直肠疾病（如痔疮、肛裂等）关系密切。

1. 相关因素

引起便秘的因素很多，主要包括：①生理因素：随着年龄的增长，老年人的食量和体力活动明显减少，胃肠道分泌消化液减少，肠蠕动减弱，肛门内外括约肌减弱，直肠敏感性下降，使食物在肠内停留过久，水分过度吸收引起便秘。②不良饮食习惯：日常生活中谷类食物、膳食纤维的摄入量减少，使肠道蠕动变慢、排便不畅而造成便秘；老年人口渴感觉迟钝，对体内高渗状态调节能力下降，再加上饮水减少，易出现轻度脱水，增加便秘的危险；另外，饮酒、喜好辛辣食物、饮食过于精细等也与便秘的发生有关。③活动减少：老年人，特别是失能、半失能的老年人，缺乏体力活动，肠内容物长时间停留在肠腔，水分被过度吸收而造成粪便干结，排便困难。④药物作用：抗胆碱药、阿片类镇痛药、非甾体类药物、抗抑郁药等，可抑制肠道蠕动；含铝和钙离子的制酸药、铋剂，可致肠内容物水分过度吸收而引起便秘。

2. 日常照护

（1）养成良好的排便习惯　保证良好的排便环境，便器应清洁而温暖。定时排便，早餐后或临睡前按时蹲厕所，培养便意；有便意则立即排便；排便时取坐位，勿用力过猛；注意力集中，避免便时看手机、书、报纸等。

（2）饮食照护　①多饮水：如无限制饮水的疾病，则应保证每天的饮水量在 $2000 \sim 2500$ 毫升。清晨空腹饮一杯温开水，以刺激肠蠕动。②摄取足够的膳食纤维，酌情添加粗制面粉、玉米粉、豆制品、芹菜及韭菜等，适当多吃带馅面食，如水饺、馄饨、包子等，有利于保证更全面的营养，又可以预防便秘。③多食用粗纤维及维生素 B 丰富的食物，如白薯、香蕉、生蒜、银耳、黄豆、玉米等，促进肠蠕动。④少饮用浓茶或含咖啡因的饮料，禁食生冷、辛辣及煎炸刺激性食物。

（3）适当的运动锻炼　①避免久坐久卧：避免长期卧床或坐轮椅等，如果不能自行活动，可以借助辅助器械，帮助其站立或进行被动活动。②腹部按摩：取仰卧位，用手掌从右下腹开始沿顺时针向上、向左、再向下至左下腹，按摩至左下腹时应加强力度，每天2～3次，每次5～15圈。站立时也可进行此项活动。③收腹运动和肛提肌运动：收缩腹部与肛门肌肉10秒后放松，重复训练数次，以提高排便辅助肌的收缩力，增强排便能力。

（4）协助排便　①老年人常用简易通便剂，此方法较简单，如开塞露、肥皂栓等，经肛门插入使用，通过刺激肠蠕动，软化粪便，达到通便效果。②老年人，特别是长期卧床老年人易发生粪便嵌顿无法自行排出时，需采用人工取便法。向患者解释清楚，嘱其左侧卧位，戴手套，用涂上皂液的示指伸入肛门，慢慢将粪便掏出，取便完毕后清洁肛门。

（5）心理调适　向老年人解释便秘的可治性，增加患者的信心；讲解便秘产生的原因，进行积极的心理安慰，缓解排便时过度紧张心理；为老年人提供适宜、隐蔽的排便环境。不要催促老年人，以免令老年人精神紧张，不愿意麻烦照护者而憋大便。

五、尿失禁

尿失禁是指由于膀胱括约肌损伤或神经功能障碍而丧失排尿自控的能力，使尿液不受主观控制而自尿道口溢出或流出的状态。我国60岁以上的老年人发病率为60%以上，女性的发病率高于男性。尿失禁对大多数老年人的生命无直接影响，但是可以造成身体异味、反复尿路感染及皮肤糜烂的发生，影响老年人的生活质量。

1.相关因素

老年人发生尿失禁主要与下列因素有关：①盆底肌肉松弛：女性老年人由于多次分娩，易发生盆底肌肉松弛导致尿道口关闭不全，在咳嗽、大笑、打喷嚏、弯腰等情况下发生尿失禁。②尿路梗阻：尿路结石、尿道黏膜脱垂、男性老年人前列腺增生等引起下尿路梗阻，可导致充盈性尿失禁。③活动受限：老年人常可因体弱、活动不便或因活动受限、如厕不便或老年人认知功能受损等而不能及时如厕，发生功能性尿失禁。老年人突然站立的体位性低血压也有可能引起短暂尿失禁。

2.日常照护

（1）排尿功能锻炼　根据老年人尿失禁的类型，开展有针对性的排尿功能训练。常用方法有盆底肌肉训练、重复排尿训练、排尿习惯训练等。具体如下：①盆底肌肉训练：指盆底肌肉收缩练习，即紧缩肛门的运动（提肛运动），以增强控制排尿的能力。对于压力性尿失禁及混合性尿失禁患者均有良好的疗效。方法：选择坐位、立位或仰卧位，在不收缩下肢、腹部及臀部肌肉的情况下收缩会阴和肛门，尽量收紧提起盆底肌肉并维持10

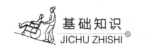

秒,然后放松休息 10 秒,收缩、放松为 1 次,如此反复进行 20～30 次为 1 组,每天做 3～4 组。②重复排尿训练,即排尿结束后,暂停几分钟,再做一次排尿动作,尽量排尽尿液,减少残余尿量,对于充盈性尿失禁患者有一定的作用。③排尿习惯训练:根据老年人的饮水及排尿规律,制定个体化排尿时间表,按照制定的时间表有规律地排尿。一般白天间隔 2 小时,夜间间隔 4 小时,可配合排尿提醒,需要时排尿,强化训练。

(2)尿失禁护理用具的选择和使用 ①纸尿裤、失禁护垫:使用最普遍。纸尿裤、失禁护垫可以有效处理尿失禁问题,既不影响患者外出活动,而且不会造成尿道和膀胱损伤。需要及时更换纸尿裤、失禁护垫,并用温开水清洗会阴及臀部皮肤,保持会阴干燥清洁,防止发生湿疹和压力性损伤。②高级透气接尿袋:根据性别选择型号,先用空气和水将尿袋冲开,防止尿袋粘连,再将腰带系于腰上,把阴茎放入尿斗中(男性老年人)或把接尿器紧贴会阴当中(女性老年人),并把下面的两条纱带从两腿根部中间左右分开向上,与三角巾上的两条短纱带连接。注意:接尿器应在通风干燥、阴凉的室内存放,禁止阳光暴晒;接尿器应经常冲洗晾干。注意会阴部清洁,每天用温水擦拭。③保鲜膜袋接尿法:其优点是透气性好,引起泌尿系感染及皮肤改变的情况较少,适用于男性尿失禁患者。使用方法:将保鲜膜袋口打开,把阴茎全部放入其中,取袋口对折系一活口,系时注意不要过紧,留有 1 指的空隙为宜。注意:选择清洁、质量有保障的保鲜袋。

(3)皮肤护理 及时更换尿失禁护理用具;保持会阴部皮肤清洁、干燥;每次大小便后用温开水清洗会阴部。选用棉质内裤,避免过紧,每日更换。必要时会阴及肛周皮肤可以涂中性、无刺激的润肤品。经常变化体位,减轻局部受压,预防压力性损伤等皮肤问题的发生。

(4)饮食照护 给予均衡饮食,保证足够热量和蛋白质的摄入,饮食清淡,避免摄入辛辣刺激性食物;避免饮用咖啡、浓茶、碳酸饮料等刺激性饮品。另外,老年人通常由于担心尿湿裤子而控制饮水,增加了泌尿系统感染的危险。因此,要消除老年人的顾虑,在白天饮用足量的水,夜间适当控制饮水量,以免影响睡眠。

(5)心理护理 尿失禁老年人会感到自己身上有异味而被人歧视,会产生自卑等情绪。应提供舒适、整洁的环境,注重患者的感受,进行尿失禁护理操作时用床帘等遮挡,保护其隐私,维护老年人的自尊,尽量满足其合理的需求。另外,主动关心老年人,认真倾听其抒发情绪,帮助其舒缓压力。

六、疼痛

疼痛是由感觉刺激而产生的一种生理、心理反应及情感上的不愉快经历。疼痛是老年人晚年生活中经常出现的一种症状。老年人疼痛的特点包括:老年人持续性疼痛的发生率高于其他人群;骨骼肌疼痛的发生率增高。随着年龄的增长,老年人准确感觉和主诉疼痛的能力降低,而不明确的疼痛和由此引发的不适感明显增加。一些老年人常年承受各种疾病导致的疼痛,可使老年人睡眠不良、社会活动减少,严重影响老年人的生活质量。

1.相关因素

风湿、关节炎、骨折、溃疡病、糖尿病、冠心病、癌症等均可以诱发老年人疼痛的发生。65 岁以上的老年人中有 80%~85% 患有一种以上易诱发疼痛的疾病,因此老年人各种疼痛的发生率高。

2.日常照护

(1)用药照护 ①非甾体抗炎药:适用于短期治疗炎症关节疾病和急性风湿性疾病,长期使用易引起老年人胃肠道出血的风险。②阿片类镇痛药:适用于急性疼痛和恶性肿瘤引起的疼痛,不良反应有厌食、恶心、出汗、心动过速等。③抗抑郁药:抗抑郁药除了抗抑郁效应外,还有镇痛作用,用于各种慢性疼痛综合征,但不能用于严重心脏病、青光眼和前列腺肥大的老年人。④其他药物:曲马多主要用于中等程度的急性疼痛和手术后疼痛,由于其对呼吸抑制的作用弱,适用于老年人的镇痛。

(2)非药物疗法 非药物疗法可减少止痛药物的用量,改善患者的健康状况。常用的方法包括冷热疗法、按摩、放松疗法、音乐疗法等。但是非药物疗法不能完成取代药物治疗。

(3)运动锻炼 运动锻炼对于缓解慢性疼痛非常有效,其在改善全身状况的同时,可调节情绪、缓解症状。

(4)心理调适 医疗护理员应重视老年人的疼痛,认真倾听老年人的主诉,给予适当安慰,减轻他们的心理负担。协助老年人分散注意力,指导其采用暗示疗法;对于慢性疼痛伴有行动障碍的老年人,给予鼓励,帮助老年人形成有利于缓解疼痛的生活方式。

七、意识障碍

意识障碍是指人体对周围环境及自身状态的识别和察觉能力障碍的一种精神状态。一种以兴奋性降低为特点,表现为嗜睡、意识模糊、昏睡、昏迷;另一种是以兴奋性增高为特点,表现为高级神经中枢急性活动失调的状态,包括意识模糊、定向力丧失、感觉错乱、躁动不安、言语杂乱等。

1.相关因素

意识障碍与很多因素相关。①脑出血、脑梗死、脑肿瘤等所致的脑血管疾病。②肝昏迷、尿毒症、肺性脑病等所致两大脑半球弥漫性损害;脑炎、脑肿瘤等所致的中枢感染。③镇静剂、重金属中毒及全身性疾患所致的电解质及酸碱代谢紊乱等。

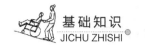

2. 日常照护

(1)保持呼吸道通畅 患者平卧位，头偏向一侧，以利于呼吸道分泌物的排出；昏迷患者有舌后坠者应放置口咽通气道。当患者有痰或口中有分泌物和呕吐物时要及时清除。

(2)生活照护 保持床单位整洁干净，可以使用气垫床；长期卧床患者注意被动活动和抬高肢体，视患病情况增加保护性床栏。

(3)饮食照护 应给予患者高热量、容易消化的流质食物。昏迷者选择鼻饲的方式，食物包括营养液、牛奶、米汤、菜汤、肉汤和果汁等，每次鼻饲量约 200 毫升，每日 4～5次。加强患者餐具的清洗和消毒。

(4)保持清洁卫生 房间要经常开窗通风，被褥、衣服要经常更换。经常给患者擦身，保持皮肤清洁。每天清洁口腔 1～2 次，去除义齿。患者眼睛有分泌物时，用毛巾及时蘸水擦净。对眼睛不能闭合者，可给患者涂抗生素眼膏，并加盖湿纱布，防止结膜炎和角膜炎的发生。

(5)预防并发症 预防泌尿系统感染，确保患者有足够的水分摄入。大小便失禁者及时擦洗，每日清洗外阴，保持外阴清洁干燥。床铺保持整洁、干燥。每 2 小时翻身 1次，每次变换体位时，轻叩患者背部，以防吸入性或坠积性肺炎的发生。帮助患者各个关节处于功能位置，以预防手足痉挛、变形。

八、吞咽障碍

吞咽障碍又称吞咽困难、吞咽异常或吞咽紊乱，是指食物或液体(包括唾液)从口腔到胃运送过程发生障碍，常伴有咽部、胸骨后或食管部位的梗阻感和停滞感。老年人随着年龄的增加，咽喉黏膜、肌肉退行性变化或神经通路障碍，协调功能不良，吞咽功能下降、咳嗽反射减弱，容易发生吞咽障碍。吞咽障碍严重威胁老年人的身体健康和生命安全。

1. 相关因素

老年人吞咽障碍与多种因素相关，多数与神经系统老化及疾病相关。①神经系统疾病：老年人吞咽障碍常由脑卒中、帕金森病和老年痴呆症等神经系统疾病引起。②类风湿性疾病：如硬皮病、干燥病等可引起内脏器官硬化及萎缩、唾液分泌减少等影响吞咽。③梗阻性病变：咽、喉、食管腔内的炎性肿胀、较大异物、灼伤致疤痕性狭窄，口腔、咽、喉、食管肿瘤等，以及口腔周围的肿块等压迫影响吞咽功能。④其他：一些药物如抗组胺药、抗胆碱能药等可能通过影响口腔唾液分泌而影响吞咽。

2. 日常照护

(1)环境舒适 保持环境安静，选用使老年人愉快的音乐，但是音量不要过大；光线应适当,避免光线过暗或过亮。

(2)进食照护 ①食物选择:避免有刺、干硬、容易引起噎呛的食物;避免黏性较强食物,如糯米之类食物;避免食物过冷或过热;少食辛辣、刺激性食物;对偶有呛咳的老年人,合理调整饮食搭配,尽量做到细、碎、软的食物要求。②体位:尽量保持直立体位或前倾15°。老年人应坐在椅子上进食,如果其需要协助,可以使用枕头、坐垫等协助其保持端坐位。如果是卧床老年人,在整个进食期间至少抬高床头60°,而且进食后需要至少20分钟后才能放低床头。③进食观察:进食时观察老年人的食量、食速及体位,有意控制食量和速度。进餐时不要与老年人交谈,或催促进食,老年人发生呛咳时宜暂停进食,严重时停止进食;进食过程中发现老年人突然不能说话、剧烈呛咳、面色青紫、呼吸困难等现象,应及时清理呼吸道,保持呼吸道通畅。

(3)吞咽功能锻炼 ①面部肌肉锻炼:包括皱眉、鼓腮、露齿、吹哨、龇牙、张口、咂唇等。②舌肌运动锻炼:伸舌,使舌尖在口腔内左右用力顶两颊部,并沿口腔前庭沟做环转运动。③软腭的训练:张口后用压舌板压舌,用冰棉签于软腭上做快速摩擦,以刺激软腭,嘱患者发"啊、喔"的声音,使软腭上抬,有利于吞咽。通过上述方法,促进吞咽功能的康复或延缓吞咽功能障碍的恶化,预防噎呛的再发生。

(4)心理调适 引导老年人接受吞咽障碍导致进食困难的现实,并告知老年人如何通过有效措施预防误吸的发生,以减轻或消除焦虑、恐惧的心理。当误吸发生后,应及时稳定吞咽障碍老年人的情绪,以缓解其紧张、恐惧情绪。

(5)现场应急指导 ①当老年人出现呛咳时,立即协助其低头弯腰,身体前倾,下颌朝向前胸。②如果食物残渣堵在咽喉部危及呼吸时,患者应再次低头弯腰,喂食者可在其肩胛下沿快速连续拍击,使残渣排出。③如果发生误吸,在第一时间实施海姆立克法急救,尽可能去除堵塞气道异物的同时,尽快呼叫医护人员抢救。

九、视力障碍

视力障碍是指由于先天或后天原因导致视觉器官的构造或功能发生部分或全部障碍,经治疗仍对外界物体无法(或甚难)作出视觉辨识。国内有研究报道,60岁以上老年人中80%患有一种或几种眼病,其中白内障的发病率为60%,这些眼病所引起的视力障碍人数在急剧增多。老年人视力障碍,使其获取外界信息、相互交流发生困难,甚至影响日常生活。

1.相关因素

老年人视力障碍主要与下列因素有关:①生理性老化:与老化有关的视功能变化主要有老视、视敏度和对比敏感度开始下降,表现为视物的精细感下降、暗适应能力下降和视野缩小。②眼科疾病:如白内障、青光眼、视网膜病变、老年性黄斑变性等,使老年人

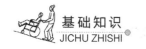

的视力明显减退,甚至失明。③全身性疾病:如糖尿病、高血压等,会导致视网膜发生病变。

2.日常照护

(1)居室环境 ①地面平整、干燥、无障碍物;台阶平整无损坏,高度合适,台阶之间色彩差异明显;家具放置平稳,通道无阻碍物;提示的标识醒目。②调节室内光线,提高照明度可弥补老年人视力下降所造成的部分困难。老年人居室阳光要充足,晚间用夜视灯以调节室内光线,避免受到刺眼的阳光和强光直接照射;当室外强光照射进窗户时,可用纱质窗帘遮挡。

(2)正确用药 ①注意用眼卫生,不用手揉眼睛,不用不洁手帕、毛巾擦眼、洗眼。②控制用眼时间和方式:避免用眼过度,尤其是精细的用眼活动最好安排在上午进行,看书、手机、电视时间不宜过长。不要在昏暗环境中阅读,不要看字迹模糊的书,写字不宜太小,不要用颜色太浅的笔写字。③保护眼睛:每次用眼一小时左右,让眼睛放松一下,如闭目养神、望远或做眼保健操等,使眼睛得到休息。要避免在强烈的阳光、灯光下视物;在户外活动时,可以戴有色眼镜,以防阳光直射眼睛。

(3)滴眼剂的正确使用和保存 ①用滴眼剂前清洁双手,用示指和拇指分开眼睑,眼睛向上看,将滴眼剂滴在下穹隆内,闭眼,再用示指和拇指提起上眼睑,使滴眼剂均匀地分布在整个结膜腔内。②滴药后须按住内眼角数分钟,防止滴眼剂进入泪小管,吸收后影响血液循环和呼吸。③每种滴眼剂使用前均要了解其性能、维持时间,使用前检查有无浑浊、沉淀和有效期。

(4)饮食照护 宜摄取低脂、清淡、易消化的食物;多吃新鲜蔬菜和水果,选择富含维生素 C 的果蔬,因为其有抗氧化作用,可减轻光线对眼部晶状体的损害;戒烟、限酒,减少含咖啡因食物的摄入。多饮水,但是患有青光眼的老年人一次性饮水不能过多,每次饮水量为 200 毫升左右,间隔时间为 1～2 小时,防止眼压升高,加重病情。

十、听力障碍

听力障碍是指听觉系统中的传音、感音及对声音综合分析的各级神经中枢发生器质性或功能性异常,导致听力出现不同程度的减退。听力严重减退称为聋,其表现为老年人双耳均不能听到任何言语。而听力损失未达到此严重程度者,则称为听力减退。老年性耳聋是指随着年龄的增长,双耳听力进行性下降,高频音的听觉困难和语言分辨能力差的感应性耳聋。老年性耳聋是最常见的听力障碍,部分老年人在耳聋刚开始时可伴有耳鸣,常伴有高频声,其出现频率随年龄而渐增,60～70 岁达到顶峰。

1.相关因素

老年人听力障碍由多种因素共同作用而引起。遗传因素、长期的高脂肪饮食、接触噪声、吸烟、使用致耳聋性药物、精神压力、代谢异常等均可导致老年人发生听力障碍。

2.日常照护

(1)有效交流　①医疗护理员多与老年人在安静的环境中进行交流,交流前先正面进入老年人的视线,轻拍老年人引起注意。②对老年人说话要清楚且慢,尽量使用短句表达意思。③在与老年人沟通交流过程中,可采用书面交谈或手势等非语言交流技巧辅助交谈。

(2)助听器使用照护　①指导佩戴合适的助听器:医疗护理员需掌握助听器各种按钮开关的使用及音量控制的方法,必要时协助、指导老年人正确使用助听器。②佩戴时间及调整:老年人佩戴助听器需要适应一段时间。在适应期内助听器音量尽量要小,每天可先戴1～2小时,然后逐渐增加佩戴时间。③对话练习:对话训练需要循序渐进,开始在安静的环境中训练听自己的声音。适应后,练习听电视或收音机播音员的讲话,然后训练对话,最后练习在嘈杂环境中听较多人说话。

(3)饮食照护　听力障碍老年人宜进食低盐、低脂的清淡饮食,多食富含维生素 A、维生素 E、维生素 B_1、维生素 B_2 及铁、锌等微量元素的食物。

(4)锻炼指导　①指导患者用手按摩耳部,用示指按压、环揉耳屏,每日 3～4 次,以增加耳膜活动,促进耳部血液循环,延缓听力下降。②全身运动能够促进血液循环,使内耳的血液供应得到改善。锻炼项目可以根据自己的身体状况和条件来选择,如散步、慢跑、打太极拳等。

(5)心理调适　听力障碍的老年人会因感知功能下降、社交障碍等原因出现焦虑、抑郁等情绪,影响正常的日常生活。因此,医疗护理员应充分尊重、理解老年人,指导其家属、朋友给予其良好的情感支持,帮助其树立克服困难的信心,保持愉悦的心情。

(6)生活指导　指导老年人减少环境噪声的刺激,看电视、听音乐时间不可过长,声音大小应当适宜,以减少听力损害;老人耳耵聍较多时,切勿自行挖耳,不用棉签、发夹等物品清理耳道,应由专业医生采用冲洗外耳道的方法进行清洁,以防止外耳道受损。

(浙江中医药大学　杨莉莉)

第三章　老年人心理服务与安宁疗护

> **【重要知识点】**
>
> 1. 基本概念：安宁疗护、临终关怀、生前预嘱。
> 2. 老年期抑郁症、焦虑症、疑病症、孤独症等常见心理问题的日常照护。
> 3. 与老年人沟通的方法与技巧。
> 4. 安宁疗护原则、服务对象、服务理念、生前预嘱基本知识及临终的一般照护、心理照护、精神抚慰与关怀、哀伤辅导、生命教育的基本知识与方法。

第一节　常见心理问题日常照护

本节主要介绍老年人的常见心理问题（老年期抑郁症、焦虑症、疑病症、孤独症）的相关因素和日常照护。医疗护理员初级需熟悉老年人常见心理问题的日常照护；医疗护理员中级需掌握老年人常见心理问题的日常照护；医疗护理员高级需熟悉老年人常见心理问题的相关因素，掌握老年人常见心理问题的日常照护。

一、老年期抑郁症

老年抑郁症是发生于老年期的以显著情感障碍为临床特征，并且伴有相应的思维和行为改变的疾病。持久的抑郁心境是其重要特征，主要表现为：兴趣丧失，无愉快感；精力不足，易感到疲乏；自责，自我评价降低；不愿与人交往，言行减少；悲观厌世；易失眠；记忆力减退，反应迟钝；甚至产生自杀念头和行为等。

1.相关因素

老年期抑郁症主要与下列因素有关：①疾病：据世界卫生组织（WHO）统计，患有各种老年病的老年人抑郁症发病率达 50%。②不愉快的经历：曾经受过各种身心创伤和刺激。③失落感：感到自己的地位、能力、健康状况、经济等各方面都不如过去，感到失落。④孤独、寂寞：丧偶、子女分居、住房搬迁、离开熟悉的环境，缺乏与他人交往，内心空虚。⑤社会因素：不尊重或虐待老年人的现象，使老年人产生消极心理。

2.日常照护

(1)环境安全与舒适　要加强居室环境安全检查，做好药品及危险物品的保管。居室应光线明亮，空气流通，整洁舒适，墙壁以明快色彩为主，并挂上壁画，摆放适量鲜花，有利于调动患者的积极情绪。

(2)加强心理护理　为老年人提供良好的身心修养环境，多陪伴老年人，指导其调整心态，不要自责，多与家人、朋友谈心取得理解和支持；为老年人创造机会，增加社交活动，积极参加体育运动，并引导老年人适时表达自己的内心想法，积极疏导，避免促发因素。鼓励老年人扩大社会交往，多参加社会活动，保持积极向上的生活态度。

(3)饮食照护　保证营养的供应，给予高蛋白、高热量、高维生素、低脂肪、易消化食物，如牛奶、鸡蛋、瘦肉、豆制品、水果、蔬菜；增加粗纤维食物的摄入；避免饮用咖啡、浓茶等刺激性饮品。

(4)改善睡眠　睡眠障碍是老年抑郁症患者最为常见的症状之一，并以早醒多见。抑郁症特点为昼轻夜重，早醒易造成老年人情绪的进一步恶化，易造成老年人如自杀、自伤等意外事件的发生。因此，生活要有规律，鼓励患者白天参加各种娱乐活动和适当的体育锻炼，按摩安眠、神门、三阴交等穴位促进睡眠；晚上入睡前喝热饮、热水泡脚，避免看过于兴奋、激动的电视节目或会客。为患者创造舒适安静的入睡环境，保证其充足睡眠。

(5)运动锻炼　督促老年人养成规律的作息时间和运动习惯。根据个体情况，制定不同的运动方案，进行身体锻炼，如打太极拳、快走、健身操等。

(6)严防自杀　自杀念头与行为是抑郁最严重的危险症状，必须尽早识别自杀动向。自杀倾向强烈者，要专人24小时看护，必要时适当约束，并加强物品及药品的管理，凡能成为自杀、自伤工具的都要妥善保管。药物应在监督下服用。

二、焦虑症

焦虑症是个体由于达不到目标或不能克服障碍的威胁，导致自尊心或自信心受挫，或使失败感、内疚感增加，表现为紧张不安等痛苦的内心体验、精神不安及伴有自主神经功能失调等。患者在心理、社会调节上存在不良影响，工作和社会功能损害严重，生活质量及满意度低。焦虑症是神经症中发病率较高的心理障碍，而老年人又是精神性疾病的高发人群。

1.相关因素

老年人焦虑症主要与下列因素有关：①生理功能下降。②体弱多病，行动不便，力不从心。③各种应激事件，如离退休、丧偶、丧子、经济窘迫、家庭关系不和、搬迁等。④药

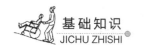

物,如使用一些抗高血压药物、关节炎或帕金森病的药物。⑤退休后经济收入减少,生活水平下降。

2.日常照护

(1)生活照护　引导、鼓励老年人合理地安排生活,培养兴趣爱好,适当参加社会活动;通过一些方式转移注意力,如听轻音乐、缓慢深呼吸、自我放松等,达到减轻紧张、焦虑的目的。

(2)合适的睡眠　老年人由于夜间睡眠不良,导致白天疲惫、心情烦躁、易激惹。因此,应改善老年人的睡眠习惯,形成规律的睡眠方式,避免睡前阅读或观看刺激性视频;保持情绪稳定,可以适当做锻炼,临睡前可用热水洗脚或热敷小腿、洗热水浴等。

(3)用药照护　抗焦虑类药物引起的副作用有精神紊乱、情绪低落、嗜睡、手脚震颤等。另外,抗焦虑药易产生耐受性和依赖性,突然停药易产生戒断症状。用药后注意评估药物的效果和观察不良反应。

(4)心理调适　帮助老年人分析焦虑的原因和影响,增强抵抗不良情绪的信心。要多与老年人交谈,倾听老年人表达内心的想法,了解其内心的感受及心理变化。适时安慰、开导老年人,帮助其解开心结,减轻焦虑感。

三、疑病症

老年疑病症是以怀疑自己患病为主要特征的一种神经性人格障碍。主要表现为老年人对身体的变化特别敏感,过度关心及担心自己的身体健康,坚信自己有病,患者有持续的躯体不适或外观形象改变的诉说,症状内容比较固定于某一方面。因此,老年患者不断地就医诊治,重复做各种检查,但是辅助检查无器质性病变。疑病症老年人由于被臆想的疾病所困扰,并且不能得到别人的理解和接受,所以精神上很痛苦,常伴有明显的焦虑或抑郁情绪,严重影响老年人身心健康和生活质量。

1.相关因素

疑病症发生的原因尚不清楚,一般认为是在遗传上的易感素质,在不良的心理因素刺激下促成。疑病症患者在病前大多具有敏感、多疑、小心谨慎、固执求全的性格特征。平时对健康特别关切,要求较高,对躯体的细微变化或不适感受都倍加关注、忧虑不安,有明显的疑病倾向,在某些心理刺激或躯体变化因素的作用下会诱发。

2.日常照护

(1)积极的态度应对　耐心细致地听取老年人的诉说,让他们出示各种检查单,持同情、关心的态度,尽量不要对老年人诉说的症状进行讨论或要他们承认疑病是不真实的,否则往往适得其反,弄巧成拙。

(2)沟通交流　加强与老年人的沟通,交流时语调温和、慢而清楚。采取安慰、解释等方法,让老年人正确认识和对待身体变化,减轻精神负担。

(3)培养兴趣爱好 根据老年人自身的意愿,引导老年人培养一些兴趣爱好,如书法、画画、做手工、打门球等适合老年人的运动项目,这些项目可以愉悦身心,使疑病症状获得改善。

(4)参加社会活动 陪伴老年疑病症患者参加有益的娱乐活动和适当的社会活动,转移注意力,丰富精神生活。

四、孤独

孤独是一种被疏远、被抛弃和不被他人接纳的情绪体验。孤独感在老年人中较常见,老年人退休后,活动范围变窄,社交圈子相对缩小,常会出现失落、孤独、焦虑感。另外,现在是一个信息化时代,家庭之间、人与人之间面对面的交流越来越少,这对老年人的身心健康极为不利。

1.相关因素

产生孤独的原因主要有:①离退休后远离社会生活。②子女独立成家后成为空巢家庭,或因老年人患病、行动不便等,减少了与亲朋好友的来往。③配偶对老年生活来说是老年人保持心情愉快的重要条件,丧偶的老年人孤独感非常强烈。④性格孤僻、过度内向等。

2.日常照护

(1)指导老年人积极面对现实 积极引导、帮助老年人调整心态,正确面对子女成家立业、离退休等导致孤独的因素,不过高期望和依赖子女的照顾。及时调整自己的生活状态,可以确立一些生活目标,好好规划自己的老年生活。

(2)理解、关心老年人 主动关心、陪伴老年人,鼓励子女与老年人经常联系,既要在生活上给予老年人照顾,还要在精神上给予关心。

(3)维持良好的生活方式 老年人应生活有规律、睡眠充足、适度运动,戒除不良嗜好,并采取适合老年人的休息、运动和娱乐方式,以保持健康的生活方式。

(4)培养兴趣爱好 培养有益于老年人身心健康的兴趣爱好,如绘画、手工、烹饪、户外运动等,以丰富和充实老年人的生活。

(5)适当参与社会活动 鼓励老年人不脱离社会,多与邻居和朋友交往,互相关心和帮助,这样既可消除孤独与寂寞,更能从心理上获得生活价值感的满足。

第二节 与老年人沟通的方法和技巧

本节主要介绍与老年人沟通的方法与技巧。医疗护理员初级需掌握与老年人的语言沟通方法和部分非语言沟通方法;医疗护理员中级需掌握与老年人的语言沟通和非

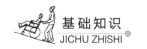

语言沟通方法;医疗护理员高级需掌握与老年人沟通的方法,并且能运用与老年人沟通的技巧。

沟通指人与人之间的信息交流、传递和理解,以期获得反应效果的过程。个体可藉由语言、符号、文字、肢体动作进行信息交换,表达需要并与他人分享各种想法、情感及感觉,通过沟通也可增进彼此之间的亲密关系。沟通主要包括语言沟通和非语言沟通,语言沟通包括口头语言沟通和书面语言沟通,非语言沟通包括声音、语气、肢体动作(比如手势等)。沟通不仅是人与人建立关系的桥梁,也是人与环境互动的渠道。沟通是否有效,主要取决于信息发送者向接受者发送信息的状态及其程度。

一、与老年人沟通的方法

1. 语言沟通

(1)口头沟通　①尊重老年人,态度诚恳亲切,称呼有礼貌,行为举止、表情要保持自然,不要夸张。②与老年人沟通前应评估其教育程度和理解力,有利于选择合适的语言。③倾听老年人的诉说,尤其是其多次重复过去的事情时,不要表现出厌烦情绪或随意打断老年人。④与老年人沟通语气缓慢柔和,声音清晰,语调略高,叙述的话语通俗易懂。⑤对老年人要有耐心,如果老年人一次没听懂,可以慢慢重复两三遍,直到老年人明白为止。⑥不使用命令性语言,主动征求老年人的意见,对非原则性的问题不与老年人争辩和计较。

(2)书面沟通　对有识字能力的老年人,可以结合书写方式沟通,能克服老年人记忆力减退,起到提醒功能。在使用书写方式沟通时要尽量使用与背景色对比度较高的大字体;对关键的词句应加以强调和重点说明;运用简明的图表,解释必要的过程;合理运用小标签,如在小卡片上列出每日生活流程,并且贴于显眼的地方以防记错或遗忘。

2. 非语言沟通

(1)倾听　①要善于倾听老年人讲话,注意其讲话的声音、声调,面部表情,身体姿势及动作,尽量理解其想表达的内在含义。②在倾听过程中,要全神贯注、集中精力,注意保持眼神的接触。③倾听时要有反馈,使用能表达信息的举动,如点头、微笑等,表达对其话题的兴趣,增加交谈的积极性。

(2)触摸　沟通者适当的触摸可表达对老年人的关怀之情。与老年人进行交谈时,应保持适当的距离,由约100厘米开始,渐渐拉近彼此距离,离得太远,老年人听不清楚,靠得太近,老年人又会感到害怕。

(3)身体姿势　①对于使用轮椅代步的老年人,应适时地坐或蹲在旁边,并维持双方眼睛于同一水平线,以利于平等的沟通与交流。②鼓励无法用语言表达的老年人,以身体语言来表达,并及时给予反馈,以利于双向沟通。③说话时身体稍向前倾以表示对老年人的话题有兴趣,但是注意不要让老年人有身体领域被侵犯的不适。

（4）重视眼神的交流　眼神的信息传递非常重要，与老年人交谈时，要看着他们的眼睛，微笑、亲切的目光和表情，会给老年人以鼓励。

（5）适时沉默　当老年人不愿意说话或者受到情绪打击时，沟通者应以沉默的态度表示关心，这也是尊重老年人的愿望。沉默可以表达沟通者对老年人的支持和认同。另外，沉默片刻还可以为沟通双方提供思考和调适的机会。

二、与老年人沟通的技巧

沟通技巧运用得当可以促进与老年人关系的进展，增加老年人对医疗护理员的信任感。

1.利用多种沟通方式

根据老年人的情况，如文化背景、理解能力、听力是否良好、能否识字等恰当地选择适合老年人的语言沟通或非语言沟通方式等。

2.重视双向沟通

沟通具有双向性，而且伴随着反馈过程，使发送者可以及时了解到信息是如何被老年人理解的，使老年人能表达接受时是否存在困难，从而得到帮助和解决。与老年人的沟通过程中需要注意老年人的感受，并给予适当的反应，让老年人感受到被关怀。若老年人的表达较模糊或不清楚，需再次确认其真正所要表达的意思。

3.聚焦于问题的重心

老年人在沟通过程中经常会出现重复地讲述一个话题，或注意力不集中，此时需引导话题到问题的重心，但需要注意老年人的感受。

（浙江中医药大学　杨莉莉）

第三节　安宁疗护

本节主要介绍安宁疗护基础知识与照护要点、生前预嘱、哀伤辅导、生命教育。医疗护理员初级要求掌握安宁疗护基础知识；医疗护理员中级除熟练掌握上述内容外，还需掌握生前预嘱和舒适照护；医疗护理员高级除掌握上述内容外，还需掌握哀伤辅导、生命教育等。

一、安宁疗护概述

(一)安宁疗护的概念和起源

根据世界卫生组织 2020 年的定义，安宁疗护是一种促进患者（包括成人和儿童）以

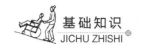

及家人生活质量的方法,处理当他们身患危及生命疾病时出现的相关问题。它通过对疼痛和其他症状的早期识别、正确评估和治疗来预防和减轻痛苦,这包括身体、心理社会以及精神层面的痛苦。安宁疗护是以一个专业团队的合作方式来支持患者和照顾者,其中包括满足实际的生活需要以及提供哀伤辅导。它提供了一个支持系统来帮助患者尽可能地积极生活,直到死亡。

1967年西西里·桑德斯(Cicely Sanders)女士在英国创建了圣克里斯托弗临终关怀院(St. Christopher's Hospice),旨在为终末期患者解除身体、心理上的痛苦,控制其不适症状,享受生命最后的平静、安详与尊严。

(二)安宁疗护的原则

安宁疗护并非放弃治疗,也不是"安乐死",而是用专业的方法解除患者的痛苦与不适,使其拥有最佳的生活质量。同时帮助患者的家属能够平静面对亲人的离世,做到生死两相安。主要包括以下4个原则:

(1)为罹患危及生命的疾病的患者提供缓解一切疼痛和痛苦的方法,通过全人照护,满足其身体、心理、社会、精神的需求。

(2)尊重生命、肯定生命、敬畏生命,认知死亡是生命的正常历程,不加速也不延缓死亡的来临。

(3)尊重患者的需求,重视患者的生活品质、生命质量,通过多学科团队的合作提供支持系统,协助患者积极生活,直至患者平安尊严地走完人生最后一程。

(4)协助家属积极面对患者的疾病过程及哀伤历程,给予其居丧期的帮助和支持。

(三)安宁疗护的服务对象

经医疗机构判定患者处于疾病终末期,结合考虑当时疾病状态及患者接受安宁疗护的意愿,以下人群可选择安宁疗护:

(1)疾病终末期,有不适症状。

(2)肿瘤晚期,患者拒绝继续肿瘤治愈性治疗,且有不适症状。

(3)严重疾病,患者继续治愈性诊疗的风险和痛苦明显大于受益,不能承受并明确表示拒绝治愈性治疗。

(4)身体功能障碍、高龄器官衰竭患者等,脏器功能严重障碍且无法通过治疗改善,生活质量低下处于痛苦状态,身体状况处于衰竭进程,患者拒绝继续常规医疗诊治流程,寻求减轻痛苦的医疗帮助。

(四)安宁疗护的服务理念

安宁疗护服务理念为五全服务,包括"全人、全家、全程、全队、全社区"。

1. 全人

患者是具有身体、心理、社会及精神各层面的需要及反应的全人,而非仅仅是一种疾病与一个身体。全人包括照顾患者生理上的不适,给予心理上的抚慰,进而关注患者社会与精神的需要。

2.全家

安宁疗护的不仅是患者本身,还必须关注其家属的需求,提供适当的服务,陪伴家属度过从患者罹患疾病后的煎熬与丧亲后的哀伤辅导。

3.全程

从患者罹患疾病开始,直至患者死亡,给予家属哀伤辅导,陪伴患者及其家属,不仅要协助患者做好死亡的准备,也要陪伴家属度过丧亲之痛。

4.全队

安宁疗护中的全队是由一组受过专业培训的人员,提供末期患者的全人与全家照顾,通常包括医师、护师、医疗护理员、社工师、营养师、疼痛师、志愿者及宗教人士等所组成的团队,通过整合的合作方式来达成患者及其家属的照顾。

5.全社区

为了让临终患者也能在自己所属社区或家中生活,安宁疗护专业团队为符合病患所需,需要结合社区相关照顾资源,使临终患者在家中也能获得安宁疗护的照顾质量。

二、生前预嘱

(一)生前预嘱的概念

生前预嘱指人们事先,也就是在健康或意识清楚时签署的,说明在不可治愈的伤病末期或临终时要或不要哪种医疗护理的指示文件。

(二)生前预嘱的五个愿望

2006年,五个愿望(five wishes)来到中国,在保留容易理解和表达意愿的框架的同时,在中国法律、临床、心理专家的共同建议下,形成了供中国居民使用的文本,由北京生前预嘱推广协会推出,是更适合我国的法律环境和公民文化心理的生前预嘱,被取名为"我的五个愿望"。

(1)第一个愿望:我要或者不要什么样的医疗护理照顾。

这个部分是表达患者想要什么样的舒缓治疗和照顾,包括疼痛和症状的控制、个人修饰和清洁的指示等。

(2)第二个愿望:我希望使用或不使用生命支持治疗。

这个部分是表达患者想要或者不要的生命支持治疗,以及何时使用,比如心肺复苏术、电除颤、呼吸机、留置鼻胃管、输血、抗生素治疗、血管活性药物使用等。

(3)第三个愿望:我希望身边的人怎么对待我。

这个部分是表达对患者来说重要的个人安排,比如临终时是否想留在家中被照顾,

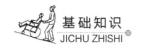

是否在家中离世,是否需要安排宗教仪式、告别仪式等。

(4)第四个愿望:我想让我的家人和朋友知道什么。

这个部分是对身边所爱的人表达爱和原谅,患者希望如何被纪念,以及关于葬礼和后事的安排等。

(5)第五个愿望:我希望谁帮助我。

这个部分是选择患者的健康照顾代言人,即当患者无法自主表达自己对于治疗和照顾的意愿,谁可以尊重、理解并且代表患者清楚表达其意愿。

三、舒适照护

患者在终末期会遭受身体、心理等一系列的不适与苦楚,为保障患者更好地度过临终阶段,舒适有尊严地面对死亡。将从患者的身体舒适、心理照护、精神抚慰等三方面对临终患者进行照护,以满足其身心需求。

(一)身体舒适

1.清洁照护

为使临终患者保持清洁,维护尊严,做好头发、皮肤、会阴等部分的清洁工作,可采用洗浴床床上洗浴的方式清洁皮肤,同时注意温湿度适当,避免烫伤和受凉。

2.芳香疗法

芳香疗法是一种利用植物精油,通过吸入或局部涂抹来治疗疾病的替代疗法,被应用于精神舒压和临终关怀,实验证明植物的香气能引发人类大脑一连串情绪和生理反应,进而达到疗愈身心的目的。芳香的味道或配合背部按摩等,可以舒缓患者精神,减轻不适。

3.减轻不适

医疗护理员在医护人员指导下,根据患者情况调节室内的温度、湿度,做好通风、保暖,安置好舒适体位,有胸闷、呼吸困难者遵医嘱吸氧,有疼痛者遵医嘱使用止痛药,适当的握手、抚触等肢体接触给患者以心理支持,尽可能地增进舒适。

4.满足心愿

医疗护理员作为患者的生活照护者,与患者接触最近、时间最长,要与患者进行较好的心理沟通,耐心倾听,建立信任关系。协助医护人员协调家属、志愿者和医务社工,尽可能创造条件满足老人心愿,使其安详离世。

5.尸体护理

患者离世后,在医生开出死亡证明后及时和护士一起进行尸体护理。操作时注意遮挡,尊重逝者,做好清洁,保护隐私,维护良好的逝者外观。同时要尊重当地习俗,在遗体护理和转运等过程中,避免对其他患者造成影响。此外,尸体护理前整理、清点遗物交给家属,如家属不在,两人核对清点登记,交给护士长保管。

6.终末消毒

逝者离开后,按终末消毒原则处理床单位、用物及病室。

(二)心理照护

1.建立融洽的护患关系

医疗护理员具有良好的职业道德和专业素养的同时,要善于利用一些沟通技巧与患者、家属建立良好的信任关系,常用的沟通技巧有:

(1)真诚 在沟通过程中医疗护理员应以真实的自我和患者相处,发自内心地去照护和帮助患者。当患者感受到其真心时,就会主动地表露和倾诉自己的内心想法。

(2)尊重 医疗护理员不仅要在心理上尊重患者,更要在沟通的过程中体现对患者的关注,即在沟通过程中全身心地投入并有目光的交流。

(3)移情 移情是从他人的角度去感受和理解对方的感情,医疗护理员要学会换位思考,在与患者交谈中,慢慢接受患者的内心感受。

(4)倾听 倾听时要做到表情放松,耐心地倾听患者诉说,给患者更多的时间,充分表达和倾诉内心的感受,让其感到舒适,并且要通过重复、确认等方式向患者证明自己已经理解。

(5)提问 通过开放式问题及封闭式问题交替来了解患者的需求。封闭式提问是以事实为基础直接可获得的某些特定信息;开放式提问则允许患者自由地表达自己的想法和感受。

(6)反应 对患者的感觉给予回应,把客观的事实表现出来,以帮助患者了解其真实的情感,并给予其相关的建议及意见。

2.陪伴

医疗护理员要与患者建立信任的关系,患者和家属才能放心接受医疗护理员的照护、帮助与陪伴。在爱心、耐心、责任心的基础上,站在患者及家属的角度,以患者的舒适和尊严为出发点进行有效陪伴。同时,时刻关注患者的需求,共同面对终末期可能遇到的问题,帮助患者宣泄不良情绪。

(三)精神抚慰

1.生命回顾

生命回顾是指对人生的经历进行回顾评价,重整并剖析人生中经历的未被解决的矛盾,帮助个体发现新的生命意义,让个体在有意义的探索中重新思考生命的真谛。利用生命回顾可以协助患者对个体生命进行有意义的重新整合,能正确地引导患者面对死亡的态度,而不是无限制地陷入死亡焦虑、恐慌、绝望之中,要将患者的注意力转移到自己生命意义的探索、发现、回顾之中。

(1)准备工作 实施生命回顾,事先对患者生平有所了解,根据患者情况列出回顾提

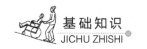

纲,一般可以从以下几个方面切入:①请您回顾您的一生,有哪些事是快乐的、有成就的,有哪些事是挫折、痛苦的;②如何重新看待它们;③如果有机会回顾一生,您最想为自己做些什么事。

(2)实施过程 根据患者不同的临终阶段灵活开展生命回顾的实施,一般分为三个步骤:①构建关系:首先医疗护理员运用同理心及倾听等技巧与患者建立信任关系,了解患者参与生命回顾的意愿,当患者同意时,开始深入沟通。②回顾生命历程:与患者一起回顾患者的一生,有哪些事是快乐的、有成就的,有哪些事是挫折、痛苦的,帮助患者对生命价值进行理性思考,重新了解其对世界的态度,并对其自我价值观进行重新审视;协助患者处理未了的事务,达成其最后的愿望;协助患者重新构建人际关系。③返回现实:这时从过去回到现实,患者可能会出现不良的情绪,医疗护理员应做好陪伴,并帮助患者合理地宣泄情绪,做好死亡教育。帮助患者静下心,细细揣摩和回味他的人生,思考人生的意义,确立终末期的主要目标。

2.精神关怀

精神关怀是指使个体获得基本精神需求得到满足的关怀。国外学者普遍认为精神关怀是解决无望感、无助感的最有价值的干预措施,它可以解决人的三大基本精神需求,即意义和价值、爱与人际关系、宽恕。针对临终患者,可以用一些精神关怀的方法使患者得到心理安宁。

(1)肯定生命存在的价值 人在临终时会自然而然地回顾自己的生命历程,也希望最后这一段日子能留下些什么。通过不断地激励、肯定患者活着的价值、生命的意义,使患者慢慢找寻到生命的价值,从而能更坦然地面对死亡。

(2)满足信仰的需求 每个人都会有其信仰,这种信仰是他人生观、价值观的指导方针。作为医疗护理员应满足患者的信仰的需求,不干预并对其信仰或因信仰而产生的一系列行为,如祷告、念佛、唱诗、做礼拜等进行点评甚至批判。

(3)宽恕与放下 帮助患者与世界和解,与家人和解,甚至与自己和解,放下一切的怨与恨,才能使其安详地走完最后一程。

四、哀伤辅导

(一)哀伤辅导的概念

哀伤辅导是一种心理治疗的模式,致力于帮助人们处理因为丧失而引起的身体、情绪、社会功能、精神以及认知上的反应。这些体验常见于因所爱之人的离世而引起的状况,但也可被更广泛地理解为任何生命转化过程中经历的显著丧失,比如离婚、失业、流离失所等。

哀伤辅导过程中,治疗师帮助人们表达自己关于丧失的情绪和想法,包括悲伤、焦虑、愤怒、孤独、罪疚感、困惑、麻木等,回应个体在处理哀伤过程中不同阶段的情绪反应,并逐渐达到对丧失事件的接纳与和解,帮助提升个人以及社会资源的使用,有利于更好地处理哀伤。

(二)哀伤的分类

1.预期性哀伤

预期性哀伤是指在实质的丧失发生之前而经历的丧失感。常见于所爱之人身患末期疾病或者自己被诊断为患某种慢性疾病,或者个人面对即将发生的生理功能丧失。

2.正常哀伤

正常哀伤是指个体对于所爱之人的离世而伴随的自然体验和情绪表达,通常会随着时间的流逝而缓解。

3.复杂性哀伤

复杂性哀伤是指延长的且导致值得留意的严重行为状况比如自杀念头、成瘾、冒险行为,或者呈现出一些精神健康方面的、值得担忧的症状。在这种情况下,接受更深入的心理咨询和治疗,以帮助个人从哀伤中恢复就显得尤为重要。

4.不被允许表达的哀伤

这是一种无法让他人知道的哀伤,比如一个婚外情的第三者经历所爱的人离世。通常,经历过这样过程的人无法公开表达自己的哀伤以及得到身边的人的支持。

(三)哀伤辅导的目的及对象、时机、实施者

1.目的

哀伤辅导的目的是帮助终末期患者面对即将逝去的生命,积极地为自己的离开做好准备;引导家属表达其因亲人逝去产生的压抑感受,从而顺利走出哀伤,重新投入新的生活。

2.辅导对象

哀伤辅导的服务对象多为临终患者家属或因意外创伤失去亲人的人群,针对不同年龄层的服务对象采取不同的辅导方式。

3.辅导时机

提供服务的时间至少需要 3 个月,一般选择生存期 3~6 个月的患者进行哀伤辅导。

4.辅导实施者

目前,大多数临终关怀机构成立由心理专家组成的小组专门对这类人群做心理疏导。作为患者终末期照护的主体,医护人员、医疗护理员也将承担部分哀伤辅导工作。

(四)医疗护理员提供相关支持

医疗护理员虽无法直接提供专业的哀伤辅导,却是在日常照顾中最熟悉患者和家人状况的人。医疗护理员可以在早期识别危机状况(比如自杀念头等)和因照顾关系的建立而提供简单情绪支持(通过专注聆听等)方面扮演重要的角色。医疗护理员应能帮

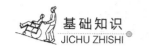

助丧亲者认清内在感受,并使愤怒、愧疚、焦虑、无助、悲哀等负性情绪能适当地流露出来,也可以通过专业人员转介及鼓励个案积极加入团体,以发挥持续且更全面的辅导机制。

此外,医疗护理员可以协助家属或亲朋去照护和陪伴临终患者,促进双方沟通,也可以协助家属或亲朋参与逝者的悼念活动,这些活动可以有效降低死后的哀伤情绪。

(五)医疗护理员的自我照顾

医疗护理员因与患者建立长期和深入的照顾关系,也可能会因对方的离世经历哀伤的过程。医疗护理员需要学会一些自我心理调适的知识和方法,善于与同事和医护人员表达相关哀伤情绪,相互鼓励,相互倾诉,必要时寻求心理帮助和支持也非常重要。

五、生命教育

(一)生命教育的目的

生命教育的内容涉及生命起源、生存、成长及尊重生命、珍惜生命等,其中死亡教育是生命教育不可或缺的重要内容。生老病死是人生不可避免要经历的阶段。虽然死亡常被认为是人生旅程的最后一站,但也可被看作是生命的毕业礼以及我们的生命导师。如果我们可以从积极的角度去看待死亡,就可以更好地为了自己和家人的益处来提前做准备。

生命教育致力于打破社会大众对于死亡的禁忌,帮助人们用一种积极的态度去看待死亡,并且学习关于如何在生命尽头做好准备,如遗嘱的制作、葬礼的安排和生前预嘱的讨论。

(二)生命教育的内容

医疗护理员自身对于死亡观念的反思和觉察就可以是其中很重要的一部分。可以通过阅读书籍,参与体验式的工作坊活动,彼此分享和讨论,来加深自己对于生命的体悟。

推荐生命教育相关的绘本,如《一片叶子落下来》《再见了艾玛奶奶》《生命花园》《爷爷变成了幽灵》等;生命教育相关书籍,如《死亡与解脱》《死亡如此多情》《直视骄阳》《最好的告别》《你可以不怕死》《他们知道我来过》《好好告别》等;推荐生命教育相关影视作品,如《唐山大地震》《遗愿清单》《寻梦环游记》《消逝的爱人》《凝视死亡的公开课》《千与千寻》《入殓师》等。

(浙江医院　项巧珍)

参考文献

[1]陈丽丽,李红,金爽,等.老年痴呆患者异常进食行为特征及潜在需求分析[J].中华护理杂志,2017,52(11):1304-1309.

[2]陈雪萍,胡斌春.护理员基础知识[M].杭州:浙江大学出版社,2014.

[3]谌永毅,成琴琴,刘翔宇,等.护理员在安宁疗护中的角色和地位[J].中国护理管理,2018,18(3):311-315.

[4]崔芳芳,李秋芳,赵毛妮.国内外哀伤辅导的研究进展[J].中华护理教育,2017(14):876-878.

[5]戴爱平,夏柏花,马蕾,等.肿瘤科护理员哀伤辅导态度与技能的调查分析[J].护理学杂志,2019,34(15):86-89.

[6]国家职业分类大典修订工作委员会.中华人民共和国职业分类大典[M].北京:中国劳动社会保障出版社,2015.

[7]黄杰,公维军.康复治疗师临床工作指南[M].北京:人民卫生出版社,2019.

[8]吉晓玲.生命回顾对晚期癌症患者自尊,生命意义,生活质量的影响[D].太原:山西医科大学,2016.

[9]金婷婷,邱昊,于瑞英,等.终末期肿瘤患者及家属的哀伤辅导研究进展[J].中国肿瘤临床与康复,2019,26(2):132-134.

[10]金肖青,许瑛等.失智症长期照护[M].北京:人民卫生出版社,2019.

[11]李小寒,尚少梅.基础护理学[M].6版.北京:人民卫生出版社,2019.

[12]李扬,宋述琴,李玲,等.终末期肾病患者对生前预嘱认知与态度的质性研究[J].护理学杂志,2020,35(7):8-11.

[13]刘星,孙向红,范玲.国内外晚期癌症患者灵性照护及启示[J].护理学报,2018,25(19):28-33.

[14]梦倩,赵燕燕,陈圣枝,等.2019年版国际《压力性损伤的预防与治疗:临床实践指南》解读[J].河北医科大学学报,2021,42(5):497-500.

[15]人力资源和社会保障部办公厅,民政部办公厅.养老护理员国家职业技能标准(2019年版).人社厅发〔2019〕92号.

[16]任钰雯,高海凤.母乳喂养与实践[M].北京:人民卫生出版社,2018.

[17]宋岳涛.老年综合评估[M].北京:中国协和医科大学出版社,2019.

[18]孙雪莲,邓一平,董碧蓉.痴呆症精神行为症状的治疗进展及照护建议[J].现代临床医学,2021,47(3):223-226.

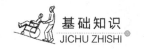

[19]田耿家,张利,陈宁.压疮的综合治疗[M].北京:人民卫生出版社,2018.

[20]王爱平,孙永新.医疗护理员培训教程[M].北京:人民卫生出版社,2020.

[21]王菲,朱爱勇,曹文婷,等.痴呆患者淡漠症状相关研究进展[J].护理学杂志,2021,36(2):105-109.

[22]王露.重塑生命意义:生命回顾对缓解癌症患者死亡恐惧的干预研究[D].南京:南京理工大学,2018.

[23]王梦莹,王宪.国内外安宁疗护的发展现状及建议[J].护理管理杂志,2017,18(12):878-882.

[24]王颀,宁平,马祥君.中国哺乳期乳腺炎诊治指南[J].中华乳腺病杂志(电子版),2020,14(1):10-14.

[25]吴前胜,徐灵,徐蓉,等.国内医务人员对生前预嘱的认知研究进展[J].护理研究,2019,33(15):2626-2628.

[26]吴欣娟,谌永毅,刘翔宇.安宁疗护专科护理[M].北京:人民卫生出版社,2020.

[27]辛胜利,霍春暖,屠其雷.养老护理员[M].北京:中国劳动社会保障出版社,2020.

[28]杨慧峰,钟辉,吴佩佩.安宁疗护中对家属的哀伤辅导研究进展[J].全科护理,2018,16(14):1693-1695.

[29]杨茂有,邵水金.正常人体解剖学[M].2版.上海:上海科学技术出版社,2018.

[30]杨莘,程云.老年专科护理[M].北京:人民卫生出版社,2019.

[31]叶芬,廖淑莉,肖露,等.养老机构失智老年人激越行为的发生及其影响因素的研究进展[J].解放军护理杂志,2021,38(2):79-85.

[32]尤黎明,吴瑛.内科护理学[M].6版.北京:人民卫生出版社,2019.

[33]游紫为,周艳辉,胡红娟.痴呆性游走行为评估工具的研究进展[J].护理学杂志,2019,34(24):91-95.

[34]余振球,陈云.《ISH 2020国际高血压实践指南》解读[J].中国乡村医药,2020,27(23):24-25.

[35]张曙,陈雪萍.养老护理员岗位的工作分析[J].护理学报,2014(3):44-47.

[36]郑修霞.妇产科护理学[M].6版.北京:人民卫生出版社,2017.

[37]中国营养学会.中国居民膳食指南科学研究报告[M].北京:人民卫生出版社,2021.

[38]中华护理学会.认知障碍患者激越行为非药物管理:T/CNAS 06—2019[S].

[39]中华人民共和国国家卫生和计划生育委员会.医疗机构环境表面清洁与消毒管理规范:WS/T 512—2016[S].

[40]中华人民共和国国家卫生和计划生育委员会.医院医用织物洗涤消毒技术规范:WS/T 508—2016[S].

[41]中华人民共和国民政部.养老机构岗位设置及人员配备规范:MZ/T 187—2021[S].

[42]中华医学会老年医学分会,中华老年医学杂志编辑部.中国健康老年人标准(2013)[J].中华老年医学杂志,2013,32(8):801.

[43]周守民,陈立言.台湾实施生命教育提升护生专业认同感和人文关怀素养的实效研究[J].护理管理杂志,2018,18(5):312-315.